Richard Hobday
Sonnenlicht heilt
Wie wichtig Sonne für unsere Gesundheit ist

Richard Hobday

Sonnenlicht heilt

Wie wichtig Sonne für unsere Gesundheit ist

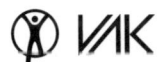

VAK Verlags GmbH
Kirchzarten bei Freiburg

Titel der englischen Originalausgabe:
The Healing Sunlight. Sunlight and Health in the 21st Century
© Richard Hobday 1999
ISBN 1-899171-97-5

Die Deutsche Bibliothek – CIP-Einheitsaufnahme
Ein Titeldatensatz für diese Publikation ist bei Der Deutschen Bibliothek
erhältlich.

© VAK Verlags GmbH, Kirchzarten bei Freiburg 2001
Übersetzung: Isolde Seidel, Nürnberg
Lektorat: Monika Radecki
Umschlag: Hugo Waschkowski
Herstellung: J. P. Himmer GmbH & Co. KG, Augsburg
Printed in Germany
ISBN 3-932098-79-X

Inhalt

Widmung

Dieses Buch widme ich meiner Frau und Familie, durch deren unermüdliche Unterstützung ich meinem Interesse an Sonnenlicht und Gesundheit nachgehen konnte.

Hinweis

Sonnenlicht heilt. Wie wichtig Sonne für unsere Gesundheit ist will Sie über die wohltuende Wirkung des Sonnenlichtes informieren. Zu diesem Zweck wurden die Ratschläge auf den folgenden Seiten zusammengestellt, doch die Empfehlungen ersetzen keine ärztliche Beratung. Weder der Autor noch der Verlag übernehmen irgendeine Verantwortung für Schäden durch ultraviolettes Licht oder eine andere im Buch beschriebene Therapieform. Behandlung mit Sonnenlicht sollte nicht anstelle einer professionellen medizinischen Behandlung durchgeführt werden.

Danksagungen

Das Thema Sonnenlicht und Gesundheit erfordert eine interdisziplinäre Betrachtungsweise. Aus diesem Grund bat ich Ingenieure, Architekten, Designer und Naturheilkundler, mit ihrer Sichtweise die medizinischen Empfehlungen zu ergänzen. Ich ersuchte auch die Unterstützung meiner Literaturagentin Caroline Davidson, ohne deren Enthusiasmus und Geschick dieses Buch niemals entstanden wäre. Auch Martin Weitz der Firma *Focus Productions* in Bristol lieferte (während unserer Diskussion über die Dokumentarsendungen in Radio und Fernsehen zum Thema Sonne und Gesundheit) wertvolle Beiträge.

Die Ideen und Vorschläge auf den folgenden Seiten geben die Meinung des Autors wieder, nicht die der Fachleute, die mich freundlicherweise ihre Ansichten zu verschiedenen Gesichtspunkten des Themas wissen ließen. Folgenden Personen bin ich äußerst dankbar: Alex Attewell, Kustos des *Florence Nightingale Museum*; Dr. S. S. Bakhshi, Facharzt für übertragbare Krankheiten der Gesundheitsbehörde im Raum Birmingham; Dr. John Cason, *King's College Hospital*, London; Dr. Damien Downing, *Nutrition Associates*, York; Dr. D. S. Grimes, Abteilung für Medizin und Biochemie des *Royal Infirmary and Queens Park Hospital*, Blackburn; Professor J. J. Harding, *Nuffield Laboratory of Ophthalmology* der *Oxford University*; dem kürzlich verstorbenen A. J. Howrie der Firma *Osborne Partnership*, Ledbury; Dr. C. D. D. Hutter, *City Hospital Nottingham*; Professor Kay-Tee Khaw, *University of Cambridge School of Clinical Medicine* am *Addenbrooke's Hospital*; Dr. S. N. G. Lo, *School of the Built Environment* der *University of Ulster*; Professor Barbara Mawer vom *University De-*

partment of Medicine der *Manchester Royal Infirmary*; John Palmer, *Building Research Establishment*, Watford; Dr. Angela Schuh, *Institut für Medizinische Balneologie und Klimatologie*, München; und Chris Ramsden, Chris Dyke und Anne Greer am *Medical Design Research Unit* der *University of Central England*.

Um das Buch zu einer angenehmen Lektüre zu machen, habe ich die herangezogenen Bücher und Artikel nicht wissenschaftlich zitiert. Im Anhang habe ich alle wichtigen Quellen aufgenommen; das wird, wie ich hoffe, allen weiterhelfen, die sich mit einem Thema eingehender beschäftigen wollen. Bedanken möchte ich mich auch bei den Forschern und Autoren, deren Arbeiten ich erwähne und die, darauf vertraue ich, als Anerkennung mit einer Erwähnung ihrer Arbeit zufrieden sind. Ich entschuldige mich bei allen, die ich zu nennen vergaß, und für alle Fehler, die ganz allein mein Verschulden sind.

Besonders möchte ich mich bei folgenden Bibliotheken für ihre Hilfe und Geduld bedanken: *Birmingham Central Library*; *Aston University Library*; *The Wellcome Institute for History of Medicine and the Barnes Medical Library* an der Universität Birmingham; bei Janice Mayhew, der früheren Bibliothekarin am *Lord Mayor Treloar Hospital* in Alton, Hampshire. Ein Dankeschön auch an Thierry Bogliolo, Faye Hamm und ihre Kollegen beim Originalverlag *Findhorn Press* für ihre Unterstützung und Nachsicht und an Sandra Kramer, durch deren Anregungen der Text sehr gewonnen hat. Dank schulde ich auch John Palmer, dessen ausführliche Anmerkungen zu einer frühen Fassung des Buches mir unschätzbar dabei halfen, das ursprüngliche Manuskript in eine leichter lesbare Form zu bringen, und Robert Arnott vom *Department of Ancient History and Archaeology* an der Universität Birmingham, die mich bei den antiken Zeugnissen sehr unterstützten. Mein Dank geht auch an Caroline Tonson-Rye, stellvertretende Herausgeberin (*Medical History*) für ihre Hilfe bei meinem Artikel „Sunlight Therapy and Solar Architecture" (deutsch etwa „Sonnenlichttherapie und Solararchitektur"), der die Grundlage für das vierte Kapitel dieses Buches bildet.

Zahlreiche Heilkundige halfen mir großzügig und gaben mir Ratschläge. Besonders dankbar bin ich Giovanni Maciocia, José Lacy und Charmian Wylde für ihr Wissen über Traditionelle Chinesische Medizin sowie Jackie Becker, die mir bei zahlreichen Gelegenheiten ihr Wissen über Homöopathie und Impfungen zuteil werden ließ. Äußerst dankbar bin ich Alan Sanders, Jo und John Harford, Professor Yan Hai, Li Ke Jing und Lee Chak Yan, die mir alle freundlicherweise im Laufe der Jahre ihr Wissen über Tai Chi, Qigong und Aikido vermittelten.

Ich würde gern noch viele andere Personen erwähnen, die mich großzügig unterstützten und mich mit Informationen versorgten, zum Beispiel: Margaret Boniface, Jill Brown, Kenneth Cabral, Marianne Crisp, Chris Donnelley, Stephen Gorwitz, Chris Howrie, Gill Hughes, Peter Martin, Lorraine Mooney, Ray Munns und Tim Welch. Während der Vorbereitungen für dieses Buch half mir Maurice André aus Leysin außerordentlich, weil er mir wichtige Details über die Arbeit von Professor Rollier mitteilte. Bedanken möchte ich mich auch bei Madame Chapuis-Rollier für die Erlaubnis, Fotos aus Dr. Rolliers Werk abzudrucken. Äußerst dankbar bin ich Pam Bochel für ihren geschickten Umgang mit der Tastatur. Ein Dankeschön auch an die Herausgeber des *Medical History*, *Here's Health* und des *International Journal of Ambient Energy*, die mir freundlicherweise gestatteten, Texte abzudrucken.

Ich hoffe, ich habe die Quellen für alle Texte und Bilder, die noch unter Copyright sind, angegeben. Sollte ich eine Angabe jedoch versehentlich übersehen oder ungenau angegeben haben, wird *Findhorn Press* als Originalverlag und der *VAK Verlag* als Herausgeber der deutschen Ausgabe diesen Fehler in den folgenden Auflagen berichtigen.

Bei folgenden Stellen möchte ich mich für die Erlaubnis bedanken, ausgewähltes, noch geschütztes Material wiederzugeben (siehe auch Anhang):

AACR Publications, Philadelphia, für die Auszüge aus *Cancer Research*, Apperley, F.L.: The Relation of Solar Radiation to Cancer Mortality in North America, 1941, 1, S. 191 – 195; und

Studzinski, G. P., Moore, D. C.: Sunlight – Can it Prevent as well as Cause Cancer?, 15. September 1995, S. 4014 – 4022.

APHA Publications, Washington DC, für den Auszug aus dem *American Journal of Public Health*: Garland, C. F., Garland, F. C., und Gorham, E. D.: Could Sunscreens Increase Melanoma Risk?, 1992, 82, 4, S. 614 – 615.

Dover Publications Inc., New York für *The ten Books on Architecture* von Vitruv.

Edward Arnold für *Sunshine and Open-Air: Their Influence on Health with Special Reference to Alpine Climates* von L. E. Hill, 1925, und *Health and Environment* von L. E. Hill und J. Argyll Campbell, 1925.

HarperCollins für den Auszug aus *Breaking the Bonds* von Dorothy Rowe, 1991.

Her Majesty's Stationary Office, London, für einen Auszug aus *Resistance to Antibiotics and other Antimicrobial Agents*, The House of Lords, Science and Technology Committee 7th Report, 1998.

Humana Press Inc., New Jersey, für die Tabellen aus *Epidemiology of Cancer Risk and Vitamin D* von Garland, Garland und Goreham in: *Vitamin D: Molecular Biology, Physiology, and Clinical Applications*, 1999, herausgegeben von Michael F. Holick.

Dr. Julian Kenyon für die Erlaubnis, aus seinem Buch *21st Century Medicine* (Northampton: Thorsons, 1986) zu zitieren.

The Medical Society of London für den Text aus: Gauvain, J. J.: Planning a Hospital, The Annual Oration, Transactions of the Medical Society of London, 61, Mai 1938, S. 246 – 261.

Pearson Education für den Auszug aus *The Natural House* von Frank Lloyd Wright, London: Pitman, 1971.

Penguin Books für die Textstellen aus *Pliny the Elder: Natural History – A Selection*, 1991, und *Herodotus: The Histories*, 1992.

Für Pharao Echnatons *Hymn to the Sun*, abgedruckt mit der Genehmigung von *The Peters Frazer and Dunlop Group Limited* im Auftrag von Jaquetta Hawkes aus ihrem Buch *Man and the Sun*, herausgegeben von The Cresset Press: Jaquetta Hawkes 1962.

The Royal Institute of British Architects für das Exzerpt aus The Joint Committee on The Orientation of Buildings, 1933.

Dem Springer-Verlag GmbH & Co. KG für The Influence of Occular Light Perceptionon Metabolism on Man and in Animal von F. Hollwich, 1979.

Den Auszug aus Some Observations on Hospital Dust with Special Reference to Light as a Hygienic Safeguard von L. P. Garrod, der erstmals am 19. Februar 1944 im British Medical Journal, S. 245 – 247 erschien; abgedruckt mit der Erlaubnis vom BMJ, denn er ist ein Auszug aus dem Artikel „An Address on the Treatment of Gunshot Wounds" von Sir Berkley Moynihan, der im British Medical Journal vom 4. März 1916, S. 333 – 339 abgedruckt war. Der Auszug aus dem Artikel „The Share of the Sun in the Prevention and Treatment of Tuberculosis" aus dem British Medical Journal vom 21. Oktober 1922 und aus dem Artikel „Obituary, Sir Leonard Hill", British Medical Journal vom 5. April 1952, S. 767 – 768 wurden ebenfalls mit freundlicher Genehmigung des BMJ abgedruckt.

Der Text von Hippokrates stammt aus Regimen, wiedergegeben mit Erlaubnis der Herausgeber und der Loeb Classical Library aus: Works of Hippokrates, Volume 4, herausgegeben und (ins Englische) übersetzt von W. H. S. Jones und E. T. Withington, Cambridge Mass: Harvard University Press, 1923 – 1931.

Der Auszug aus Sunlight Could Save Your Life von Z. R. Kime, 1980 wurde abgedruckt mit der Genehmigung von World Health Publications, Penryn, Kalifornien.

Danke für die Fotos an: The Florence Nightingale Museum, London; das Museum für Medizingeschichte an der Universität Kopenhagen (Fotos von Dr. Niels Finsen und die Lichttherapie in seiner Klinik); Paul Cave Publications, Southampton (Fotos von „The Lord Mayor Treloar Hospital and College" von G.S.E. Moynihan, 1988); Staatliche Museen zu Berlin – Preußischer Kulturbesitz, Ägyptisches Museum, für das Foto von Pharao Echnaton (Foto: Margarete Büsing) und von Imhotep (Foto: E. Grantz).

Einleitung

Sonnenlicht heilt. Wie wichtig Sonne für unsere Gesundheit ist untersucht die positiven Auswirkungen des Sonnenbadens, nicht dessen Gefahren. Das Buch will ein Gegengewicht bilden zur derzeit ziemlich einseitigen Diskussion über das Sonnenlicht und seine Auswirkung auf die Gesundheit. Vielleicht sind Sie sich dessen überhaupt nicht bewusst, wie auch ich zu Beginn meiner Recherchen für dieses Buch nicht wusste, dass das Sonnenlicht – richtig eingesetzt – ein Heilmittel ist. Die Menschen haben mit Sonnenlicht schon immer einem breiten Spektrum an Erkrankungen vorgebeugt und sie mit Sonnenlicht geheilt; einige wenige Ärzte nutzen die Heilkraft der Sonne noch heute. Doch zurzeit vertreten Ärzte bestimmter Fachrichtungen und ein Großteil der Bevölkerung die Ansicht, die schädliche Wirkung des Sonnenlichts für die Haut überwiege bei weitem seinen möglichen Nutzen. Die medizinische Öffentlichkeitsarbeit verleiht dieser Botschaft Nachdruck, um die alljährliche Zunahme an Hautkrebs zu bremsen. Jegliche Illusion, dass gebräunte Haut ein Zeichen von Gesundheit sei oder mehr als nur einen minimalen Schutz bei weiterem Sonnenbaden biete, scheint zunichte. Was hat es also für einen Sinn, ein Buch über die positiven Auswirkungen des Sonnenbadens zu lesen?

Um es ganz drastisch auszudrücken: Ihr Leben könnte davon abhängen. Vielleicht ruft Sonnenlicht Hautkrebs hervor, doch es ist auch bewiesen, dass es eine Reihe weit verbreiteter und oft tödlicher Erkrankungen verhindern könnte: zum Beispiel Brustkrebs, Darmkrebs, Prostatakrebs, Eierstockkrebs, Herzerkrankungen, multiple Sklerose und Osteoporose. Zusammengenommen sterben

weit mehr Menschen an diesen Krankheiten als an Hautkrebs.
Deshalb muss meiner Ansicht nach das derzeitige Vorurteil gegen
Sonnenlicht abgebaut werden und deshalb empfehle ich Ihnen,
dieses Buch zu lesen.

Lassen Sie mich zunächst erklären, wie ich dazu kam, dieses
Buch zu schreiben. Gewöhnlich werden solche Bücher von Ärzten
oder Medizinjournalisten, aber nicht von promovierten Ingenieu-
ren geschrieben. Mein Hintergrund ist etwas ungewöhnlich, weil
ich seit Jahren Solartechnologie in ihren verschiedenen Spielarten
entwickle oder begutachte: Sonnenkollektoren, Ausrüstung für die
Raumfahrt und Niedrigenergiehäuser; außerdem bin ich Heilprak-
tiker. Als ich mit anderen Architekten an einem Projekt arbeitete,
stieß ich auf eine ‚vergessene‘ Tradition: nämlich sonnige Häuser
zu bauen, um Krankheiten vorzubeugen, nicht nur, um Energie zu
sparen. Von diesem Zeitpunkt an begann ich mich für die Heilkraft des Sonnenlichtes zu interessieren. Ich beschäftigte mich mit
der Geschichte der Heliotherapie (der Behandlung mit Sonnenlicht) und stellte fest, dass die Ärzte, die diese uralte Heilweise
anwandten, und die Architekten und Ingenieure, die sie bei ihrer
Arbeit unterstützten, ganz anders mit dem Sonnenlicht umgingen
als wir es heute häufig tun. Da ich leidenschaftlich gern sonnen-
bade und mich nur wirklich fit und gut fühle, wenn ich sonnen-
gebräunt bin, kam dies einer Offenbarung gleich. Auf den folgenden Seiten fasse ich zusammen, was bereits in der Vergangenheit
über die Sonnenlichttherapie bekannt war. Ich vergleiche dieses
Wissen mit einigen der neuesten Erkenntnisse der medizinischen
Forschung über Sonnenlicht und Gesundheit; dabei komme ich,
wie Sie merken werden, zu einigen umstrittenen Schlussfolgerungen. Um diese ganz nachvollziehen zu können, empfehle ich Ihnen
dringend, das ganze Buch zu lesen und nicht gleich zum letzten
Kapitel zu gehen, welches meine Erkenntnisse zusammenfasst.

Die Sonne strahlt Energie in Form von verschiedenen elektromagnetischen Wellen ab: Radiowellen, Mikrowellen, Infrarotstrahlung, sichtbares Licht, ultraviolettes Licht und Röntgenstrahlen.
Nur ein kleiner Teil der Sonnenenergie erreicht uns tatsächlich,
denn die Erdatmosphäre filtert das meiste heraus. Die Sonnen-

strahlung auf der Erde besteht aus sichtbarem Licht, ultravioletten Strahlen und Infrarotstrahlung. Bis zur zweiten Hälfte des 19. Jahrhunderts ging man davon aus, dass die ‚Sonnenwärme‘ (also die Infrarotstrahlung, wie wir jetzt wissen) Sonnenbrand verursacht. Die Wissenschaftler fanden heraus, dass die ultravioletten Strahlen die Haut bräunen lassen; deshalb setzten sie die ultraviolette Strahlung bei Hautkrankheiten ein. Dann stellten sie fest, dass sie mit dem Sonnenlicht selbst bessere Ergebnisse erzielten.

Im Laufe der Geschichte hat sich die Einstellung zur Sonne und ihrer Heilkraft aufgrund von solchen Entdeckungen oder Modeerscheinungen merklich gewandelt. Eine blasse Hautfarbe galt und gilt in Ländern mit viel Agrarwirtschaft als erstrebenswert – dort arbeitet ein Großteil der Bevölkerung im Freien und dort ist Sonnenbräune ein Zeichen der Arbeiterklasse. Jahrhundertelang haben die Wohlhabenden sich bemüht, die Sonne zu meiden. Die Damen der höheren Gesellschaftsschichten erhielten mit Hilfe von Schleiern, Sonnenschirmen, breitrandigen Hüten und sogar Bleichmitteln ihre ‚vornehme Blässe‘. In den Industrienationen, in denen relativ wenige Menschen draußen arbeiten, ist es genau umgekehrt: Gebräunte Haut steht nach wie vor hoch im Kurs und ist für viele Menschen ein Zeichen von Wohlstand (trotz der medizinischen Öffentlichkeitsarbeit gegen das Sonnenbaden). Sich zu bräunen, um einem Modediktat zu folgen, hat nicht viel mit Gesundheit zu tun. Eine eitle Bräune hat nur wenig mit der vergessenen Kunst des gesundheitsfördernden Sonnenbadens gemeinsam. Die Sonne zu genießen und wertzuschätzen ist auch etwas ganz anderes als mit ihren Strahlen schwere Krankheiten zu behandeln.

Heliotherapie wurde schon mehrfach entdeckt und sank dann wieder in der Gunst; diese Behandlungsform verschwand dann jeweils spurlos, manchmal für Jahrhunderte. Zu Beginn des 20. Jahrhunderts war sie sehr beliebt und verbreitet, doch seitdem verlor sie an Popularität – mit dem Ergebnis, dass viel von dem Wissen über die Heilkraft der Sonne ignoriert oder vergessen wurde.

Wussten Sie beispielsweise, dass Sonnenlicht sogar durch Fensterglas hindurch Bakterien abtötet? Oder wissen Sie, dass in sonnendurchfluteten Abteilungen von Krankenhäusern weniger

Bakterien vorkommen als die dunklen Stationen, und dass die Patienten in den Abteilungen, die Sonnenlicht einlassen, schneller gesund werden? Vielleicht wussten Sie das bisher nicht; doch da Infektionen, die man sich im Krankenhaus zugezogen hat, heute die vierthäufigste Todesursache sind (nach Herzerkrankungen, Krebs und Schlaganfällen), lohnt es sich, dies im Gedächtnis zu behalten.

Ihre Vorfahren wussten über die heilenden Eigenschaften der Sonne möglicherweise besser Bescheid als Sie. Menschen vertraten sehr unterschiedliche Ansichten über das Sonnenbaden, je nachdem, wann und wo sie lebten. Nehmen Sie beispielsweise einen typischen gebildeten Einwohner Essens oder einer anderen Industriestadt in Deutschland in den 1920er-Jahren. Nehmen wir an, er kämpfte im Ersten Weltkrieg, wurde verwundet und kehrte, geheilt von seinen Verletzungen, nach Hause zurück. So jemand würde das Sonnenlicht weit höher schätzen als viele von uns heute. Er wüsste wahrscheinlich um die wissenschaftlichen Entdeckungen, die in den Jahren vor dem Krieg gemacht wurden: 1903 erhielt der dänische Arzt Niels Finsen den Nobelpreis für Medizin, als Anerkennung für seinen Erfolg, Hauttuberkulose mit ultravioletter Strahlung zu heilen. Während des Krieges hätten die Feldärzte die Wunden des oben genannten Soldaten mit Sonnenlicht desinfiziert und in der Sonnenlichtklinik im Schwarzwald oder in einer ähnlichen Einrichtung in den Schweizer Alpen geheilt. Wäre er bei seiner Rückkehr nach Deutschland an Tuberkulose erkrankt, wäre Sonnenlichttherapie oder Heliotherapie (unter diesem Namen war sie damals bekannt) verordnet worden, um seine Heilung zu unterstützen. Seine behandelnden Ärzte hätten sehr genau darauf geachtet, wie er auf Sonnenlicht reagiert und besonders darauf, wie gut seine Haut bräunt. Damals galt: je tiefer die Bräune, desto besser die Genesung.

Sonnenbäder zu therapeutischen Zwecken mussten von erfahrenen Ärzten überwacht werden, die die Bedingungen genau kannten, die ihren Patienten am zuträglichsten waren: die beste Tageszeit, die beste Jahreszeit und die genaue Temperatur für das Sonnenbad, welche Nahrungsmittel die Patienten bekommen sollten, wie viel Sport und Bewegung jeweils ratsam waren, welche Art von Bewöl-

kung genug Sonnenstrahlen durchließ, um eine Hauttönung hervorzurufen, und so weiter. Damals wie heute galt es vor allem, einen
Sonnenbrand zu verhindern; doch der Bräunungsprozess bestimmte
den Fortschritt und Erfolg der Behandlung.

Während der 1930er-Jahre wurde Sonnenbaden als Maßnahme
für die Volksgesundheit propagiert. Damals waren Erkrankungen
wie Tuberkulose und Rachitis in den Industriestädten Europas
und Nordamerikas weit verbreitet und es war allgemein anerkannte Praxis, jeden dafür anfälligen Patienten dem Sonnenlicht
auszusetzen. Man nutzte die Sonnenstrahlung also zur Vorbeugung und als Behandlung. Damals planten Architekten Häuser
und Wohnungen so, dass Sonnenlicht eindringen konnte, um eine
Verbreitung von Infektionskrankheiten zu verhindern; denn Sonnenlicht tötet, wie bereits dargestellt, Bakterien. Architekten planten Krankenhäuser und spezielle Einrichtungen für Heliotherapie;
diese bauten sie sogar mit einem speziellen Fensterglas, so dass die
Patienten auch bei schlechtem Wetter in den Räumen bräunten.
Normales Fensterglas verhindert das Bräunen, weil es die ultraviolette Strahlung abhält.

In auffälligem Gegensatz zu dem Mann der 1920er-Jahre aus
dem obigen Beispiel hätte jemand, der heute in Großbritannien
lebt, einen völlig anderen Eindruck von Sonnenlicht und seiner
Wirkung auf den menschlichen Körper. Hier und heute nimmt
man allgemein an, dass es so etwas wie eine ‚gesunde Bräune'
nicht gibt und dass Sonnenbräune das Zeichen einer geschädigten
Haut ist, die versucht, sich vor weiterer Verletzung zu schützen.
Kindern und Erwachsenen wird empfohlen, sich besonders in
Schönwetterperioden im Frühling und Frühsommer vor der Sonne
in Acht zu nehmen; zwischen 11 Uhr vormittags und 3 Uhr nachmittags sollten sie die Sonne meiden und sich mit T-Shirts, Hüten
und Sonnenschutzmitteln schützen. Daran erkennen Sie, dass sich
die Ansicht zu diesem Thema völlig in ihr Gegenteil verkehrt hat.

Die Gründe für die derzeitige Abneigung gegen die Sonne sind
leicht zu finden. Nach dem Zweiten Weltkrieg gingen durch die
verbesserten Wohnverhältnisse und die verbesserte Ernährungssi-
tuation genau die Erkrankungen stark zurück, die zuvor mit

Sonnenlicht behandelt worden waren. Als Antibiotika wie Penizillin und Streptomycin in den 1950er-Jahren überall zu bekommen waren, war die medizinische Behandlung nicht wieder zu erkennen. Diese neuen Medikamente boten die Aussicht, eine Reihe von Infektionskrankheiten schnell zu behandeln, deshalb wurden die hygienischen und medizinischen Eigenschaften des Sonnenlichtes nicht mehr als so wichtig erachtet wie früher. Heliotherapie kam aus der Mode und wurde bald zu einer historischen Kuriosität degradiert.

In jüngster Zeit wird vor allem die schädliche Wirkung des Sonnenlichts betont. Jetzt kann man sich wegen eines so genannten Lochs in der Ozonschicht und wegen der jährlich zunehmenden Anzahl von Hautkrebsfällen Sorgen machen. Sonnenlicht kann zweifellos den Alterungsprozess der Haut beschleunigen und bei anfälligen Menschen Krebs auslösen, doch paradoxerweise ist es entscheidend für unsere Gesundheit. Der menschliche Körper braucht Sonnenlicht, um in der Haut Vitamin D zu bilden. Die optimale Dosis von Vitamin D ist nicht bekannt, deshalb ist es auch Interpretationssache, wie oft und lange man sich dem Sonnenlicht aussetzen muss, damit die Haut diese Funktion erfüllen kann. Das bedeutet, dass generelle Warnungen, Sonnenlicht sei an sich schädlich, mit Vorsicht zu betrachten sind. Möglicherweise gehört Sonnenlicht zu den Auslösern von Hautkrebs, doch auf den folgenden Seiten werden Sie sehen, dass Sonnenlicht erwiesenermaßen unerlässlich ist, um zahlreichen Erkrankungen im Zusammenhang mit einem niedrigen Vitamin D-Spiegel vorzubeugen. Bislang wurde auch relativ wenig untersucht, wie unsere Nahrung das Entstehen von Hautkrebs beeinflusst. Doch die wenigen Untersuchungen zu diesem Thema belegen, dass die Nahrung mitbestimmt, wie die Haut auf Sonne reagiert. Der Anteil an Fett und der Vitamin- und Mineralgehalt in der Ernährung kann darüber entscheiden, wie wahrscheinlich die Sonne Ihrer Haut schadet.

Die medizinische Fachliteratur über das Sonnenbaden ist widersprüchlich: Das eine Lager preist die Vorzüge, das andere stellt die Gefahren heraus. Eine eher ungünstige Entwicklung in der modernen Medizin ist die zunehmende Spezialisierung. Denn sie erschwert, sich nicht von den Experten eines Lagers über die Maßen beeinflussen zu lassen und den größeren Zusammenhang nicht aus den Augen zu verlieren. Es wird immer schwieriger, den Wald vor lauter Bäumen beziehungsweise das Sonnenlicht durch all die Bäume hindurch zu erkennen. Um die wohltuende Wirkung des Sonnenlichts gebührend wertschätzen zu können, ist es manchmal vorteilhaft, das konventionelle medizinische Denken beiseite zu lassen und andere Heiltraditionen zu betrachten. Sonnenlicht als Heilmittel eignet sich nicht für die westlich-reduktionistische Analysemethode: Der Versuch, seine therapeutische Wirkung auf einer molekularen Ebene zu verstehen, alle anderen Aspekte aber außer Acht zu lassen, ist wohl nicht die beste Art, die Geheimnisse des Sonnenlichts zu entschlüsseln.

Die Ärzte, die zu Beginn des 20. Jahrhunderts Kriegsverletzungen und erkrankte Knochen und Gelenke mit Sonnenlicht behandelten, wussten, dass diese Therapie wirkt, aber sie wussten nicht, warum. Weil sie keine wissenschaftliche Theorie hatten, die die therapeutische Wirkung der Behandlung erklären konnte, mussten sie sich hauptsächlich auf ihre empirische Erfahrung verlassen. Eine Folge davon ist, dass nachfolgende Generationen von Ärzten die Methoden und Ergebnisse der Heliotherapie bedauerlicherweise ignorierten oder abtaten. Diese alten Ärzte können uns sehr viel lehren, deshalb habe ich ihre Arbeiten genau studiert und auch nachgeforscht, wie andere Kulturen die Sonne zur Heilung nutzten und nutzen. Zu diesem Zweck ging ich zu den Anfängen der Medizingeschichte und zur frühen Architektur zurück, denn zwischen der Heilkunst und dem Bau von Gebäuden bestand oft ein enger Zusammenhang. Der erste bekannte Arzt, ein Ägypter des 27. Jahrhunderts vor Christus mit dem Namen Imhotep war übrigens einer der berühmtesten Architekten seiner Zeit.

Immer, wenn das Sonnenlicht als Heilmittel geschätzt wurde, haben Architekten Gebäude entworfen, die Sonnenstrahlen einlassen. Wenn das Sonnenlicht bei den Ärzten jedoch nicht hoch im Kurs steht, wie es zurzeit der Fall ist, haben auch die Architekten nur wenig Anreiz (oder Auftrag), Häuser so zu bauen, dass Sonnenlicht eindringt. Auch kann man beobachten, dass die therapeutischen Eigenschaften des Sonnenlichts in den Zeiten höher geschätzt wurden, als die Vorbeugung ebenso wichtig erachtet wurde wie die Behandlung von Krankheiten. Zu solchen Zeiten war die Grenze zwischen Arzt und Architekt auch oft weit weniger deutlich als heute. Früher wurden die Architekten ermuntert, sich auch medizinische Grundkenntnisse anzueignen.

Während der letzten 30 Jahre haben sich die hygienischen und medizinischen Eigenschaften des Sonnenlichts nur wenig auf den Hausbau ausgewirkt. Solartechnik und Niedrigenergiebauweise wurden, wenn sie verwendet wurden, vor allem eingesetzt, um Energie zu sparen, nicht aus gesundheitlichen Gründen, obwohl man schon lange weiß, dass es sich vorteilhaft auf das Wohlbefinden der Bewohner auswirkt, Sonnenlicht in die Häuser hinein zu lassen. Das Eindringen von Sonnenlicht in Gebäude gilt jetzt als wohltuend oder wünschenswert, doch in der Planung wird auf diesen Aspekt noch wenig geachtet. Ja, die Vorzüge sonniger Gebäude wären für jemanden, der oder die die gängige Literatur über Architektur liest, nicht einmal offensichtlich (abgesehen von den psychologischen Vorzügen). Da wir heute viel Zeit in geschlossenen Räumen verbringen, müssen meiner Meinung nach die Vorteile davon, an sonnenbeschienenen Orten zu leben oder zu arbeiten, eingehender untersucht und stärker gewürdigt werden als es heute der Fall ist.

Die Sonnenlichttherapie war eine Behandlungsform aus der Zeit vor den Antibiotika, als Infektionskrankheiten an der Tagesordnung waren und nur ein starkes Immunsystem vor ihnen schützte. Seit damals (das heißt in den vergangenen 50 Jahren) wurden Tuberkulose, Lungenentzündung, Blutvergiftung und zahllose andere potenziell tödliche Krankheiten mit Hilfe der Antibiotika unter Kontrolle gehalten. Doch unglücklicherweise werden zunehmend mehr Bakterien gegen diese Medikamente resistent; es gibt Anzeichen, dass die Entwicklung neuer Antibiotika hinter der Anpassungsfähigkeit und Resistenz dieser Organismen herhinkt. Falls sich diese Entwicklung nicht ändert, werden Therapieformen, die unsere natürliche Widerstandsfähigkeit gegen Krankheiten stärken (einige davon werden auf den folgenden Seiten beschrieben), wieder mehr Aufmerksamkeit erhalten als in den letzten Jahren. Das Auftauchen resistenter Bakterien könnte sich auch auf die Bauweise von Häusern auswirken.

Wenn Sie einige der hier vorgestellten Techniken anwenden, sollte es Ihnen möglich sein, vom Sonnenbaden stärker zu profitieren und seine Risiken zu verringern. Manche Erkrankungen werden durch Sonnenlicht verschlimmert und manche Medikamente (wie Antihistaminika, das heißt Mittel gegen allergische Reaktionen, orale Verhütungsmittel, Medikamente gegen Diabetes, Beruhigungs- und Abführmittel und zahlreiche Antibiotika) erhöhen die Sonnenempfindlichkeit. Wer mit Sonnenbädern beginnt, sollte sich wegen etwaiger gesundheitlicher Bedenken oder wegen der Einnahme von Medikamenten mit dem Hausarzt oder der Hausärztin absprechen.

Die Menschheit entwickelte sich unter der Sonne und die Heilkraft der Sonne wird seit Jahrtausenden geehrt. Dieses Buch will Ihnen zeigen, wie die Menschen früher Krankheiten mit Sonnenlicht vorbeugten und durch die Sonne heilten und wie uns das Sonnenlicht heute und in Zukunft heilen und helfen kann. Der griechische Gott Apollon wurde später mit dem Sonnengott Helios gleichgesetzt, deshalb sein Beiname Phoibos, der Strahlende, Leuchtende – hier sind zwei Inschriften von seinem Tempel in Delphi, die vielleicht die besten Ratschläge zum Sonnenbaden geben, die überhaupt zu finden sind: „Nichts im Übermaß!" und „Erkenne dich selbst!"

1
Körper, Seele und die Sonne

Sonnenbaden gehört zu den angenehmsten Dingen im Leben. Manche von uns empfinden es in gewisser Weise wie eine Form von Sonnenanbetung, unsere Haut der sanften Wärme der Sonnenstrahlen im Frühling und Frühsommer auszusetzen. Wir merken, dass unser Körper nach der winterlichen Dunkelheit den direkten Kontakt mit der Leben spendenden Sonne braucht. Die Sonne scheint uns zu stärken und unsere Stimmung zu heben. Warum ist das wohl so? Sicher beeinflusst die Sonne die physikalischen und chemischen Prozesse im Körper nur sehr wenig, oder? Viele Menschen kommen scheinbar mit ganz wenig oder völlig ohne Sonnenlicht aus, außerdem verursacht Sonnenbaden Hautkrebs.

Bis vor kurzem war relativ wenig darüber bekannt, wie sich Sonnenlicht auf die menschliche Gesundheit auswirkt. Obwohl die Menschen das Sonnenlicht schon seit Jahrtausenden als Heilmittel nutzen, wusste und weiß auch heute niemand so genau, wie oder warum es wirkte und wirkt. Doch in den letzten 20 Jahren haben die Wissenschaftler manche subtilen physiologischen und biochemischen Reaktionen des Körpers auf Sonnenlicht verstanden; jetzt wird allmählich deutlich, dass das Sonnenlicht unsere Gesundheit tiefgreifender beeinflusst, als man dies früher vermutete. Und: Sonnenlicht mag vielleicht Hautkrebs verursachen, doch paradoxerweise gibt es immer mehr wissenschaftliche Beweise, dass die Sonnenstrahlen eine wichtige Rolle dabei spielen, eine Reihe von ernsten degenerativen Erkrankungen und Infektionskrankheiten zu

verhindern oder zu lindern. Dazu zählen Brust-, Darm-, Eier-
stock- und Prostatakrebs, Diabetes, Bluthochdruck, Herzerkrankungen, multiple Sklerose, Osteoporose, Schuppenflechte, Rachitis
und Tuberkulose. Auf den folgenden Seiten werden wir auf sie
alle eingehen und besprechen, wie das Sonnenlicht sie beeinflusst.
Zuerst jedoch wollen wir feststellen, wie Sonnenlicht auf den
menschlichen Körper insgesamt wirkt.

Das Sonnenlicht, das auf die Erdoberfläche trifft, besteht aus
sichtbarem Licht, ultravioletter und Infrarotstrahlung. Das sichtbare Licht macht ungefähr 37 % der Sonnenstrahlung aus, 3 % ist
ultraviolettes Licht und die übrigen 60 % sind Infrarotstrahlung.
Zwei Wellenlängen der Sonnenstrahlen wirken sich auf die Haut
aus: Der UVA- (320 – 400 nm) und der UVB-Anteil (290 – 320 nm).
Beide Frequenzen lassen die Haut bräunen und verbrennen. Die
UVB-Strahlen verbrennen die Haut schneller als UVA, dringen
aber nicht so tief in die Haut ein. Bis vor wenigen Jahren ging
man davon aus, dass UVA ungefährlich sei, doch mittlerweile ist
bekannt, dass diese Strahlen tief in die Haut eindringen. Setzt man
sich viele Jahre lang täglich über Stunden der Sonne aus, kann dies
die Hautstruktur dauerhaft verändern und die Haut schneller altern lassen. Ja, es kann sogar dazu führen, dass die Haut dünner
wird. Anfällige Personen können Krebs entwickeln. Intensives
Sonnenbaden kann der Haut auch schaden, wie alle aus bitterer
eigener Erfahrung wissen, die sich am ersten Urlaubstag einen
Sonnenbrand holten. Doch auf zahlreiche Hautkrankheiten wirkt
sich das Sonnenlicht positiv aus; darunter zählen Schuppenflechte,
manche Formen von Akne und Ekzemen sowie eine seltene, bösartige Form von Hautkrebs mit dem Namen *Mycosis fungoides*.
Auch bakterielle oder Pilzinfektionen der Haut hat man mit Sonnenlicht behandelt. Die Sonne kann die Haut heilen, ihr aber auch
schaden.

Vitamin D und
die Vitamin D-arme Jahreszeit

Wer seine Haut der ultravioletten Strahlung aussetzt, unterstützt die
Produktion von Vitamin D, das für das Wachstum, die Gesund-
erhaltung der Zähne und Knochen sowie ein starkes Immunsystem
notwendig ist. Dieser Nutzen des Sonnenbadens wird allgemein am
ehesten akzeptiert. Der überwiegende Teil der Menschen bezieht seinen gesamten Bedarf an Vitamin D direkt von der Sonne; nur Menschen, die viel Zeit in geschlossenen Räumen verbringen, müssen
diesen essentiellen Nährstoff über die Nahrung aufnehmen. Durch
einen Irrtum in der Vergangenheit, auf den wir an späterer Stelle zu
sprechen kommen, wird Vitamin D als Vitamin bezeichnet, obwohl
es eigentlich ein Hormon ist. Vitamine sind Stoffe, die der Körper
normalerweise nicht selbst herstellen kann, deshalb muss man sie
über die Nahrung aufnehmen. Hormone hingegen stellt der Körper
selbst her; sie fungieren als ‚chemische Botenstoffe' und regulieren
unter anderem Wachstum, sexuelle Reifung, Fortpflanzung und den
Blutzuckerspiegel. Nur ungefähr ein Viertel des dafür benötigten
Vitamins D ist in der normalen Nahrung enthalten; den Rest sollte
unsere Haut durch den Aufenthalt in der Sonne bilden.

In populärwissenschaftlichen Büchern und Zeitschriften lesen
wir zwar oft, dass nur sehr wenig Sonnenlicht für die Synthese
von Vitamin D notwendig sei und es für die tägliche Ration ge-
nüge, das Gesicht und die Arme täglich kurze Zeit in die Sonne
zu strecken – dabei kommen jedoch die jahreszeitlich bedingten
Schwankungen dieser Reaktion nicht oft genug zur Sprache. In
Ländern, die so weit vom Äquator entfernt sind (wie etwa Großbritannien), ist es in der Zeit von Oktober bis März unmöglich,
Vitamin D in der Haut zu bilden. Hier zu Lande und in Ländern
auf ähnlichen Breitengraden gibt es ganz eindeutig einen Vitamin
D-armen Winter, weil die UVB-Strahlung, die die richtige Wellenlänge für die Vitamin D-Produktion in der Haut hat, nur von
April bis September in ausreichendem Maß zur Erdoberfläche
durchdringt. Die besten Monate für die Vitamin D-Bildung sind
die Monate Mai, Juni und Juli; und auch dann wird das meiste

Vitamin D in den Stunden zwischen Vormittag und Nachmittag produziert. Während der Wintermonate bezieht der Körper seinen Vitamin D-Bedarf aus den Vorräten, die er während des Sonnenbadens in den Sommermonaten gespeichert hat. Mit anderen Worten sollte man also seine Haut im Sommer in regelmäßigen Abständen der Sonne aussetzen, um genug Vitamin D zu speichern, damit man gut über den Winter kommt.

Wenn Sonnenlicht in die Haut eindringt, verwandelt es ein Prohormon (das ist die Vorstufe eines Hormons) mit dem Namen 7-Dehydrocholesterin in das Provitamin D_3. Im Laufe von zwei oder drei Tagen durchläuft das Provitamin D_3 weitere Veränderungen in der Haut und wird zu Vitamin D_3. In dieser Form wird es über das Blut zur Leber und dann zu den Nieren transportiert und wird zur physiologischen Form 1,25-Dihydroxyvitamin D_3 (Cholekalziferol). Dieser Stoff wird manchmal als „Soltriol" („Sonnenlicht-Hormon") bezeichnet. Nur ungefähr 15 % des in der Haut vorkommenden 7-Dehydrocholesterin wird tatsächlich auch zu Vitamin D_3, weil ein längeres Verweilen in der Sonne das Provitamin D_3 in Lumisterol und Tachysterol umbaut, zwei Substanzen, die beide im Körper inaktiv sind. Längeres Sonnenbaden produziert also nicht mehr Vitamin D als kürzeres; das heißt, man muss sich nicht braten lassen, damit dieser Umwandlungsprozess stattfinden kann. Doch man sollte daran denken, dass die Wellenlängen zwischen 290 und 400 nm Vitamin D in der Haut bilden; wenn man also die Strahlen herausfiltert, die die Haut verbrennen lassen, verhindert man auch die Synthese von Vitamin D.

Setzen Sie sich jedoch nicht genügend der ultravioletten Strahlung aus, indem Sie sich in geschlossenen Räumen aufhalten oder Ihre Haut mit Kleidung und Sonnencremes schützen, sind Ihre Vitamin D-Reserven wahrscheinlich ein halbes Jahr lang niedrig. Damit laufen Sie Gefahr, zahlreiche schwere Erkrankungen im Zusammenhang mit einem Vitamin D-Mangel zu entwickeln. Das können Sie vermeiden, indem Sie Vitamin D oral einnehmen – doch in hohen Dosen ist es schädlich, außerdem kann der Körper das Vitamin von der Sonne besser verwerten als das aus der Nahrung und aus Nahrungsmitteln.

Die menschlichen Knochen sind lebendiges Gewebe, das in einem ständigen Auf- und Abbau begriffen ist; neue Zellen kommen hinzu, alte werden entfernt. Vitamin D hält das richtige Gleichgewicht von Kalzium und Phosphor aufrecht, das für diesen ständigen Prozess des Knochenumbaus notwendig ist. Den größten Teil seines Kalziums speichert der Körper im Skelett, nur sehr wenig davon zirkuliert im Blut. Kalzium wird ununterbrochen ins Blut abgegeben und den Knochen entzogen und umgekehrt; doch mit zunehmendem Alter können wir Kalzium schlechter verwerten. Dann hält die Kalzium-Aufnahme immer schlechter mit dem Kalzium-Verlust Schritt. Die Knochen werden dadurch immer dünner und schwächer, denn die Knochenmasse nimmt ab. Zusätzlich erschwert wird die Kalziumaufnahme durch einen niedrigen Vitamin D-Spiegel, denn dann kann der Körper nicht genügend Kalzium resorbieren, um gesund zu bleiben, unabhängig davon, wie viel Kalzium man zuführt.

Nicht kompensierter oder kompensierter Mangel?

Zu einem Kalziummangel der Knochen kann es durch einen kompensierten (Insuffizienz) oder einen nicht kompensierten (Defizienz) Mangel an Vitamin D kommen. Ein kompensierter Mangel tritt auf, wenn der Körper versucht, die Kalzium-Konzentration im Blut auf dem normalen Niveau zu halten, indem die Nebenschilddrüse mehr Hormone ins Blut ausschüttet. Dieses Hormon veranlasst, dass vermehrt Kalzium aus den Knochen abgebaut wird, um die unzureichende Kalzium-Aufnahme aus der Nahrung auszugleichen. Diese Krankheit (sekundärer Hyperparathyroidismus, eine als Folge auftretende Überfunktion der Nebenschilddrüse) gilt als wichtiger Faktor für den altersbedingten Knochenschwund und erhöht das Risiko von Knochenbrüchen. Doch wenn der Vitamin D-Spiegel noch weiter zurückgeht, kommt es zu einem nicht kompensierten Mangel. Der Körper kann die notwendige Kalziumkonzentration im Blut nicht ausgleichen, unabhängig davon, wie viel Hormone die Nebenschilddrüse ausschüttet, und das Skelett verliert das gespeicherte Kalzium noch schneller.

Manche Experten betrachten die sekundäre Nebenschilddrüsenüberfunktion als Krankheit und empfehlen eine tägliche Mindesteinnahme von Vitamin D, um einen kompensierten Mangel zu verhindern. Andere Fachleute orientieren sich mit ihrer empfohlenen Tagesdosis an der Menge, die notwendig ist, um einem nicht kompensierten Mangel vorzubeugen. Das bedeutet: Es gibt keine international anerkannten Werte, wie viel Vitamin D täglich zum Gesundbleiben notwendig ist. Da die für die Gesundheit optimale Vitamin D-Konzentration nicht bekannt ist, wird auch viel darüber diskutiert, wie lange und wie oft man sich der Sonne aussetzen soll, um seine Knochen gesund zu erhalten.

In den Vereinigten Staaten wird für Erwachsene bis 50 Jahre die tägliche Einnahme von 200 IU (international units = internationale Einheiten) empfohlen; für Menschen bis zu 70 Jahren 400 IU pro Tag und 600 IU für die über 70-Jährigen. Das britische Gesundheitsministerium hingegen entschied vor kurzem, bei der Empfehlung von 400 IU für Menschen über 65 zu bleiben; für Leute im Alter zwischen 4 und 64 wurde kein Wert bekannt gegeben, da man davon ausgeht, dass man sich in diesem Alter ausreichend in der Sonne aufhält. Eine tägliche Dosis von 400 IU wird für jüngere Menschen empfohlen, die besonders zu Vitamin D-Mangel neigen, wie werdende oder stillende Mütter. Bezeichnenderweise enthält die englische Nahrung durchschnittlich nur ungefähr 100 IU, das ist ein für viele Industrienationen typischer Wert. Eine Ernährung, die den täglichen Bedarf vollständig decken würde, müsste sehr viel fetten Fisch (wie Lachs, Makrelen, Heringe, Sardinen), Milch mit dem natürlichen Fettgehalt, Butter, Eier, Käse und Leber enthalten.

In den USA und einigen Ländern Europas wird der Butter und Margarine synthetisches Vitamin D zugesetzt, doch diese Vitamin D-Quelle ist nicht besonders zuverlässig. Nicht nur nehmen die Menschen individuell unterschiedliche Mengen davon zu sich, auch der Vitamin D-Gehalt in diesen Produkten schwankt stark. Untersuchungen haben ergeben, dass weniger als 20 % der untersuchten

Milchproben (die landesweit in den Vereinigten Staaten geprüft wurden) die Menge an Vitamin D enthielten, die auf der Verpackung angegeben war. Vitamin D wird als Maßnahme der öffentlichen Gesundheitsvorsorge Nahrungsmitteln zugesetzt, um das Risiko, an Rachitis zu erkranken, zu verringern, und um die Menschen vom Sonnenlicht unabhängiger zu machen. Diese Maßnahme wurde schon zu einer Zeit durchgeführt, als die Wissenschaftler noch nicht genau wussten, wie Vitamin D aus der Sonne und das aus der Nahrung im Körper reagieren. Erst in den 1970er-Jahren wurde Vitamin D nicht mehr als Vitamin, sondern als Hormon deklariert; damals wurden auch Methoden entwickelt, die Vitamin D-Konzentration im Blut zu messen.

Allerdings wurden auch Forderungen laut, das Vitamin D aus Lebensmitteln zu entfernen, weil es, besonders bei Kindern, toxisch wirken kann. Eine tägliche Einnahme von 2.400 IU kann bei Erwachsenen den Kalziumspiegel im Blut stark erhöhen (Hyperkalzämie). Dann kommt es zu Übelkeit, Erbrechen, vermehrtem Wasserlassen, extremer Erschöpfung, Depression und Muskelschwäche. Eine regelmäßig erhöhte Vitamin D-Zufuhr kann zu unnatürlichen Kalziumablagerungen an den Wänden der Blutgefäße, in den Nieren und anderen Organen führen, zu Koma und sogar zum Tod. Bei Schwangeren und stillenden Müttern sollte die Kalziumeinnahme sorgfältig überwacht werden. Bei Menschen, die auf Aspirin empfindlich reagieren, und ebenso bei Patienten, die blutverdünnende Medikamente einnehmen, kann Vitamin D Asthma auslösen. Bei Diabetikern kann es den Blutzuckerspiegel erhöhen.

In der richtigen Menge allerdings unterstützt Vitamin D den Körper, das Magnesium aus der Nahrung besser zu absorbieren. Magnesium ist für zahllose Körperfunktionen notwendig. Wird jedoch zu viel Vitamin D eingenommen, scheidet der Körper mehr Magnesium aus als im Normalfall; deshalb braucht der Körper mehr Magnesium, um diesen Verlust auszugleichen. Eine übermäßige Vitamin D-Einnahme führt zu Magnesiummangel im Herzen, was zu Krämpfen der Koronararterien und, in extremen Fällen, zu Herzinfarkt führen kann. Zu viel Vitamin D kann auch den Kalziumstoffwechsel des Körpers durcheinander bringen und die Cholesterinwerte im Blut erhöhen.

Glücklicherweise scheint noch nie jemand eine tödliche Dosis Sonnenlicht erwischt zu haben. Die menschliche Haut kann zwar große Mengen an Vitamin D produzieren, doch diese Produktion reguliert sich selbst, wie wir gesehen haben. Statt sich auf die angereicherten Nahrungsmittel und eine orale Vitamin D-Ergänzung zu verlassen, spricht doch vieles dafür, sich während des Frühlings und Sommers immer wieder kurz in die Sonne zu begeben. Der Körper kann das von der Sonne produzierte Vitamin D wesentlich besser verwerten als die über die Nahrung zugeführte Form. Wer genug Sonnenlicht zur richtigen Jahreszeit aufnimmt, braucht überhaupt keine Vitamin D-Gaben über die Nahrung. Wer sich hingegen nicht genug in der Sonne aufhält, kann leicht einen kompensierten oder nicht kompensierten Vitamin D-Mangel entwickeln.

Sonnenlicht, Cholesterin und Vitamin D

Neben dem Vitamin D-Mangel kann es noch weitere Folgen nach sich ziehen, sich im Sommer nicht ausreichend im Sonnenlicht aufzuhalten. Wir hören heutzutage viel über die Gefahren von erhöhten Cholesterinwerten im Blut, aber nur sehr wenig darüber, dass die Sonne diese Werte senken kann. Cholesterin spielt im Körper eine wichtige Rolle, denn es ist der Grundstoff der Steroidhormone des Körpers und in seiner Molekülstruktur dem Vitamin D, dem Kortison und den Sexualhormonen, die wir zur Fortpflanzung brauchen, ähnlich. Hohe Cholesterinwerte können die Innenwände der Arterien schädigen; dies wiederum kann zu Bluthochdruck, Ablagerungen und Thrombosen führen. Weit weniger bekannt ist, dass Sonnenlicht die Cholesterinwerte drastisch senken kann, ja der menschliche Körper braucht sogar die ultraviolette Strahlung, um Cholesterin aufzuspalten. 7-Dehydrocholesterin (die Vorstufe von Vitamin D) und Cholesterin werden beide aus der Substanz Squalen gebildet. Es gibt Hinweise, dass Squalen in der Haut unter Einfluss des Sonnenlichts in Vitamin D umgebaut wird; fehlt das Sonnenlicht hingegen, baut der Körper es in Cholesterin um. Das würde erklären, warum die Bevölkerung der hohen Breitengrade zum einen höhere Cholesterinwerte hat und zum anderen diese Werte zu den verschiedenen Jahreszeiten unterschiedlich sind: das Cholesterin scheint im Winter zu steigen, wenn der Vitamin D-Vorrat sinkt; dies hängt mit dem verfügbaren Sonnenlicht zusammen.

Sonnenstrahlen wirken sich auch erstaunlich auf den menschlichen Blutdruck aus. Seit über 50 Jahren ist seit den frühesten Experimenten mit ultravioletter Strahlung bekannt, dass selbst ein einziger Aufenthalt in der Sonne den Blutdruck bei gesunden Menschen senken kann, bei Menschen mit erhöhtem Blutdruck ist diese Wirkung noch stärker. Bereits 1935 wurden im *American Journal of Physiology* Untersuchungen veröffentlicht, die belegen, dass die ultraviolette Strahlung den Blutdruck bei 60 – 70 % der Hypertonie-Patienten senkte. Bei manchen Versuchspersonen ging der systolische Wert, der erste Blutdruckwert, um 40 mm/Hg zurück, der diastolische Wert, also die zweite Zahl, ging in einigen Fällen um 20 mm/Hg zurück.

Falls die ultraviolette Strahlung, wie es scheint, den Blutdruck erheblich senken kann, verwundert auch nicht, dass der Blutdruck im Allgemeinen im Winter am höchsten ist, wenn die Sonnenstrahlung am geringsten ist, und umgekehrt; im Sommer, bei starker Sonneneinstrahlung hingegen, sind die Blutdruckwerte am niedrigsten. Auch die unterschiedliche Pigmentierung der Haut wirkt sich auf den Blutdruck aus: stärkere Pigmentierung geht mit höherem Blutdruck einher. Farbige in Großbritannien und in den USA haben häufiger hohen Blutdruck als hellhäutige Europäer. Leben die dunkelhäutigen Menschen jedoch in ihrem Herkunftsland und näher am Äquator, haben sie einen niedrigeren Mittelwert und seltener Bluthochdruck; dann tritt auch der altersbedingte Bluthochdruck, der unter Weißen und Afroamerikanern weit verbreitet ist, seltener auf.

Die veröffentlichten Daten zeigen, dass die Blutdruckwerte mit zunehmender Entfernung vom Äquator linear ansteigen. Aus den Daten geht auch hervor, dass die geographisch und jahreszeitlich

bedingten Blutdruck-Schwankungen in umgekehrtem Verhältnis
zur Sonneneinstrahlung stehen. Der Zusammenhang zwischen hohem Blutdruck und geringer Sonneneinstrahlung ist unter anderem
so zu erklären: Wenn der Körper vermehrt Nebenschilddrüsenhor-
mone produziert, weil der Vitamin D-Vorrat im Körper gering ist,
kann das wiederum das Gefäßsystem in seiner Struktur und Funktion beeinflussen. Diese Vermutung, die im Jahr 1997 in der Zeitschrift *Hypertension* vorgestellt wurde, erklärt, warum dunkelhäutige Menschen, die weit entfernt vom Äquator leben, anfällig für
Bluthochdruck sind, weil sie nämlich viel Sonnenlicht brauchen,
um Vitamin D zu bilden.

In der medizinischen Fachzeitschrift *Lancet* wurden 1998 die
Ergebnisse einer Studie veröffentlicht, die belegen, dass die UVB-
Strahlung den Blutdruck senkt, UVA hingegen dabei keine Rolle
spielt. Wenn man also ein Sonnenschutzmittel verwenden würde,
das die UVB-Strahlung herausfiltert, um sich keinen Sonnenbrand
zu holen, dann könnte dieses Mittel theoretisch auch die Vitamin
D-Synthese unterbinden und verhindern, dass die Cholesterinwerte und der Blutdruck sinken. In den Vereinigten Staaten leiden
schätzungsweise 50 Millionen Menschen unter Bluthochdruck
oder Hypertension, was die Volkswirtschaft jährlich zwei Milliarden Dollar kostet. In den Industrienationen ist man so weit, dass
Medikamente gegen Bluthochdruck als normaler Bestandteil des
Alterungsprozesses betrachtet werden und alljährlich viele Milliarden Dollar dafür ausgegeben werden, obwohl die Mittel durchaus
Nebenwirkungen haben. Da Bluthochdruck einen Risikofaktor für
verschiedene ernste Erkrankungen, wie Schlaganfälle, Herzerkrankungen, ja selbst Krebs darstellt, ist ihre weit verbreitete Einnahme verständlich; doch es scheint so, als wäre der Aufenthalt im
Freien an der Sonne eine billigere, wenn auch weniger bequeme
Art, mit dem Problem umzugehen.

Sonnenlicht und Hauttyp

Unsere frühesten Vorfahren lebten ursprünglich in Ostafrika, einer
der sonnigsten Gegenden der Erde. Im Laufe der Zeit wanderten

sie allmählich weiter nach Süden und Norden, weg von den Gebieten am Äquator. Je weiter sie sich vom Äquator entfernten, desto heller wurde ihre Haut; dadurch konnten sie während der relativ kurzen Sommerperioden in den höheren Breitengraden ausreichend Vitamin D bilden. Das ist zwar stark vereinfacht, doch diese Darstellung unterstreicht, dass die Natur für viele Hellhäutige eine langsame Bräunung vorgesehen hat. Hellhäutige Menschen der Frühzeit arbeiteten den größten Teil des Jahres im Freien und bräunten langsam. Während des Sommers bauten sie eine gute Vitamin D-Reserve für den Winter auf. Ihre Haut hatte sich gut an die jahreszeitlichen Wechsel der ultravioletten Sonnenstrahlung angepasst. Das Gleiche gilt auch für uns heute, doch unglücklicherweise verbringen wir jetzt einen Großteil unserer Zeit in geschlossenen Räumen, so dass es schwierig geworden ist, sicher zu bräunen und Vitamin D herzustellen.

Bei intensiver Sonneneinstrahlung produziert die Haut eine Substanz mit der Bezeichnung Melanin, das die Basis für Bräune bildet. Melanin ist eine chemische Verbindung, die wie ein natürliches Sonnenschutzmittel wirkt und reguliert, wie viel einfallende ultraviolette Strahlung in die tieferen Hautschichten eindringt. Unabhängig davon, ob Melanin neu gebildet wird oder in der dunkleren Haut bereits vorhanden ist, in jedem Fall schränkt es die Vitamin D-Produktion ein. Je stärker wir bräunen, desto mehr Melanin produziert die Haut, und entsprechend nimmt das Vitamin D ab. Dieser Mechanismus erklärt teilweise, warum wir durch Sonnenbaden keine toxischen Mengen an Vitamin D entwickeln können. Das ist auch der Fall, weil die Synthese von Vitamin D in der Haut sich selbst reguliert, denn, wie wir gesehen haben, wird nur ein geringer Teil des vorhandenen Prohormons in der Haut zu Vitamin D$_3$.

Da überrascht es nicht weiter, dass dunkelhäutige Personen beträchtlich mehr Sonnenlicht brauchen, um Vitamin D zu bilden, als hellhäutige. In der folgenden Tabelle „Sonnenlicht und die verschiedenen Hauttypen" (siehe Kasten) können Sie ablesen, wie lange sich jeder der benannten sechs Hauttypen der Sonne aussetzen kann, ohne zu verbrennen. Die Tabelle bietet auch einen groben Anhaltspunkt, wie viel Sonnenlicht jeder Hauttyp braucht, um Vitamin D zu synthetisieren. Ungefähr 20 – 30 % der UVB-Strahlung gelangt durch die Epidermis (die Unterhaut der weißen Haut); bei stark pigmentierter Haut ist es hingegen weniger als 5 %. Menschen mit schwarzer Hautfarbe brauchen also ungefähr sechs Mal mehr Sonneneinstrahlung, um eine ähnliche Menge an Vitamin D zu produzieren, wie jemand mit keltischer Abstammung mit Hauttyp 1: genug, um bei Menschen mit sehr empfindlicher Haut schwere Verbrennungen zweiten Grades auszulösen. Alle Menschen mit sehr dunkler Haut, die in den nördlichen Breitengraden leben, laufen Gefahr, einen nicht kompensierten Vitamin D-Mangel zu entwickeln, wenn sie sich nicht lange in der Sonne aufhalten oder Vitamin D über die Nahrung zu sich nehmen.

Sonnenlicht und die verschiedenen Hauttypen

Um sicher und gesund sonnenzubaden, muss man Maß halten und über die Empfindlichkeit der eigenen Haut gut Bescheid wissen. Nur wenn Sie Ihren Hauttyp ermitteln und genau darauf achten, wie Sie bräunen, können Sie feststellen, wie viel Sonne Ihnen gut tut.

1. Menschen mit keltischer Abstammung haben die empfindlichste Haut: Es sind Personen mit roten Haaren und blauen oder grünen Augen oder Personen mit dunklen Haaren und grünen Augen. Üblicherweise bräunt ihre Haut überhaupt nur ganz wenig und verbrennt sehr leicht; doch sie können durch vorsichtigen Aufenthalt in der Sonne ihre Sonnenverträglichkeit erhöhen. Jemand mit diesem Hauttyp, der direkte Sonneneinstrahlung nicht gewohnt ist, hat bereits nach 20 Minuten Sommersonne in England einen Sonnenbrand.

2. Dieser Hauttyp kommt bei Menschen mit nordeuropäischen Vorfahren sehr häufig vor. Die Typ 2-Personen haben blasse Haut, blondes oder rotes Haar, blaue oder braune Augen, vielleicht auch Sommersprossen. Auch sie neigen dazu, nur langsam und schwer zu bräunen, weil sie leicht verbrennen. Jemand mit diesem Hauttyp, der oder die Sonne nicht

gewohnt ist, hat nach 30 Minuten englischer Sommersonne
einen Sonnenbrand.

3. Der Großteil der Weißen hat helle Haut, ist blond oder brü-
nett. Die Haut bräunt im Laufe der Zeit, doch sie verbrennt,
wenn sie zu schnell bräunen soll. Die Augenfarbe zeigt die
Sonnenempfindlichkeit recht gut an. Menschen mit blasser
Haut und dunklen Augen bräunen in der Regel leichter als
Personen mit blauen, grauen oder grünen Augen, die eher zu
Sonnenbränden neigen. Dieser Hauttyp ist direktes Sonnenlicht nicht gewohnt und holt sich nach 30 Minuten englischer Sommersonne einen Sonnenbrand.

4. Menschen aus China, Japan oder den Mittelmeerländern
bräunen viel leichter, doch auch sie können verbrennen. Sie
haben olivenfarbige bis braune Haut und üblicherweise
dunkle Haare und Augen. Wenn sie sich lange Zeit nicht in
der Sonne aufhalten, kann ihre Haut blass werden. Wenn sie
Sonne nicht gewohnt sind, bekommen sie nach 50 Minuten
englischer Mittsommersonne einen Sonnenbrand.

5. Bewohner Indiens, Südamerikas und Arabiens bräunen gut
und verbrennen sich nur selten. Sie haben dunkle Haut,
dunkles Haar und braune oder schwarze Augen. Doch wenn
dieser Hauttyp nicht an Sonnenlicht gewöhnt ist, kann er
oder sie nach 70 Minuten englischer Mittsommersonne einen
Sonnenbrand zeigen.

6. Die meisten Menschen mit brauner oder schwarzer Haut
und ebensolchen Haaren, also Menschen aus Afrika oder der
Karibik, können sich lange Zeit in der Sonne aufhalten, ohne
Sonnenbrandgefahr. Das Sonnenlicht durchdringt oder schä-
digt ihre Haut nicht leicht, weil der hohe Anteil an Melanin
die meiste ultraviolette Strahlung herausfiltert.

Freilich spielt noch mehr mit hinein, wie Ihre Haut auf die Sonne
reagiert, als der Hauttyp und die Jahreszeit, zu der Sie sich in der
Sonne aufhalten. Alter, Gesundheitszustand, Ernährung und Medi-
kamenteneinnahme können das Ergebnis Ihrer Sonnenbäder stark
beeinflussen, ebenso eine Reihe anderer Faktoren wie die Tageszeit

Ihres Sonnenbades, die Hautfläche, die Sie der Sonne aussetzen, wie weit Sie vom Äquator entfernt sind, wie weit Sie sich über dem Meeresspiegel befinden, wie verschmutzt die Atmosphäre ist, wie viel Wolken am Himmel sind, aus welchen Materialien Ihre Kleidung besteht, ob Sie sich an einem windgeschützten oder an einem windigen Ort aufhalten, wie viel Sonnenstrahlen nahe Gegenstände oder Flächen reflektieren und so weiter. All diese Faktoren machen es schwer, Richtlinien für das Sonnenbaden zu formulieren. Auch die recht widersprüchlichen Empfehlungen der Experten verschiedener medizinischer Fachrichtungen erleichtern solche Richtlinien nicht gerade. Bevor wir also untersuchen, wie sich die Sonne sonst noch auf unser körperliches und seelisches Wohlbefinden auswirkt, ist es vielleicht aufschlussreich, einige aktuelle Empfehlungen zum Sonnenbaden und zu Vitamin D von Fachleuten zu betrachten.

Das zentrale Anliegen der Hautspezialisten, die sich an der derzeitigen Diskussion über Sonnenlicht und Gesundheit beteiligen, ist es, die Zahl der Menschen, die an Hautkrebs sterben, zu verringern.

Eines der einflussreichsten Gremien Großbritanniens in diesem Bereich ist die *Skin Cancer Prevention Working Party* (deutsch etwa „Gesellschaft zur Verhinderung von Hautkrebs"), deren 1997 veröffentlichte Erklärung die Risiken der Sonneneinwirkung auf die Haut betont. Die Autoren empfehlen Kindern und Erwachsenen, sich, besonders bei sonnigem Wetter im Frühling und Frühsommer, vor der Sonne zu schützen. Ihre Erklärung macht recht deutlich, dass sonnengebräunte Haut nicht sicher ist, dass sie auch kein Zeichen von Gesundheit ist und höchstens minimal vor weiterer Sonneneinstrahlung schützt. Sie schlagen einen Vier-Punkte-Plan vor, um die Haut vor Schäden durch die Sonne zu schützen:

- Meiden Sie die Sonne zwischen 11 Uhr vormittags und 3 Uhr nachmittags.
- Suchen Sie natürlichen Schatten.
- Verwenden Sie Kleidung wie T-Shirts, langärmelige Hemden und Hüte als Sonnenschutzmittel.

• Benutzen Sie Sonnenschutzmittel, um sich umfassend vor UVA- und UVB-Strahlung zu schützen.

Recht einleuchtend, denken Sie vielleicht. Vielleicht aber auch nicht, wenn Sie einen ausreichenden Vitamin D-Vorrat aufrechterhalten wollen, denn wie sich dieses Verhalten auf unsere Vitamin D-Vorräte auswirkt, ist noch nicht untersucht.

1998 veröffentlichte das britische Gesundheitsministerium einen Bericht zum Thema „Ernährung und Gesundheit für die Knochen", der sich mit der Einnahme von Vitamin D und Kalzium in der britischen Bevölkerung beschäftigt. Die Verfasser des Berichts forderten, dass die positiven und negativen Auswirkungen des Sonnenbadens untersucht werden, und verlangten Richtlinien, die den goldenen Mittelweg empfehlen: Einerseits soll das Hautkrebsrisiko verringert werden, andererseits soll auch die ausreichende Versorgung der britischen Bevölkerung mit Vitamin D gesichert sein. Die Verfasser vertraten die Ansicht, dass sich der Großteil der erwachsenen Briten die erforderliche Menge an Vitamin D verschaffen könne, wenn sie ihr Gesicht und ihre Arme zwischen April und Oktober täglich eine halbe Stunde der Sonne aussetzten.

Die zuvor genannte „Gesellschaft zur Verhinderung von Hautkrebs" schränkt die Möglichkeit, Vitamin D auf diese Art zu bilden, eindeutig ein. Andererseits sind Gesicht und Arme die Teile des Körpers, die am anfälligsten für Hautkrebs sind und am stärksten durch den Lichteinfluss altern. Worin liegt die Lösung? Eine Möglichkeit besteht darin, zu untersuchen, wie das Sonnenlicht früher eingesetzt wurde, um Krankheiten zu heilen, und diese früheren Erkenntnisse mit unserem heutigen Wissen um die verschiedenen Aspekte des Sonnenbadens zu vergleichen. Doch zunächst wollen wir weiterhin die wohltuende Wirkung des Sonnenlichts auf den menschlichen Körper untersuchen.

Sonnenlicht und das Blut

Das Sonnenlicht dringt tief genug in unsere Haut ein, um das Blut zu bestrahlen, das durch die Kapillargefäße nahe der Hautoberfläche fließt. In der medizinischen Fachliteratur in Osteuropa wurden Berichte darüber veröffentlicht, dass sich das EKG (Elektrokardiogramm, die Aufzeichnung der Herzaktionsströme) und das Blutbild bei Patienten mit verhärteten Gefäßen (Atherosklerose) verbessert, wenn sie sich ultravioletter Strahlung aussetzen. Untersuchungen haben auch ergeben, dass Bestrahlungen mit Sonnenlicht oder UV-Lampen die Anzahl der weißen Blutkörperchen des Menschen erhöht. Am stärksten nehmen die Lymphozyten zu, eine bestimmte Art von weißen Blutkörperchen, die maßgeblich am Schutz vor Infektionen beteiligt sind. Durch das Sonnenlicht steigt der Sauerstoffgehalt des Blutes und die innere Atmung verbessert sich, das heißt, der Sauerstoffaustausch mit dem Gewebe funktioniert besser. Das Gleiche geschieht auch durch Sport. Bezeichnenderweise belegen Studien, dass Sport in Verbindung mit einem Aufenthalt in der Sonne sich stärker auf Durchhaltevermögen, Fitness und Muskelaufbau auswirkt als Sport allein. Wahrscheinlich aus diesem Grund trainierten die Sportler im antiken Griechenland nackt. Das englische Wort *gymnasium* (deutsch: Sporthalle) geht auf das griechische Wort *gymnasion* zurück, was einen öffentlichen Platz bezeichnet, an dem man „mit nacktem Körper Leibesübungen" machte (auch das deutsche Wort „Gymnastik" geht auf diese Wurzel zurück). Regelmäßige Bewegung senkt außerdem den Blutzuckerspiegel, genau wie Sonnenlicht. Bei Gesunden spielt das keine besondere Rolle, doch bei Diabetikern, die normalerweise Insulin nehmen müssen, um ihren Blutzuckerspiegel in Schach zu halten, spielt das durchaus eine Rolle. Die Menge an Insulin, die sie brauchen, um Normalwerte zu haben, kann sich beträchtlich ändern, wenn sie Sport treiben oder sich eine Weile in der Sonne aufhalten.

Auch kann der Körper durch den Aufenthalt in der Sonne Giftstoffe besser ausscheiden. Am deutlichsten wird dies bei Frühgeborenen, die besonders anfällig für Gelbsucht sind. Im Blut dieser Babys mit Gelbsucht befindet sich zu viel Bilirubin.

Normalerweise baut die Leber Bilirubin ab und es wird ausgeschieden. Doch wenn die Leber nicht richtig arbeitet, wie das bei Neugeborenen oder Frühchen häufig der Fall ist, kann das Bilirubin im Blut gefährlich ansteigen. Vor einigen Jahren konnte Gelbsucht bei Babys nur mit Bluttransfusionen behandelt werden; manchmal musste das Blut drei- oder viermal ausgetauscht werden und das konnte gefährliche Konsequenzen haben.

Ein Anzeichen von übermäßigem Bilirubin im Blut ist die charakteristische gelbe Hautfarbe. 1956 machte eine Krankenschwester auf der Frühgeborenen-Station im *Rochford Hospital* (Essex, England) eine erstaunliche Entdeckung: An warmen Sommertagen fuhr diese Stationsschwester die Babys auf ihrer Station in den nach Süden gelegenen Hof. Sie war von der so genannten alten Schule und überzeugt, dass die Kombination aus frischer Luft und Sonne ihnen besser bekomme als die stickige, überhitzte Atmosphäre eines Brutkastens. Sie stellte fest, dass die Haut der gelbsüchtigen Babys im Sonnenlicht eine gesunde Farbe annahm. Forscher, die die improvisierte Sonnenlicht-Therapie der Stationsschwester weiter untersuchten, stellten fest, dass der blaue Anteil des sichtbaren Spektrums besonders gut geeignet war, das Bilirubin im Blut der Babys aufzuspalten. In den folgenden Jahren wurden diese Kinder standardmäßig mit „blauem Licht" aus einer künstlichen Lichtquelle behandelt, statt mit Sonnenlicht. Selbst wenn es für das Krankenhauspersonal bequemer ist, ein Baby unter eine blaue Lampe zu schieben, als es nach draußen in die Sonne zu bringen, ist die letztgenannte Variante natürlicher. Müttern rät man derzeit davon ab, ihre Babys im Kinderwagen in die Sonne zu stellen – das ist vielleicht für das Kind nicht einmal vorteilhaft, denn Untersuchungen belegen, dass der Aufenthalt im Sonnenlicht Kleinkinder davor schützt, später im Leben krank zu werden (dieses Thema wird in Kapitel 3 ausführlich behandelt).

Sonnenlicht und Wachstum

Jeder und jede von uns reagiert – bereits im Mutterleib – anders auf Sonnenlicht, wie kürzlich eine Untersuchung der Zeitschrift

Nature belegte. Es ist bekannt, dass jahreszeitlich bedingter unterschiedlicher Lichteinfall die Fortpflanzung und das Wachstum von
Säugetieren reguliert. Eine verblüffende Entdeckung zur Wirkung
des Sonnenlichts auf die menschliche Entwicklung ist, dass im
Frühling geborene Kinder im Erwachsenenalter häufig größer sind
als im Herbst geborene. Forscher am *Institut für Humanbiologie*
der Universität Wien haben gezeigt, dass der Geburtsmonat und
besonders die unterschiedliche Menge an Sonnenlicht in den letzten Schwangerschaftsmonaten das Wachstum bis ins Erwachsenenalter hinein beeinflussen.

Über einen Zeitraum von 10 Jahren wurden über eine halbe
Million Wehrpflichtige des österreichischen Bundesheeres untersucht. Eine Analyse ihrer Körpergröße ergibt einen eindeutigen
Zusammenhang zwischen dem Geburtsmonat und der Körpergröße im Alter von 18. Die durchschnittliche Körpergröße variiert
innerhalb von 365 Tagen, so stellte man fest. Der deutlich ausge-
prägte Jahresrhythmus entspricht dem wechselnden Lichteinfall.
Das Maximum der Körpergröße lag im April, das Minimum Anfang Oktober, während das Sonnenlicht seinen Höhepunkt im Juli
erreicht und im Januar am wenigsten zu messen ist. Menschen
wachsen in den drei Monaten vor und nach ihrer Geburt am
stärksten. Eine Erklärung für den engen Zusammenhang zwischen
Wachstum und Sonne, den man in der genannten Untersuchung
feststellte, ist, dass die Dauer des Sonnenlichts während dieser
maßgeblichen Wachstumsperiode die Menge an Wachstumshormo-
nen bei der Mutter und dann auch beim Kind steuern kann.

In Nordeuropa ist es schon lange Tradition, im Juni zu heira-
ten; auch die jährliche Feier des Maikönigs und der Maikönigin
bestätigen diesen Brauch. Ein im Juni oder Juli gezeugtes Kind
kommt im Frühling auf die Welt, wenn die Tage länger werden.
Ein Kind, das im Herbst auf die Welt kommt, muss hingegen in
seinen ersten sechs Monaten wesentlich mehr Zeit in geschlossenen Räumen verbringen. Früher hätte das seine Überlebenschancen verringert, weil es im Winter in geschlossenen Räumen wahrscheinlich leichter eine Infektion der Atemwege bekommen hätte
und weil es in diesem prägenden Zeitraum weniger Vitamin D

hätte bilden können. Vielleicht gab es die alten Fruchtbarkeitsriten, um Geburten im Frühling anzuregen und so die Säuglingssterblichkeit zu reduzieren. Ja, es gibt sogar aus dem alten Ägypten ein berühmtes Zeugnis dafür, dass die Sonne Zeugung und Schwangerschaft beeinflusst. Es ist im *Hymnus an die Sonne* von Pharao Echnaton der 18. Dynastie (1353 – 1337 v. Chr.) zu finden und wird in dem Buch *Man and the Sun* von Jacquetta Hawkes wie folgt zitiert:

Boote segeln flussauf- und flussabwärts,
wenn du kommst, tut sich jeder Weg auf.
Vor deinem Angesicht springen die Fische im Fluss,
deine Strahlen erreichen den grünen Ozean.
Du pflanzt den männlichen Samen in den Körper der Frau,
du lässt den Samen im Mann entstehen;
du machst den Sohn im Bauch der Mutter lebendig,
beruhigst ihn, damit er nicht schreit.
Selbst im Mutterleib bist du seine Amme.
Du hauchst deiner ganzen Schöpfung Atem ein;
öffnest den Mund der Neugeborenen und nährst sie.

In seinem Hymnus erzählt Echnaton auch, wie ein Sonnengott das Universum erschuf und dass alles Leben von ihm stammt. Echnaton wurde als der erste Sonnenlicht-Therapeut bezeichnet, weil er die Leben und Gesundheit spendende Sonne mit ihrer Kraft ungewöhnlich stark verehrte. In der rechten Abbildung ist er mit seiner schönen Königin Nofretete dargestellt, wie sie ihre jungen Töchter in die Sonnenstrahlen halten. Während der Regierungszeit von Echnaton wurde die Sonne mit den von ihr

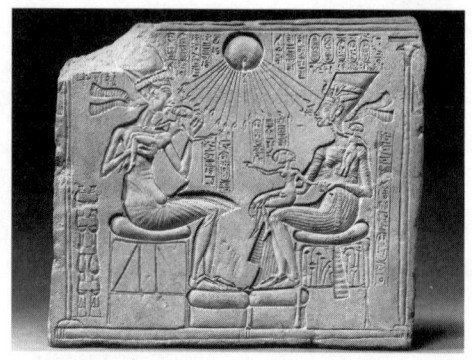

Kalksteinrelief von Pharao Echnaton und seiner Gemahlin, der Königin Nofretete, wie sie ihre Töchter in die Leben spendenden Sonnenstrahlen halten.

ausgesendeten Strahlen dargestellt; in der Abbildung bringen einige dieser Strahlen dem Königspaar das Ankh, die Hieroglyphe, die für das Leben steht.

Besser bekannt ist Echnaton als einer der größten Häretiker der Geschichte, denn als er an die Macht kam, brach er mit der Vergangenheit und verkündete, es gebe nur eine Sonne, den Sonnengott Aten. Sein revolutionärer Sonnenkult war ein bedeutender Vorläufer der späteren monotheistischen Religion. Er unterschied sich auch deutlich von der Verehrung für Ra, Horus, Isis, Osiris und die anderen ägyptischen Götter, denn Aten wurde niemals eine Menschen- oder Tierform zugeschrieben. Doch kurz nach Echnatons Tod wurden die alten Götter wieder eingesetzt. Tutenchamun wurde Pharao und die Ägypter kehrten zu ihrer traditionellen Form der Sonnenverehrung zurück, die sie bereits 16 Jahrhunderte lang praktiziert hatten. Echnatons Regierungszeit, sein Name und seine bloße Existenz wurden aus den Annalen der ägyptischen Geschichte gestrichen. So fand Echnatons revolutionäre Sonnenverehrung ein recht unseliges Ende, doch immerhin ist sein Hymnus auf die Sonne erhalten.

Die Wirkung der Sonne auf die Psyche

In der westlichen Literatur wimmelt es von Hinweisen auf die Sonne und ihre Fähigkeit, die Stimmung zu heben. Schriftsteller und vor allem Dichter haben immer wieder darüber geschrieben. Doch erst seit den 1980er-Jahren ist der Zusammenhang zwischen Lichtmangel und Depression wissenschaftlich bewiesen. Freilich ist die Vorstellung, dass Traurigkeit und Verzweiflung durch wenig Licht während der Wintermonate ausgelöst werden kann, Ärzten nicht neu. Im 4. Jahrhundert v. Chr. empfahl Hippokrates, der ‚Vater der Medizin‘, dass Medizinstudenten die Jahreszeiten und ihre Erscheinungsformen untersuchen sollten, weil sie die körperliche und seelische Gesundheit beeinflussen. Die östliche Medizin hat immer die Auswirkungen der verschiedenen Jahreszeiten auf die Patienten untersucht. Doch eine Krankheit, die jetzt als „Saisonal Abhängige Depression" (SAD) oder „Winterdepression" bezeichnet wird, war bis vor kurzem im Westen nicht anerkannt und wurde nicht diagnostiziert.

Ein Grund für die SAD ist, dass die Gebäude, in denen wir uns oft aufhalten, uns dazu zwingen, losgelöst von den Jahreszeiten zu leben. Als ob dies nicht schon schlimm genug wäre, verbringen wir auch noch viel Zeit in Räumen bei wenig Licht. Nur wenige moderne Büros, Fabriken und Einkaufszentren lassen ausreichend Sonnen- und Tageslicht herein. Künstliches Licht aber ist, wie wir im nächsten Kapitel sehen werden, nur ein schwacher Ersatz für Sonnenstrahlen. Wir sind nicht gerade für das jahreszeitlose, ständige Zwielicht des 21. Jahrhunderts geschaffen; das mag erklären, warum Winterdepression so häufig vorkommt. Von ihr sind 1 – 3 % der britischen Bevölkerung betroffen, so sagt man, bei weiteren 20 % sei die Krankheit schwach ausgeprägt.

Im Laufe unserer Entwicklungsgeschichte haben wir Menschen uns an die Lichtverhältnisse im Freien angepasst. Das Tageslicht unter freiem Himmel ist viele Größenordnungen stärker als Licht aus einer künstlichen Lichtquelle. Elektrisches Licht in modernen Gebäuden liefert zwischen 150 und 600 Lux, die Sonne hingegen bringt es um die Mittagszeit im Freien auf 100.000 Lux. In einem sonnigen Raum können sogar 60.000 Lux auf eine glatte Oberfläche fallen. Selbst an einem bedeckten, regnerischen Wintertag ist in den nördlichen Breiten eine Lichtstärke von 1.000 Lux über sechs Stunden oder länger durchaus häufig.

Patienten mit Winterdepression wurden bis vor kurzem mit künstlichem Licht in der Stärke von 2.500 Lux behandelt; jetzt setzt es sich immer mehr durch, die Menschen kürzere Zeitspannen über 10.000 Lux auszusetzen. Doch eine Untersuchung, die 1996 im *Journal of Affective Disorder* veröffentlicht wurde, belegt, dass die Symptome der Saisonal Abhängigen Depression während der Wintermonate gelindert werden können, indem die Betroffenen einfach jeden Morgen eine Stunde spazieren gehen. Diese Entdeckung dürfte niemanden überraschen, der oder die Hippokrates oder die Werke anderer Autoritäten der Antike gelesen hat: Schon von alters her wurde Bewegung im Freien als Mittel gegen Schwermut gepriesen. In der alten medizinischen Literatur wird auch oft empfohlen, Sonnenlicht in die Gebäude dringen zu lassen, um Krankheiten und auch Depressionen zu verhindern. Doch erst vor kurzem wurden diese Erfahrungen wissenschaftlich belegt. In einem anderen Artikel im *Journal of Affective Disorder* aus dem Jahr 1996 wird berichtet, dass es klinisch depressiven Patienten in sonnigen Krankenzimmern besser geht als solchen in eher dunklen Räumen. Patienten mit einer schweren, nicht jahreszeitlich bedingten Depression in psychiatrischen Kliniken, die das Glück hatten, in sonnigen Räumen untergebracht zu sein, und deshalb ganz nebenbei durch ihre Fenster eine Behandlung mit Sonnenlicht genossen, wurden schneller wieder entlassen als Patienten, in deren Zimmer kein direktes Sonnenlicht drang. Die Ergebnisse dieser Studie bestätigen, was man schon lang über die Bedeutung der Sonne in Häusern vermutet hat. Auf diese Auswirkungen werden wir später eingehen, doch zunächst wollen wir genauer betrachten, was eine Winterdepression ist und wer sie bekommen kann.

Der Tages- und Nachtrhythmus der Sonne reguliert viele äußerst wichtige hormonelle und biochemische Körperabläufe. Er ist unser äußerer Zeitmesser und sorgt dafür, dass unsere innere Uhr richtig tickt. Ohne diese Hinweise, diese Zeitgeber, die wir durch Helligkeit und Dunkelheit oder in geringerem Maß durch die Tagesroutine von Frühstück, Arbeit, Mittagszeit, Schlafenszeit etc. bekommen, kommt der Rhythmus des menschlichen Körpers auf einen Zyklus, der sich eher an 25 als an 24 Stunden orientiert. Ist der Körper also sich selbst überlassen, bricht unsere innere Uhr aus und schenkt uns täglich ungefähr 40 Minuten. Kommen 20 Tage lang täglich 40 Minuten in diesem freien Rhythmus hinzu, kehrt sich das normale Wach- und Schlafmuster um. Dann schlafen wir während des Tages und sind nachts wach. Dieses Muster findet sich gelegentlich bei Menschen, deren zirkadianer Rhythmus aufgrund der Alzheimerschen Krankheit oder aufgrund von Blindheit gestört ist.

Die Symptome, die eine Winterdepression von einer nicht jahreszeitlich beeinflussten Depression unterscheiden, sind Überessen, Verlangen nach Kohlenhydraten und Gewichtszunahme im Herbst und Winter. Im Frühling könnte ein an Winterdepression leidender Mensch feststellen, dass seine Depression einer leichten Form von Manie und merklichen Unterschieden im Energieniveau, im Schlafrhythmus und in den Essgewohnheiten gewichen ist. Winterdepression wird gewöhnlich diagnostiziert, wenn die Depression jedes Jahr zur gleichen Zeit zu drei oder mehr Gelegenheiten auftritt. Wenn Sie sich daran nicht erinnern, leiden Sie nicht im strengen Sinn an einer Winterdepression.

Was aber können Sie tun, wenn Sie feststellen, dass Sie eine Winterdepression haben? Vereinbaren Sie als erstes einen Termin bei einem Heilkundigen, der eine vollständige Diagnose erstellen und Sie bei der Behandlung anleiten kann; die hängt natürlich von der Schwere der Erkrankung ab. Vielleicht verschreibt er oder sie Ihnen Medikamente, Lichttherapie oder beides. Lichttherapie kann die Symptome einer Winterdepression lindern, auch wenn man die Hintergründe noch nicht genau versteht. Anscheinend wirkt Licht auf die Neurohormone im Gehirn, die unsere Stimmung und unser Verhalten steuern. Wie und warum dies so ist, ist rätselhaft: Man ist sich immer noch nicht einig darüber, wie Lichttherapie wirkt. Die Symptome lassen bereits nach, wenn man sich relativ kurze Zeit Lichtstärken von 10.000 Lux aussetzt; bei manchen Patienten spricht diese Behandlung recht gut an, wenn sie unmittelbar nach dem Aufwachen durchgeführt wird. Doch die Krankheit kann auch mit einem Mittel gelindert werden, das als Lichtwecker bezeichnet wird: ein Wecker, der mit Licht, statt mit einem Geräusch weckt. Das Licht der Tagesanbruch-Simulatoren nimmt unmittelbar vor dem Aufwachen ganz allmählich zu bis zu einem Maximum zwischen 200 und 500 Lux. Diese Simulation des Tagesanbruchs ist für Personen mit Winterdepression sehr wirkungsvoll, selbst wenn sie die Augen noch geschlossen haben. Die Lichtstärken dieser Geräte haben sich übrigens als wirkungslos erwiesen, wenn die Patienten ganz wach sind. Vielleicht ist die Simulation des Tagesanbruchs ein kraftvoller „Zeitgeber", der eine spezifische Aufwach-Reaktion im Körper auslöst, die den Hormonhaushalt normalisiert. Irgendwann in unserer Entwicklungsgeschichte müssen wir Menschen einen recht feinen Mechanismus entwickelt haben, der uns den Sonnenaufgang mitteilt – und der sich für die Behandlung von SAD gut nutzen lässt. Diese Simulation unterscheidet sich stark von der Therapie mit hellem Licht, die direkt über die Augen wirkt; Lichttherapie hilft bei Winterdepression wohl auf mehreren Ebenen.

Wenn Licht ins Auge gelangt und die Netzhaut stimuliert, passiert zweierlei: Einerseits laufen Nervenimpulse den Sehnerv entlang zu dem Teil des Gehirns, der unsere visuellen Eindrücke interpretiert. Gleichzeitig laufen einige Nervenimpulse vom Sehnerv zu einer Drüse im Gehirn, dem Hypothalamus. Er schüttet Serotonin aus, ein Hormon, das unsere Stimmungen, unseren Schlafrhythmus, die Körpertemperatur, Verdauung und unsere Libido maßgeblich steuert. Kürzlich durchgeführte Untersuchungen weisen darauf hin, dass SAD-Patienten eine Hypothalamus-Fehlfunktion aufweisen, die durch helles Licht ins Gleichgewicht gebracht werden kann. Der Serotonin-Spiegel im Hypothalamus sinkt in den Wintermonaten; und eine niedrige Serotonin-Konzentration geht mit Angstzuständen und Depressionen einher. Einige der neu entwickelten Antidepressiva (wie *Prozac*) lindern die Krankheitssymptome, indem sie das Serotonin im Gehirn erhöhen. Die Behandlung mit hellem Licht kann also bei Winterdepression gut helfen, weil sie einen grundlegenden Serotonin-Mangel ausgleicht.

Zu den Aufgaben von Serotonin gehört, die Ausschüttung eines anderen Neurohormons (Melatonin, das von der Zirbeldrüse produziert wird) zu hemmen. Wenn es dunkel wird, geht auch die Serotonin-Produktion zurück und die Zirbeldrüse beginnt, Melatonin in den Blutstrom auszuschütten. Melatonin fördert den Schlaf, indem es die Gehirnaktivität reduziert und andere physiologische Prozesse verlangsamt. Es fungiert als ‚Chef-Hormon‘, denn es regt andere Drüsen zur Hormonausschüttung an, zum Beispiel die Hirnanhangdrüse, Nebennieren, Eierstöcke und Hoden. Diese wiederum steuern zahlreiche Prozesse, von der Verdauung und Menstruation bis zum Einsetzen der Pubertät.

Vor einigen Jahren wurde Melatonin als Wunderdroge gepriesen, weil man glaubte, viele altersbedingte Gesundheitsprobleme würden durch einen sinkenden Melatonin-Spiegel im Körper hervorgerufen und oral eingenommenes Melatonin könne das

Nachlassen der Körperfunktionen verzögern und den Alterungsprozess verlangsamen. Man ging davon aus, dass es sich in vielfacher Hinsicht positiv auf den Körper auswirken würde, die Konzentration dieses Hormons zu erhöhen: der Schlaf könnte sich verbessern, das Immunsystem würde gestärkt, der Blutdruck sänke und Krebserkrankungen würde vorgebeugt. In einigen Ländern ist Melatonin freiverkäuflich, in Großbritannien wurde es jedoch vom freien Verkauf wieder zurückgenommen. Denn die medizinische und die dem Alterungsprozess entgegenwirkende Eigenschaft des Melatonins ist immer noch nicht geklärt, obwohl es eingesetzt wird, um gestörte Schlafmuster zu ändern. Doch nun wollen wir Melatonin, Serotonin und die Wirkung dieser Hormone auf den Körper beiseite lassen und Sonnenlicht und Depressionen ein wenig genauer betrachten.

Depressionen sind recht weit verbreitet, ungefähr 10 % der britischen Bevölkerung sind chronisch daran erkrankt. Depressionen werden am häufigsten diagnostiziert, wegen Depressionen werden mehr Patienten in Krankenhäuser eingeliefert als wegen allen anderen psychiatrischen Erkrankungen. Immense Summen wurden schon für diese bedrückende und manchmal lebensbedrohliche Krankheit ausgegeben. Nach Schätzungen der Weltgesundheitsorganisation werden in den Vereinigten Staaten für Depressionen ungefähr 44 Milliarden Dollar ausgegeben, ebenso viel wie für alle Herz-Kreislauf-Erkrankungen zusammen. Wir wissen bereits, dass sich Lichttherapie wohltuend auf nicht jahreszeitlich bedingte Depressionen auswirkt und dass die Betroffenen in sonnendurchfluteten Räumen schneller gesund werden als in dunklen. Es ist durchaus verständlich, dass Sie denken, dies sei Allgemeinwissen und die psychiatrischen Abteilungen würden zur Behandlung von Depressionen auf eine Sonnenlicht einlassende Bauweise achten. Schließlich könnte diese relativ einfache Maßnahme ein Vermögen an Medikamenten, Fürsorge und Betreuung der Patienten sparen. Doch für Architekten schien das nicht besonders wichtig gewesen zu sein – und wir alle zahlen dafür. Es gab bisher recht wenig Anreize für Architekten und Ingenieure, sonnige Räume zum Wohle der Gesundheit zu bauen, obwohl seit der Antike schon viele

Menschen erkannt haben, dass sich die Sonneneinstrahlung in Gebäude vorteilhaft auf das Wohlbefinden der Bewohner auswirkt.
Der römische Philosoph und Schriftsteller Aulus Cornelius Celsus
(25 v. Chr. bis 50 n. Chr.) riet schwermütigen Menschen, in Räumen „voll Licht" zu leben. Die Gelegenheit für Menschen von
heute, genau das zu tun, ist durch die übliche Bauweise eher eingeschränkt.

Allerdings soll auch gesagt sein, dass Depressionen, wie auch
andere Krankheitsbilder, verschlimmert wurden, indem die Patienten hellem Licht oder der Sonne ausgesetzt wurden. Dorothy
Rowe erklärt in ihrem Buch über Depressionen *Breaking the
Bonds*, dass dies nicht auf die physiologische Wirkung zurückzuführen ist, sondern darauf, welche Bedeutung die Sonne für den
Patienten hat:

(...) nicht jeder fühlt sich in der Sonne fröhlicher. Depres-
sive Menschen können Sonnenschein als recht belastend
empfinden, auch steigt die Selbstmordrate im Frühling immer. Der Grund dafür ist nicht die Wirkung des Sonnenlichts auf unseren Körper, sondern die Bedeutung, die wir
diesem Licht beimessen. Wer sich selbst schätzt und akzeptiert und optimistisch in die Zukunft blickt, für den oder
die ist der Frühling immer viel versprechend; wer sich allerdings selbst nicht wertschätzt und erwartet, dass ihm oder
ihr nur Schlimmes passiert, weil er oder sie schlecht ist, für
den ist der Frühling nicht viel versprechend, sondern nur
bedrohlich.

Winterblues und Lichthunger

Ein beträchtlicher Anteil der britischen Bevölkerung, möglicherweise bis zu 20 %, leiden eventuell unter einer milden Form von
Depression während der Wintermonate: dem so genannten Winter-
blues. Und wieder kann das der Fall sein, weil sie sehr wenig Zeit
im Freien verbringen und in Gebäuden eingesperrt sind, die im
Winter nur sehr wenig Sonnenlicht hereinlassen. Neben dieser milden Form von Depression gibt es eine andere Störung, die vom
modernen Lebensstil herrühren mag und als „Lichthunger"

bekannt ist. Bei diesem Symptom, das manchmal im Zusammen-
hang mit SAD genannt wird, haben die Betroffenen ein starkes
Verlangen nach Licht und das Bedürfnis, bei jeder Gelegenheit das
Licht einzuschalten. Der große Lichttherapeut und Nobelpreisträ-
ger Dr. Niels Finsen sagte in einem Interview im Jahre 1903, dem
Jahr vor seinem Tod:

Alles, was ich in meinen Experimenten mit Licht erreicht
habe, und alles, was ich über seinen therapeutischen Wert
entdeckt habe, kam daher, weil ich selbst das Licht so dringend brauchte. Ich habe mich so danach gesehnt.

Nach ihrem Verhalten im Urlaub in sonnigen Ferienorten zu ur-
teilen, geht es vielen anderen Menschen genauso. Indem sie sich in
der Mittagssonne braten lassen, versuchen sie vielleicht, die verlo-
rene Zeit oder das entgangene Sonnenlicht auszugleichen. Ein solches Verhalten zeugt von Lichthunger, dem Schrei des Körpers
nach Licht, wie Niels Finsen ihn beschrieb, unabhängig davon,
wie schädlich dieses Licht für die Haut sein mag. Sonnenbrand ist
die unausweichliche Folge davon, sich wie verrückt in der Sonne
schmoren zu lassen. Und das exzessive Sonnenbaden kann, wie
auch die Winterdepression, eine Folge davon sein, in welchen Gebäuden wir wohnen, und der übermäßigen Zeit, die wir in Räumen verbringen. Selbst wenn Sie normalerweise nicht sonnenbaden, gibt es doch gute Gründe, das ganze Jahr über jeden Tag eine
Stunde im Freien zu verbringen, um sich psychisch wohl zu fühlen. Falls sie schlecht sehen, sollten Sie das übrigens möglichst
ohne Ihre Brille oder Kontaktlinsen tun.

Gläser filtern die Wellenlängen unter 350 nm heraus; das bedeutet, dass keine UVB- und nur sehr wenig UVA-Strahlung die Gläser
durchdringt. Deshalb bräunt man auch hinter Fensterglas nicht.
Weil die Linsen in den Brillen auch diese Wellenlängen herausfiltern,
verhindern sie, dass das ganze Spektrum des natürlichen Lichts auf
die Netzhaut am Augenhintergrund gelangt. Das menschliche Auge
ist so gebaut, dass es sich dem ganzen Spektrum der Sonnenstrahlen
anpassen kann. Deshalb raten auch einige Forscher, dass das Auge
dem ganzen Sonnenlichtspektrum ausgesetzt werden sollte.

Zunächst allerdings ein Vorsichtshinweis: Blicken Sie nie in die Sonne oder in eine Sonnenfinsternis, denn das kann Ihre Augen dauerhaft schädigen. Zu Zeiten, als es noch keine hoch entwickelten Navigationshilfen gab, war Blindheit unter Seeleuten und Forschern eine Berufskrankheit. Früher ermittelten die Matrosen die Breitengrade mit Sextanten – mit ihnen maßen sie, wie hoch die Sonne über dem Horizont stand. Sie mussten direkt in die Sonne schauen, um ihre Position herauszufinden und um sich zu orientieren; das kostete einige von ihnen das Augenlicht.

Winterdepression und Lichttherapie haben auch einen ironischen Aspekt. Einerseits verbringen die Menschen so viel Zeit in geschlossenen Räumen, dass sie Geld für Therapieleuchten und Lichtwecker ausgeben, um den Mangel an Sonnenlicht auszugleichen, andererseits rät man ihnen davon ab, sich überhaupt in die Sonne zu begeben. Freilich besteht kein Zusammenhang zwischen Winterdepression und Sonnenbaden. Oder etwa doch? Nun, ein Symptom des Vitamin D-Mangels sind Depressionen und man vermutet, dass das jahreszeitliche Auftreten und die Symptome der Winterdepression auf die Veränderungen im Vitamin D_3-Spiegel zurückzuführen sind, die wiederum den Serotonin-Spiegel beeinflussen. Der Verfasser eines Aufsatzes in der Zeitschrift *Medical Hypothesis*, der 1998 erschien, vermutet sogar, dass die Menge an Serotonin, die der Körper im Winter produziert, von der Menge an Sonnenlicht abhängt, die man im vorangegangenen Sommer aufnahm. Es gibt also Beweise (zwar wenige, aber immerhin gibt es sie), dass sich das Sonnenbaden während des Sommers sowohl psychisch wie auch körperlich im Winter auswirken kann. Trifft dies wirklich zu, dann könnte die Lichttherapie, die man bei Patienten mit Winterdepression einsetzt, auf einfache Weise den niedrigen Serotonin-Spiegel ausgleichen, der aufgrund von zu wenig Sonnenlicht im Sommer entstand. Es wäre bestimmt interessant, zu untersuchen, ob Sonnenbaden im Sommer Winterdepressionen verhindern kann. Doch das liefe eindeutig dem Geist der derzeitigen Gesundheitskampagnen entgegen, die dafür plädieren, die Sonne zu meiden.

2
Die sinkende Beachtung der Sonne

Schon als die Menschen der Frühzeit Ackerbau betrieben, wurde die Zeit nach den Naturkreisläufen berechnet. Durch das Wissen um die Jahreszeiten konnten unsere Vorfahren die Aussaat und die Ernte von Getreide planen. Sie konnten für den Viehbestand sorgen und vorhersehen, wo und wann Wild kreuzen würde. Indem sie die Mondphasen beobachteten, konnten sie ermitteln, wann die Flut das Land wieder bewässern würde und wann sie nachts religiöse Feiern und gesellschaftliche Zusammenkünfte abhalten und sich dabei erkennen würden. Manchmal wurden religiöse Anführer und Könige gewählt, weil man ihnen die Fähigkeit zuschrieb, die Sonne günstig zu beeinflussen und so für gute Ernten und gutes Erntewetter zu sorgen. Gelang ihnen das nicht, riskierten sie, geopfert zu werden – oder jemand anders wurde geopfert.

Die Alten studierten die Naturkreisläufe auch, weil sie, wie sie spürten, die Gesundheit tiefgreifend beeinflussen. Doch heute braucht die Bevölkerung der Industrienationen nichts mehr über den Sonnen- und den Mondzyklus zu wissen. Unsere immer urbanere Welt bringt es mit sich, dass wir, wenn wir das wollen, uns von den wechselnden Jahreszeiten und dem Kontakt mit der Sonne abschirmen können. Doch die Erfahrungen der Ärzte aus anderen Kulturen und historischen Epochen belegen, dass eine solche Isolation unserer Gesundheit und unserem Wohlbefinden schaden kann – wie, dazu später.

In der Antike wurden die Sonnengötter und -göttinnen oft als Götter und Göttinnen der Medizin verehrt. Sie vollbrachten wunderbare Heilungen und brachten Erleuchtung und die Wahrheit. Doch sie konnten auch rachsüchtig und zerstörerisch sein. Unsere Vorfahren schienen nur zu gut gewusst zu haben, dass die Sonne eine helle und eine dunkle Seite hat und dass die Menschen besser beide Aspekte respektierten. Die Sonne spielte eine entscheidende Rolle für ihr Leben, denn sie mussten sich auf ihre Zyklen einstellen, um zu überleben. Deshalb wussten sie wahrscheinlich auch besser als wir heute, wann das Sonnenlicht schädlich und wann es wohltuend war. Unsere heutigen physiologischen und psychischen Bedürfnisse sind denen der Menschen in früheren Zeiten sehr ähnlich. Durch den Reiz der Veränderung blühen wir auf und gewinnen Kraft, Monotonie hingegen schwächt uns – und eines der wunderbarsten Symbole von Veränderung in unserem Leben ist die Sonne.

Zurzeit hören wir mehr über die Gefahren der Sonne – ihre dunkle Seite – als über ihre Vorteile. Sonnenbaden wird neben soziale Übel wie Zigarettenrauchen oder Alkoholmissbrauch gestellt. Etwas wie gesunde Bräune, so sagt man uns, gäbe es nicht: gesunde Bräune sei ein Oxymoron, „gesund" und „Bräune" seien sich widersprechende Begriffe. Diese Entwicklung ist verständlich angesichts der derzeitigen Bedenken wegen Hautkrebs (besonders seiner äußerst gefährlichen Form des malignen Melanoms) und des ‚Lochs' in der Ozonschicht. Zurzeit gibt es also wenige offensichtliche Anreize, nach draußen zu gehen und von den positiven Aspekten der Sonne Gebrauch zu machen. Aufgrund des modernen Lebensstils ist es auch nicht mehr so leicht wie früher, uns an die Naturzyklen anzupassen. Wir können heute in einer künstlichen Umgebung arbeiten, uns ausruhen, spielen, einkaufen und reisen und nur sehr wenig Kontakt mit der freien Natur haben. Eine Folge davon ist, dass für viele von uns das Sonnenlicht nur noch eine untergeordnete Rolle in unserem Alltag spielt.

Es kann sehr erhellend sein, sich einmal mit einem Blatt Papier und einem Stift hinzusetzen und zusammenzuzählen, wie viel Zeit Sie jede Woche in geschlossenen Räumen verbringen. Manche

Schätzungen belaufen sich auf ungefähr 90 %; bei Menschen, die zu Hause arbeiten oder krank, älter oder im Vorschulalter sind, kann die Zahl noch höher liegen. Das war bei unseren Vorfahren ganz anders; die meisten von ihnen arbeiteten einen Großteil des Jahres von Sonnenauf- bis -untergang auf den Feldern. Aus dem letzten Kapitel wissen Sie bereits, dass der Vitamin D-Vorrat in Ihrem Körper geringer als notwendig ist, wenn Sie sich nicht im Sommer in der Sonne aufhalten, und dass Sie dadurch Gefahr laufen, eine Winterdepression zu entwickeln. Halten Sie sich viele Stunden täglich in geschlossenen Räumen auf, bringt das auch noch andere Nachteile mit sich, besonders wenn die Räume kein Tages- oder Sonnenlicht hereinlassen und künstlich beleuchtet sind.

Künstliches Licht in Räumen

Die Bauweise eines Gebäudes und besonders die Art des Lichteinfalls kann sich enorm auf das körperliche und seelische Wohlbefinden der Bewohner auswirken. Idealerweise sollte künstliches Licht, dem Sie sich tagein, tagaus aussetzen, dem Lichtspektrum, unter dem unsere Vorfahren lebten (nämlich dem Sonnenlicht), so ähnlich wie möglich sein. Ungünstigerweise ist künstliches Licht darauf nicht ausgelegt. Es wurde mit der Annahme entwickelt, dass der einzig wichtige Zweck, für den wir Menschen Licht brauchen, der ist, dass wir sehen können. Die Beleuchtungsindustrie geht nicht auf unsere körperlichen Lichtbedürfnisse ein, sondern erfüllt nur grundlegende visuelle Erfordernisse. Bei der Wahl des Lichts in Büros, Fabriken, Geschäften und öffentlichen Einrichtungen ist heute häufig noch vielmehr die Energieeffizienz und nicht unsere Gesundheit der entscheidende Faktor.

Die spektrale Zusammensetzung von künstlichem Licht unterscheidet sich enorm von der des Sonnenlichts. Das Licht normaler Glühbirnen besteht hauptsächlich aus Rot- und Gelbanteilen. Außerdem wandeln sie einen Großteil der benötigten Energie in Infrarotstrahlung um, statt in sichtbares Licht. Deshalb strahlen sie so viel Wärme ab und brauchen eine Menge Strom. Im Gegensatz

dazu erzeugen Leuchtstofflampen sichtbares Licht durch einen
nicht thermischen Prozess, darum bleiben diese Röhren viel kühler
und verbrauchen weniger Energie. Welchen Farbanteil des Licht-
spektrums sie hauptsächlich abstrahlen, hängt vom verwendeten
Leuchtstoff ab. Am häufigsten werden so genannte *cool-white*
(also kühl-weiße) Leuchtstoffröhren verwendet, die hauptsächlich
gelbes und grünes Licht abstrahlen und denen rote und blau-vio-
lette Anteile des Lichts fehlen – genau die machen den größten
Teil des sichtbaren Sonnenlichts aus. Neonröhren erzeugen ein fast
unter der Bewusstseinsschwelle liegendes Flackern, das sich für
Menschen in den so beleuchteten Räumen als Stressquelle erwiesen hat; und sie setzen extrem wenig ultraviolette Strahlung frei.
Einige Hersteller bieten so genannte Vollspektrumlampen an (man
spricht auch von True-Light-Lampen), die dem natürlichen Spektrum wesentlich näher kommen und wenigstens eine geringe ultraviolette Strahlung aufweisen. Mittlerweile sind auch Glühbirnen
erhältlich, die dem Sonnenlicht mehr ähneln, doch sie strahlen
kein ultraviolettes Licht ab. Größtenteils leben und arbeiten wir
unter unnatürlichen Lichtverhältnissen und unser Organismus reagiert auf unnatürliches Licht anders als auf natürliches Tageslicht.

Im Gegensatz zur künstlichen Beleuchtung mit ihrer konstan-
ten Lichtleistung verändern sich die Helligkeit und die Farbe des
Tageslichts in einem Gebäude ständig von Sonnenauf- bis -unter-
gang, weil die Sonne scheinbar wandert, wegen der Wolkenforma-
tionen und der Schatten. Das Licht ist im Allgemeinen auch wesentlich intensiver. Indem man also Tageslicht in den Lebensraum
bringt, erzeugt man eine wesentlich gesündere, da natürlichere,
Wohnumgebung. Tageslicht tritt üblicherweise an der Seite eines
Gebäudes ein, die Leuchtstoffröhren, die in Schulen, Büros und
Fabriken verwendet werden, strahlen hingegen von oben. Dringt
nur wenig oder kein Tages- oder Sonnenlicht in Räume ein, können Neonröhren die Umgebung schattenlos und monoton machen.
In einem Raum mit weißen Wänden und einer weißen Decke
herrscht dann diffuses Licht, das heißt, das Licht wird mehrfach
reflektiert und ist ungerichtet. Alles ist hell erleuchtet, aber es hat
keine Tiefe, was eindeutig unnatürlich ist. Ohne Tageslicht gibt es

auch keine Hinweise auf die Tageszeit; es fehlen Zeitgeber, die unsere Körperuhr synchronisieren. Außerdem kann es ungefähr so hell sein wie in der natürlichen Dämmerung und solche Lichtverhältnisse unterdrücken die Melatonin-Ausschüttung nicht.

Es gibt immer mehr Nachweise dafür, dass die Langzeitfolgen dieser „Umweltbelastung durch künstliches Licht" schädlich sein können. Dazu einige Beispiele: Die Hirnanhangdrüse schüttet unter anderem ein Hormon aus, das die Nebennieren stimuliert. Weicht das Licht erheblich vom normalen Spektrum ab, produziert die Hirnanhangdrüse zu viel dieses Hormons, das die Nebennieren stimuliert. In einer Studie wurde verglichen, wie sich der Aufenthalt in natürlichem und in künstlichem Licht auf die Menge des adrenokortikotropen Hormons (ACTH), das in den Blutstrom ausgeschüttet wird, auswirkt; diese Untersuchung belegt die Wirkung deutlich. Nach zwei Wochen Aufenthalt in ‚cool-white' Neonlicht bei ungefähr 3.500 Lux stieg der ACTH-Spiegel der Testpersonen auf unnormal hohe Werte, was zu Stress führte. Nachdem sie sich zwei Wochen lang in Tageslicht aufhielten, gingen die Werte wieder auf das normale Niveau zurück. Als die gleichen Versuche mit Vollspektrumlampen ausgeführt wurden, statt mit den kühl-weißen, zirkulierte weit weniger von dem Stresshormon ACTH im Blut. Künstliches Licht, das in seiner Spektralzusammensetzung stark vom Sonnenlicht abweicht, kann den Körper in nur zwei Wochen in Stress versetzen. Vor diesem Hintergrund wird auch klar, warum wir uns im Urlaub bei Sonnenschein mit 50.000 Lux erholen können, künstliches Licht mit dieser Stärke allerdings sehr störend wäre. Dr. Fritz Hollwich, der Leiter dieser Studie, der die Ergebnisse in seinem 1979 erschienenen Buch *The Influence of Ocular Light Perception on Metabolism on Man and in Animal* bespricht, zieht folgenden Schluss:

Natürliches Licht ist für den Menschen ein Lebenselement wie Wasser und Luft. Als solches sollte es den Menschen täglich möglichst viele Stunden begleiten, je nachdem, wie die Jahreszeit dies gestattet.

Langer Aufenthalt in künstlichem Licht mit den üblichen Lichtstärken kann auch das Immunsystem auf bisher unbekannte Art
und Weise schwächen. Ein möglicher Risikofaktor für maligne
Melanome, der vielleicht nicht so bekannt ist, wie er sein könnte,
ist der lange Aufenthalt unter gewöhnlichen Neonröhren. Epidemiologische und klinische Untersuchungen und Tierversuche weisen darauf hin, dass diese weit verbreitete Beleuchtungsart, die in
den 1950er-Jahren am Arbeitsplatz eingeführt wurde, mit Melanomen in Verbindung steht. Die Verbindung ist vielleicht nicht besonders intensiv, aber sie sollte nicht leichtfertig außer Acht gelassen werden. Ein weiteres Problem für Menschen, die in
geschlossenen Räumen arbeiten, ist, dass die Haut bei elektrischem
Licht oder hinter Fensterglas kein Vitamin D bildet. Mehrere Untersuchungen haben gezeigt, dass die Vitamin D-Konzentration
bei Menschen, die ausschließlich in einer konventionell künstlich
beleuchteten Umgebung leben und arbeiten, im Lauf der Zeit
merklich sinkt. Für alle, die viel Zeit in geschlossenen Räumen
verbringen und sich nicht regelmäßig in der Sonne aufhalten können, können Vollspektrumlampen eine nützliche Ergänzung zu ihrem regelmäßigen Aufenthalt in natürlichem Licht sein.

Wohlbefinden und Gesundheit

Der menschliche Körper verfügt über Mechanismen, um die Körpertemperatur aufrecht zu erhalten, und kann so Veränderungen in
der Umgebung ausgleichen. Sie halten die Temperatur im Körper-
inneren auf dem richtigen Pegel und sollen den Körper an die
ständigen sanften Schwankungen von Temperatur und Luftfeuchtigkeit anpassen, die wir im Freien üblicherweise erleben. Die Fähigkeit, auf diese Schwankungen zu reagieren, lässt nach, wenn
wir ständig unter unveränderlichen Bedingungen leben und arbeiten. Zentralheizungen und Klimaanlagen schaffen in den Räumen
ein Klima mit recht engen Grenzen, um unseren Komfort zu ge-
währleisten. Doch auf den Veränderungsreiz zu Gunsten der
Behaglichkeit zu verzichten, ist möglicherweise nicht sehr förderlich für unsere Gesundheit. Auch kann es unserem Wohlgefühl

abträglich sein, Gebäude zu betreten und zu verlassen, die auf einem von der Außentemperatur stark abweichenden Temperatur- und Luftfeuchtigkeitsniveau gehalten werden. Diese plötzlichen Übergänge von einer kalten Umgebung in eine warme oder umgekehrt, sind so, als ob man eine Jahreszeit gegen eine andere austauscht. Es ist bemerkenswert, dass einige Schulmediziner die Tage mit jahreszeitlichen Schwankungen (zum Beispiel Übergänge vom Winter zum Frühling oder vom Frühling zum Sommer) als die Zeit betrachten, in der der menschliche Körper am anfälligsten für Krankheiten und Infektionen ist. Sie betrachten plötzliche jahreszeitliche Änderungen als besonders unwillkommen.

Der Körper braucht den Reiz sich ständig ändernder Bedingungen und regelmäßige Bewegung, um gesund und kräftig zu sein. Je aktiver man ist, desto mehr kann man essen, ohne dick zu werden. Wer in einer kühlen Umgebung schwer körperlich arbeitet, kann viel essen und nimmt nicht zu. Die moderne sitzende Lebensweise erfordert bei weitem weniger Kalorien. Eine kürzlich durchgeführte Umfrage zur Ernährung erwachsener Briten ergab, dass sie durchschnittlich 10 % weniger essen als das, was als Norm betrachtet wird: 2.000 Kalorien am Tag für Frauen und 2.500 für Männer. Sie verbrennen weniger Kalorien und werden dicker, wahrscheinlich weil sie immer weniger aktiv sind und immer bequemer werden. Nur circa 20 % der Männer und 10 % der Frauen sind in ihrem Beruf körperlich aktiv. In Großbritannien liegt der Fernsehkonsum pro Woche bei 28 Stunden, das ist doppelt so hoch wie in den 1960er-Jahren.

1980 waren noch 8 % der britischen Bevölkerung fettsüchtig, 1995 hingegen 15 %. In den Vereinigten Staaten ist Fettsucht mittlerweile eine Volkskrankheit. 1994 wurden ungefähr 20 % der nordamerikanischen Männer und 24 % der Frauen als adipös klassifiziert, Tendenz steigend. Auch in den Schwellenländern wird Fettsucht unter den Wohlhabenden, die den westlichen Lebensstil übernehmen, mehr und mehr zum Gesundheitsproblem. Alle, die 20 % oder mehr über dem Maximum des gewünschten Gewichtes für ihre Größe liegen, sind fettsüchtig, nicht nur übergewichtig. Adipöse sind anfällig für zahlreiche chronische Erkrankungen wie

Diabetes, Gallensteine, arterielle Erkrankungen, Bluthochdruck und Atemwegserkrankungen. Die weltweit steigende Zahl der Fettsucht ist ein schwieriges Problem der Volksgesundheit, nicht nur wegen der enormen Last der Behinderung und des Todes, die mittelfristig damit einhergehen. Der Körper kann bei einer fettarmen und kohlenhydratreichen Ernährung das Gewicht wesentlich wirksamer regulieren, doch die Ernährung beispielsweise in Großbritannien und in den USA wurde seit den 1940er-Jahren immer fettreicher. Fettsucht und geringe körperliche Aktivität aber hängen viel enger zusammen als Fettsucht und Ernährung. Gebäude, die eine sitzende Lebensweise unterstützen, stellen für die Bewohner ein Gesundheitsrisiko dar; diese Tatsache schien zu Beginn des 20. Jahrhunderts noch wesentlich höher eingeschätzt worden zu sein als es gegenwärtig der Fall ist. Die Gründe dafür werden in Kapitel 6 untersucht; da beschäftigen wir uns mit Raumklima, Gesundheit und Sonne.

Ozonloch und Sonnenbaden

Für Wissenschaftler, Politiker und Sonnenfreunde ist die Möglichkeit, dass die ultraviolette Strahlung schädlicher werden könnte, von immenser Bedeutung. Der ultraviolette Anteil des Sonnenlichts wird je nach Wellenlänge in drei Kategorien eingeteilt: kurzwellige UVA-, UVB- und UVC-Strahlung. Die gesamte UVC-Strahlung und ein großer Teil der UVB-Strahlung wird vom Ozon in der oberen Schicht der Erdatmosphäre absorbiert. Seitdem das *British Antarctic Survey* 1985 ein ‚Loch' in der Ozonschicht über der Antarktis entdeckte, wird darüber spekuliert, dass die zunehmende UVB-Strahlung zu Gesundheitsproblemen führen würde, weil die Ozonschicht wegen der Fluorchlorkohlenwasserstoffe (FCKW) und anderer chemischer Stoffe dünner werde. Doch die viel gefürchteten und oft veröffentlichten Folgen, die für die Abnahme des Ozons vorhergesagt wurden, konnten bisher nicht festgestellt werden. Es gibt nicht mehr Hautkrebsfälle, Augenerkrankungen, Erkrankungen des Immunsystems oder Umweltschäden, die der verstärkten ultravioletten Strahlung zugeschrieben werden können.

Die größte südamerikanische Stadt in der Nähe des antarktischen Ozonlochs ist Punta Arenas im Süden Chiles. Trotz einiger gegenteiliger Berichte sind bisher in Punta Arenas keine Gesundheitsprobleme aufgetreten, die mit der Abnahme der Ozonschicht in Verbindung stehen. Die Messungen der ultravioletten Strahlung, so berichtet das *American Journal of Public Health* 1995, belegen, dass die Zunahme zu gering ist, um irgendeine vorhersagbare Auswirkung hervorzurufen. Ein Aufsatz des *Europäischen Forums für Wissenschaft und Umwelt* stellt die übereinstimmende Ansicht über das Ozonloch in Frage und argumentiert, die Vorhersagen der etablierten Wissenschaftler und der Medien seien nicht erwiesen. Falls das stimmt und das Loch in der Ozonschicht letztendlich ein vorübergehendes Dünnerwerden der oberen Atmosphäre im Frühling ist, dann ist die Angst unbegründet, Menschen würden Hautkrebs entwickeln, weil die ultraviolette Strahlung gefährlicher geworden sei.

Es gibt keinen sicheren Beweis für die weit verbreitete Ansicht, dass die Zunahme der malignen Melanome in den letzten Jahren mit der Abnahme der Ozonschicht zu tun hat. Die Zahl der Hauttumoren stieg schon, bevor die Ozonschicht dünner wurde, was vielleicht auch nicht gleich entdeckt wurde. Ein Aufsatz zum Thema des Zusammenhangs zwischen Hautkrebs, Sonnenstrahlung und abnehmender Ozonschicht, der im *British Journal of Cancer* erschien, weist nach, dass maligne Melanome zwischen 1957 und 1984 in Norwegen bei Männern um 350 % und bei Frauen um 440 % zunahmen. Im gleichen Zeitraum änderten sich weder die Ozonkonzentration noch die ultraviolette Strahlung über Norwegen signifikant.

Schauergeschichten wie die über Schafe in Chile, die aufgrund der zunehmenden ultravioletten Strahlung grauen Star entwickelten, wurden von der wissenschaftlichen Literatur nicht bestätigt. Man stellte später fest, dass die betroffenen Schafe eine Infektionskrankheit hatten, das Sonnenlicht hatte nicht nachweisbar damit zu tun. Klar ist hingegen, dass zum Thema Abnahme der Ozonschicht und Sonnenbaden eine Menge Fehlinformationen verbreitet werden. Sollte die Abnahme der Ozonschicht jemals Anlass zu wirklicher Sorge werden, dann könnten manche Menschen Krebs entwickeln, die ohne die Änderungen der Ozonschicht vielleicht nicht erkrankt wären. Doch so lange ist es viel lohnender, die wirklichen Gründe für Hautkrebs zu erforschen und gesundes Sonnenbaden zu empfehlen, als sich ganz auf den Zustand der höheren Erdatmosphäre zu konzentrieren und alles auf die Sonne zu schieben. Für die Entstehung von Krebs spielen die Ernährung und die Lebensweise eine viel größere Rolle als derzeit anerkannt wird. Das trifft auch auf eine andere Erkrankung zu, die wegen der Abnahme der Ozonschicht zunehmen soll – Altersstar.

Sonnenlicht und grauer Star

Aus zahlreichen Untersuchungen geht hervor, dass die Wahrscheinlichkeit, im Alter grauen Star zu entwickeln, für Menschen in sonnigeren Gegenden höher ist als für die, die in weniger sonnigen Gegenden leben. Ähnlich wie zurzeit vehement von Sonnenbädern abgeraten wird, vertreten einige Experten, dass es gefährlich sei, die Augen ultravioletter Strahlung auszusetzen – man sollte das deshalb vermeiden. Es wird empfohlen, eine Sonnenbrille zu tragen, die den UV-Anteil der Sonnenstrahlen herausfiltert, genau wie geraten wird, Sonnenschutzmittel und Sonnenblocker aufzutragen, um die Haut vor Hautkrebs zu schützen.

Das ist freilich unnatürlich. Das menschliche Auge entwickelte sich im Sonnenlicht und ist so gebaut, dass es mit dem gesamten Spektrum zurechtkommt. Sonnenbrillen sind zum größten Teil modische Accessoires. Unsere Vorfahren kamen ganz gut ohne sie zurecht. Falls sie das Bedürfnis hatten, ihre Augen vor dem grellen Sonnenlicht zu schützen, setzten sie einen Hut auf oder blieben im Schatten. Aldous Huxley erinnert sich in seinem Buch *The Art of Seeing*, dass man in seiner Jugend annahm, jemand sei blind oder habe Probleme mit dem Augenlicht, wenn er oder sie eine getönte Brille trug. Eine Brille zu tragen war mit einem beträchtlichen Stigma belegt, es galt eindeutig nicht als modisch oder erstrebenswert. Während der letzten 40 Jahre hörten die Menschen auf, Hüte zu tragen, und gingen dazu über, Sonnenbrillen aufzusetzen. Ein Grund dafür mag sein, dass sie weniger Zeit im Freien verbringen als früher und dass ihre Augen nur schlecht mit der natürlichen Helligkeit des Tages- und Sonnenlichts zurechtkommen. Doch die brennende Frage lautet immer noch: Verursacht Sonnenstrahlung wirklich grauen Star?

In den frühen Jahren des 20. Jahrhunderts erkannte man, dass grauer Star in den Ländern der Dritten Welt wesentlich häufiger vorkam als im Westen. Diese Entdeckung führte zur ‚Sonnenlicht-Hypothese' über die Entstehung von Katarakten. Dieser Ansatz, der die unterschiedliche Ernährung, Kultur, Armut, Mangelernährung und Erkrankungen außer Acht lässt und die Sonne als einzigen Grund anführt, hat sich bis heute gehalten. Doch es ist nie nachgewiesen worden, dass ultraviolette Strahlung bei Menschen grauen Star hervorruft. Ein kausaler Zusammenhang wurde nie festgestellt, obwohl es viele Forscher versucht haben. Vielmehr führen zahlreiche Untersuchungen aussagekräftige Beweise gegen die Sonnenlicht-Hypothese zum grauen Star an. Statt der Sonnenstrahlung wurden einige andere mögliche Ursachen genannt. Eine Vermutung ist, dass die schlimmen Durchfallerkrankungen für das massive Auftreten von grauem Star in der Dritten Welt verantwortlich sein könnten, denn Diarrhö entzieht dem Körper in großem Umfang Mineralien. Als andere Ursachen wurden die schlechten Lebensbedingungen (etwa Fehlernährung, Rauchen und Umweltverschmutzung) als grauen Star begünstigende Faktoren angeführt. Intensives Sonnenlicht schadet den Augen auf andere Art. Man muss sich nur um die Mittagszeit zwei Stunden in Schneegebieten aufhalten, um Schneeblindheit (Photokeratitis) zu entwickeln. Dazu kann es auch kommen, wenn man sich sechs bis acht Stunden in der Wüste der Sonne aussetzt. Das Auge kann sich nicht in der Weise an die starke ultraviolette Strahlung anpassen wie die Haut. Wiederholte Aufenthalte in der Sonne können Entzündungen, Schwellungen und Eiterungen hervorrufen; deshalb sollte man unter extremen äußeren Bedingungen durchaus Schutzbrillen tragen.

Hautkrebs

In den vergangenen zehn Jahren haben uns Gesundheitsexperten vom Sonnenbaden abgeraten, weil die Zahl der Hautkrebsfälle stieg. Die Erkrankungen an malignem Melanom, der schlimmsten Form dieser Krankheit, nahmen zu. Als Folge davon haben massive Aufklärungskampagnen vor den Gefahren des Sonnenbadens gewarnt. In Großbritannien gibt es alljährlich über 4.000 neue Fälle, in den Vereinigten Staaten wurden 1998 ungefähr 40.000 Fälle diagnostiziert. Ein ursächlicher Zusammenhang zwischen der ultravioletten Strahlung der Sonne und malignen Melanomen wird allgemein angenommen, auch, dass die steigenden Hautkrebsraten auf die Art zurückzuführen ist, wie die Menschen sich heute sonnen. Der Aufenthalt im Sonnenlicht kann tatsächlich zu frühzeitigem Altern, zur Bildung von Keratinablagerungen und anderen unansehnlichen Hautkrankheiten führen. Doch man muss auch im Gedächtnis behalten, dass es ein Gesundheitsrisiko darstellt, nicht genug Sonnenlicht zu bekommen; und dieses Risiko kann größer sein als das eines malignen Melanoms.

Es besteht wenig Zweifel darüber, dass die ultraviolette Strahlung der Sonne bei hellhäutigen Menschen zwei Arten von Hautkrebs hervorrufen kann: Basalzell- und Plattenepithelkarzinom. Beide Formen sprechen in fast allen Fällen gut auf die übliche Behandlung an und nur wenige Erkrankte sterben daran. Man nimmt an, dass es zum Plattenepithelkarzinom kommt, wenn man sich immer wieder zu lange in der Sonne aufhält, nicht aber durch Sonnenbrände, und es entwickelt sich in der Regel im Alter. Bis vor kurzem glaubte man, auch das Basalzellkarzinom hinge mit insgesamt zu langem Sonnenbaden zusammen. Doch jetzt gibt es stichhaltige Hinweise, dass die Hauptursache für diese Krebsform darin besteht, sich mit einer Haut, die nicht an die Sonne gewöhnt ist, immer wieder zu lang in der Sonne aufzuhalten. Maligne Melanome, die viel seltenere und häufiger tödliche Form von Hautkrebs, befallen öfter jüngere Menschen als sowohl das Basalzell- als auch das Plattenepithelkarzinom. Sie können durch mehrere schwere Sonnenbrände ausgelöst werden. Doch man weiß immer noch zu wenig über die Ursachen und auch der Einfluss des Sonnenlichts muss erst noch mehr erforscht werden.

Basalzellkarzinome, die auch unter dem Begriff „knotiges Basaliom" bekannt sind, entwickeln sich in den Körperteilen, die am meisten der Sonne ausgesetzt sind, besonders im Gesicht und an den Händen. Im Gegensatz zu anderen Krebsformen breiten sich Basalzellkarzinome nicht im Körper aus. Bleiben diese kleinen Geschwüre jedoch unbehandelt, wachsen sie tief in das darunter liegende Gewebe ein und können es schwer beschädigen und entstellen. Kleine Karzinome dieses Typs können beseitigt werden, indem man das beschädigte Gewebe vereist (diese Behandlungsform wird Kryotherapie, Kältetherapie, genannt) oder indem man eine Salbe aufträgt, die Arzneistoffe enthält, die entsprechendes bewirken. Sind die Läsionen größer, können Operation oder Strahlentherapie erforderlich sein.

Das Plattenepithelkarzinom ist die zweithäufigste Form der nicht melanomen Hautkrebse und entwickelt sich auch meist im Gesicht und an den Händen. Es ist gefährlicher als das Basalzellkarzinom, denn es kann in andere Körperteile metastasieren, wenn es nicht behandelt wird. Diese Krebsart bringt man mit Schäden durch ultraviolette Strahlung und bestimmte chemische Stoffe in Zusammenhang. Sie zeigt sich als rote schuppige Hautfläche, die leicht blutet und auch eitern kann; sie wird operiert oder bestrahlt.

Das Auftreten von Basalzell- und Plattenepithelkarzinome stieg in Großbritannien von 19.000 Fällen im Jahr 1974 auf 36.000 Fälle im Jahr 1989. Weltweit herrscht heute eine wahre Epidemie von Basalzellkarzinomen. Doch diese nicht malignen Melanome befallen meist ältere Menschen und sprechen in 95 % der Fälle gut auf eine Behandlung an. Sie können zwar sehr erschreckend sein und die Person auch entstellen, aber sie sind in der Regel nicht lebensbedrohlich. Ganz anders ist es mit malignen Melanomen. Sie wachsen sehr schnell und metastasieren im ganzen Körper und können, wenn sie nicht frühzeitig entdeckt werden, sehr schwer zu behandeln sein. Menschen in allen Altersstufen können sie entwickeln, doch sie treten häufiger bei jüngeren Menschen auf und häufiger bei Frauen als bei Männern. Melanome scheinen in Familien gehäuft aufzutreten. Hellhäutige Menschen mit rotem oder blondem Haar und blauen oder grauen Augen, die zu Sommersprossen neigen und leicht einen Sonnenbrand bekommen, sind für diese Krankheit am anfälligsten. Ein Drittel aller Melanome entwickelt sich aus einem bereits existierenden Leberfleck, die übrigen zwei Drittel aus scheinbar normaler Haut, und je mehr Leberflecke desto höher das Risiko.

Vor allem Beamte, Manager, Angehörige der gehobenen Berufe, Bürokräfte und Verkäufer sind gefährdet, nicht so sehr Menschen, die im Freien arbeiten. Die Untersuchungen weisen darauf hin, dass das so sein könnte, weil Menschen, die in Büroräumen arbeiten, viel Zeit in geschlossenen Räumen verbringen und sich immer wieder kurz, aber intensiv dem Sonnenlicht aussetzen, worauf ihr Körper schlecht vorbereitet ist. Auch mehrere Sonnenbrände in der Kindheit tragen zu Melanomen bei, doch der entscheidende Risikofaktor ist der Hauttyp. Menschen, die nur schwer bräunen, sind am stärksten gefährdet, ob sie nun schon öfter Sonnenbrände hatten oder nicht.

Das maligne Melanom ist in erster Linie ein Hautkrebs, doch er kann sich auch an anderen Stellen entwickeln: im Auge und, sehr selten, an Körperteilen, die nicht der Sonne ausgesetzt sind, wie am Rektum, an der Vulva, an der Vagina, am Mund, in den Atemwegen, im Verdauungstrakt und in der Blase. Werden die nicht auf der Hautoberfläche auftretenden malignen Melanome nicht vom Aufenthalt im Sonnenlicht hervorgerufen, was der Fall zu sein scheint, dann müssen andere Faktoren mit hineinspielen. Es gibt tatsächlich Beweise, dass das Risiko, diese Form von Hautkrebs zu bekommen, von anderen Faktoren als der Sonne beeinflusst werden kann, zum Beispiel von der Ernährung, von Veränderungen im Hormonhaushalt, Viren, Medikamenten, Hautverletzungen (wie Verbrennungen oder Wunden) und gehäuft bei einigen Berufen, in denen die Betroffenen mit Chemikalien in Kontakt kommen.

Im Zusammenhang mit malignen Melanomen muss man außerdem im Auge behalten, dass die Krankheitsfälle zwar bei

Menschen mit weißer Haut zunahmen, dass jedoch unter der dunkelhäutigen Bevölkerung weltweit kein entsprechender Anstieg zu
verzeichnen ist. Bei nicht Weißhäutigen traten maligne Melanome
nur ein Zehntel bis ein Drittel so häufig auf wie bei Weißhäutigen
und schienen nicht mit dem Sonnenlicht in Verbindung zu stehen.
Wenn also das Sonnenlicht bei dunkelhäutigen Menschen keine
malignen Melanome hervorruft, besteht eindeutig die Möglichkeit,
dass auch sonnenunabhängige Faktoren bei den anderen Personen,
die die Krankheit entwickeln, mit hineinspielen.

Melanome können an den Handflächen, den Fußsohlen und an
Körperteilen auftreten, die üblicherweise von Kleidung bedeckt
werden, wie Rücken und Beine. Sie treten selten bei Menschen auf,
die im Freien arbeiten, und erwiesenermaßen verringert ein regel-
mäßiger aber mäßiger Aufenthalt in der Sonne das Risiko, diese
Krebsform zu entwickeln. Eine Untersuchung über die Häufigkeit
dieses Hautkrebses bei Angehörigen der US-Marine zwischen 1974
und 1984, die in der Zeitschrift *Archives of Environmental Health*
veröffentlicht wurde, ergab, dass Seeleute, die im Inneren der
Schiffe arbeiteten (wie die Maschinenraumbesatzung), häufiger Melanome bekamen als die, die im Freien arbeiteten. Nach Hoden-
krebs ist das Melanom die zweithäufigste Krebsform bei Männern
der nordamerikanischen Marine. Matrosen, die im Freien sowie im
Inneren des Schiffes arbeiteten, hatten den besten Schutz vor Melanomen; bei ihnen lag der Durchschnitt 24 % unter dem Durchschnitt der amerikanischen Bevölkerung. Dies scheint in ihrem
Aufenthalt in der Sonne begründet. Diese Ergebnisse belegen die
Erkenntnisse anderer Studien, wonach schlimme Verbrennungen
durch die Sonne zwar maligne Melanome auslösen können, regelmäßiges Sonnenbaden sie aber tatsächlich verhindern kann.

Die verschiedenen Formen von Hautkrebs haben im 20. Jahr-
hundert zugenommen, in dem mehr Menschen in geschlossenen
Räumen leben und arbeiten als je zuvor. 1900 sollen mehr als drei
Viertel der US-amerikanischen Bevölkerung im Freien gearbeitet
haben, 1970 waren es nicht einmal mehr 10 %. Das legt den
Schluss nahe, dass der Aufenthalt im Sonnenlicht zwar diese
Hautkrebsformen auslösen kann, dass uns allerdings auch noch

andere Faktoren unseres Lebensstils für diese Erkrankungen anfällig machen: Ernährung, Aufenthalt in ionisierender Strahlung,
elektromagnetische Felder, Umweltgifte, erhöhter Stress und so
weiter. Die weit verbreitete Ansicht, es bestehe ein Kausalzusammenhang zwischen der ultravioletten Strahlung der Sonne und
Hautkrebs, und das Ansteigen der Hautkrebsraten in den vergangenen 40 Jahren sei auf die heutige Praxis des Sonnenbadens zurückzuführen, kann unsere Aufmerksamkeit von den wirklichen
Ursachen ablenken. Andererseits hat sich auch das Sonnenbaden
in der zweiten Hälfte des 20. Jahrhunderts in einem wesentlichen
Punkt geändert: Es kamen Produkte auf den Markt, die Menschen
mit blasser Haut gestatten, sich länger in der Sonne aufzuhalten.
Bevor es Sonnenschutzmittel gab, konnten sich nur Menschen mit
gebräunter Haut über längere Zeit starkem Sonnenlicht aussetzen,
ohne zu verbrennen.

In dem Versuch, ein weiteres Ansteigen der Hautkrebsraten zu
stoppen, wurden und werden Sonnenschutzmittel von Gesundheitsexperten empfohlen. Sonnenschutzmittel verhindern tatsächlich Sonnenbrände. Doch die Öffentlichkeit wurde aufgefordert,
solche Mittel zu verwenden, ohne dass wissenschaftlich bewiesen
ist, dass sie auch maligne Melanome oder Basalzellkarzinome verhindern. Leider findet die Ansicht immer mehr Anhänger, dass der
weit verbreitete Einsatz von Sonnenschutzmitteln seit den 1970er-
Jahren zur raschen Zunahme von Melanomen während der letzten
20 Jahre beitrug.

Sonnenschutzmittel und Sonne

Die Verwendung von Sonnenschutzmitteln wird zwar als Gesundheitsmaßnahme allgemein propagiert, um Hautkrebs zu verhindern, doch es gibt sehr gute Gründe, sie zu meiden. Durch Sonnenschutzmittel können Menschen sehr viel länger in der Sonne
bleiben als mit ungeschützter Haut und es gibt Hinweise darauf,
dass ein langer Aufenthalt im Sonnenlicht tatsächlich das Risiko
von Melanomen und nicht malignem Hautkrebs erhöht. Sonnenschutzmittel werden nach Lichtschutzfaktoren (LSF) eingeteilt.

Einfach ausgedrückt gestattet ein Mittel mit dem LSF 15 einem
oder einer Sonnenden, 15-mal länger in der Sonne zu bleiben,
ohne einen Sonnenbrand zu bekommen, als ohne Mittel. Wenn jemand also natürlicherweise nach 20 Minuten Aufenthalt in der
Sonne einen Sonnenbrand entwickelte, würde ihm das Mittel mit
diesem LSF gestatten, sich fünf Stunden in der Sonne aufzuhalten,
ohne zu verbrennen. In der Praxis jedoch kann diese Schutzwirkung nachlassen, lange bevor die fünf Stunden vorüber sind, und
man muss schon sehr viel und regelmäßig von dem Mittel auftra-
gen, wenn man sich lange Zeit gut schützen will. Auch schützt
der Lichtschutzfaktor zwar vor UVB-, nicht aber vor UVA-Strahlung.

Das Sonnenlicht, das auf der Erdoberfläche auftrifft, enthält
zwei Wellenlängen, die der Haut schaden können: UVA und
UVB. Beide fördern das Bräunen und Verbrennen. UVB verbrennt
die Haut schneller als UVA, dringt aber nicht so tief in die Haut
ein. Die UVB-Strahlung ist an allen Formen von Hautkrebs beteiligt, UVA hingegen hängt, so glaubt man, mit malignen Melanomen und mit vorzeitigem Altern zusammen. Bis vor einigen Jahren hielt man UVA für relativ sicher, doch mittlerweile weiß man,
dass diese Strahlen sehr tief in die Haut eindringen, wo sie das
Bindegewebe und das Elastin schädigen und Falten hervorrufen.

Der Zusammenhang zwischen UVA und Melanomen wurde als
Erklärung für die merkwürdige Tatsache angeführt, dass es Berichte über ein erhöhtes Melanom-Risiko bei Menschen gibt, die
Sonnenschutzmittel benutzten. Eine Erklärung dafür lautet, dass
bis vor kurzem Sonnenschutzmittel UVB weit wirkungsvoller her-
ausfilterten als UVA, weil UVA für sicher gehalten wurde. Der
Anteil von UVB im Verhältnis zu UVA, den man bei der Verwendung von Sonnenschutzmitteln über die Haut aufnimmt, weicht
von der natürlichen Spektralverteilung des Sonnenlichts stark ab.
Jemand, der ein Mittel verwendet, das vor UVB schützt, setzt sich
wesentlich höheren Dosen an UVA aus, als wenn er seine Haut
nicht schützte; so erhöht er das Risiko der von UVA hervorgeru-
fenen Erkrankungen wie Melanome. Ob diese Vermutung stimmt

oder nicht, sie verdeutlicht, wie diese Produkte dem Verbraucher das Gefühl falscher Sicherheit vermitteln können.

Zwei Epidemiologen, Dr. Frank Garland und Dr. Cedric Garland, leiteten eine Reihe von Untersuchungen, die belegen, dass das Vitamin D, das beim Aufenthalt in der Sonne gebildet wird, vor zahlreichen ernsten Krebserkrankungen, darunter auch dem malignen Melanom, schützen kann. Die Garlands stellten auch die Hypothese auf, dass Vitamin D der Haut tatsächlich helfen kann, sich vor UV-Schäden zu schützen, und dass bei Vitamin D-Mangel große Mengen an UVA die Entwicklung von Krebserkrankungen begünstigen können, die ursprünglich durch Sonnenexposition während der Kindheit entstanden. Da die Haut Vitamin D bildet, wenn sie der UVB-Strahlung ausgesetzt ist, nicht aber bei UVA-Strahlung, unterstützt diese Theorie das Argument gegen die Verwendung von Sonnenschutzmitteln, die hauptsächlich UVB herausfiltern. Im *American Journal of Public Health* stellten die Garlands 1992 folgende Beobachtung zu malignen Melanomen vor:

Weltweit nahm in den Ländern, in denen chemische Sonnenschutzmittel empfohlen und benutzt wurden, die Zahl der malignen Melanome am stärksten zu, gleichzeitig stieg auch die Todesrate. In den Vereinigten Staaten, in Kanada und in den skandinavischen Ländern sind die Fälle von Melanomen in den letzten Jahrzehnten stark angestiegen, am stärksten nach der Einführung von Sonnenschutzmitteln. Zwischen 1950 und 1990 verdoppelte sich die Todesrate an Melanomen bei nordamerikanischen Frauen und sie verdreifachte sich bei den Männern dieses Landes. Besonders in Queensland in Australien, wo Sonnenschutzmittel von den Ärzten am frühesten und am stärksten propagiert wurden, stieg die Zahl ungewöhnlich stark an. In Queensland sterben mittlerweile die meisten Menschen weltweit an dieser Form von Hautkrebs. Im Gegensatz dazu stieg die Häufigkeit von Melanomen überall sonst in Australien, wo Sonnenschutzmittel erst seit kurzem empfohlen werden, erst merklich später an.

Die Hypothese der Garlands setzt voraus, dass das regelmäßige Verwenden von Sonnenschutzmitteln die Vitamin D-Synthese in der Haut verhindert; gleichzeitig behaupten einige Fachleute das Gegenteil.

Auch eine Untersuchung, die 1998 im *Journal of the National Cancer Institute* veröffentlicht wurde, belegt die möglichen gefährlichen Konsequenzen, wenn man sich aufgrund von Sonnenschutzmitteln zu lang in der Sonne aufhält. Die Studie wies nach, dass Kinder, die häufig Sonnenschutzmittel verwendeten, erheblich häufiger Leberflecken und Sommersprossen bekamen als Kinder, die keine Sonnenschutzmittel verwandten. Forscher vom *European Institute of Oncology* (Europäischen Institut für Krebsforschung) zählten die Nävi (Leberflecken oder Hautflecken) bei 613 Kindern zwischen sechs und sieben Jahren aus vier europäischen Städten. Die Eltern gaben an, ob die Kinder in der Vergangenheit Sonnenschutzmittel verwendet oder Sonnenbrände gehabt hatten, und wie sie ihre Kinder im Urlaub schützten. Die Forscher stellten fest, dass Kinder, die Sonnenschutzmittel auftrugen, mehr Zeit in der Sonne verbrachten und ein höheres Risiko hatten, Leberflecken zu entwickeln als Kinder ohne chemischen Sonnenschutz. Kinder, die in der Sonne Kleider trugen statt sich mit Sonnenschutzmitteln einzureiben, vermieden dadurch die Bildung von Leberflecken. Da eine hohe Anzahl von Nävi für maligne Melanome im Erwachsenenalter prädisponiert, bleiben Kinder, die Sonnencremes verwenden, länger in der Sonne und entwickeln als Folge davon mehr Leberflecken; das führt zu einem höheren Risiko, in späteren Jahren an Hautkrebs zu erkranken.

Üblicherweise schützen Sonnencremes auf zweierlei Arten: entweder ein chemischer oder ein physikalischer Sonnenfilter absorbiert ultraviolette Strahlung. Beim physikalischen handelt es sich um eine nicht reagierende Substanz, wie Titanoxid, Zinkoxid oder Talk; sie wirkt, indem sie die Haut gegen die ultraviolette Strahlung abschottet. Die aktiven Bestandteile in chemischen Sonnenschutzmitteln enthalten p-Aminobenzoesäure, Methoxycinnamate, Benzophenone und andere Mittel, die bestimmte ultraviolette Strahlen absorbieren, andere hingegen durchlassen. Sonnenschutzmittel werden sehr streng getestet, bevor sie auf dem Markt zugelassen werden, doch es müssen immer wieder Inhaltsstoffe zurückgenommen werden, weil sie entweder negative Reaktionen hervorrufen oder potenziell Krebs erregend sind. In den späten 1970er-Jahren wurden Bedenken geäußert über eine Substanz mit der Bezeichnung 5-Methosypsoralen, die in einigen chemischen Sonnenmitteln enthalten war und schneller bräunen sollte. Diese Stoffe wurden schließlich vom Markt genommen, weil das enthaltene 5-Methoxypsoralen in Verdacht geriet, noch andere Wirkungen hervorzurufen als nur Sonnenbräune. Man vermutete, es könne ähnlich wirken wie die anderen Psoralene, wie 8-Methoxypsoralen, das bekanntermaßen zu Veränderungen im Erbgut führt und bereits unter Lichtexposition bei Mäusen und Menschen Hautkrebs verursacht hat. Der Autor eines Artikels, der 1979 im *British Medical Journal* erschien, formuliert seine Bedenken so:

Mit beträchtlichem Unbehagen halte ich ein weiteres Ansteigen von Hautkrebs in den nächsten Jahren für wahrscheinlich wegen der weit verbreiteten und meiner Ansicht nach unklugen Verwendung von Präparaten, die 5-Methoxypsoralen enthalten. Meine Bedenken werden auch durch das Wissen nicht zerstreut, dass nur eine von 100 Personen eine mögliche genetische Schädigung nicht völlig rückgängig machen könnte.

Man weiß, dass Sonnenschutzmittel Allergien auslösen und in Verbindung mit Sonnenlicht bei empfindlichen Personen Lichtempfindlichkeit hervorrufen können. Doch als wichtigsten Punkt muss man Folgendes im Gedächtnis behalten: Sonnenschutzmittel sind dazu da, vor Sonnenbrand zu schützen; es gibt keinerlei wissenschaftliche Beweise, dass sie zuverlässig vor Basalzellkarzinomen und eigentlich auch nicht vor malignen Melanomen schützen. Neben Hautkrebs besteht immer noch die Gefahr, dass die Haut durch die Sonnenstrahlen vorzeitig altert. Sonnenschutzmittel werden mittlerweile empfohlen, weil sie den Alterungsprozess verlangsamen. Angesichts des Jugendwahns der westlichen Kultur überrascht es nicht, dass die Hersteller von Sonnencremes die tägliche Verwendung von Cremes und Lotionen mit UV-Schutz empfehlen. Doch statt sich auf die blockierenden Wirkstoffe und Lotionen zu verlassen, haben alle, die durch Sonnenlicht nicht vorzeitig altern wollen, mehr davon, ihre Ernährung so umzustellen, dass sie sie vor den Schäden der Sonne schützt, und einen Hut zu tragen.

Sonne, freie Radikale und Vitamine

Die Ärzte, die in der ersten Hälfte des 20. Jahrhunderts das Sonnenlicht als Heilmittel einsetzten, wussten recht genau, wie die Ernährung die Genesung der Patienten unterstützte. Nahrhafte Mahlzeiten waren ein wesentlicher Bestandteil der Behandlung; auch erscheint die Überlegung vernünftig, dass eine wohl genährte Haut besser auf Sonnenlicht reagiert als eine mineralisch unterernährte Haut. Freilich erhärten auch zahlreiche Beweise die Ansicht, dass viele unserer derzeitigen Probleme mit Sonnenlicht, Hautkrebs und frühzeitigem Altern von den Mängeln unserer stark raffinierten Ernährung im Westen herrühren.

Wenn das Sonnenlicht die Haut verbrennt, setzt es freie Radikale in der Haut frei. Freie Radikale sind äußerst reaktionsfreudige Molekülfragmente, die sich in einem Prozess, der Oxidation genannt wird, sehr aggressiv mit anderen Molekülen im Körper verbinden. Neben dem Aufenthalt in der Sonne bilden sie sich noch auf verschiedene andere Arten: als Nebenprodukte des normalen Stoffwechsels, durch Zigarettenrauchen, Alkoholkonsum und Umweltverschmutzung. Freie Radikale schädigen die Zellen – und ihre DNS – und werden mit einer breiten Palette von Krankheiten in Verbindung gebracht, zum Beispiel mit Krebs, Herzerkrankungen, Arthritis und dem Alterungsprozess an sich.

Viele der neuesten Sonnenschutzmittel enthalten Antioxidantien, die jeglichen Schaden, den die Sonne der Haut zufügen könnte, neutralisieren sollen. Doch die Vitamine A, B, C und E in der Nahrung wie auch Selen, Bioflavinoide, Betakarotine (eine Vorstufe des Vitamin A im Körper), Zink und zahlreiche andere Mineralien und Verbindungen können bekanntermaßen das Entstehen von freien Radikalen im Körper verhindern oder den Körper vor Schäden schützen, wenn sich bereits freie Radikale gebildet haben. Vitamin A wurde bei Hautkrankheiten verabreicht, und epidemiologische Untersuchungen belegen, dass die Vitamine A, C und E vor einigen Krebsarten schützen. 1998 beurteilte das *Journal of the American Academy of Dermatology* die Einnahme von Vitaminen und kam zu dem Ergebnis, dass 2 Gramm Vitamin C mit 1.000 IU Vitamin E einen wirksamen Schutz vor Sonnenbrand bieten. Zusätzlich soll Betakarotin in der Nahrung besonders gut verhindern, dass sich freie Radikale in der Haut bilden; das wiederum verzögert einen Sonnenbrand. Außerdem wirkt Betakarotin bekanntermaßen antineoplastisch, das heißt, es beugt der Geschwulstbildung vor. Wenn Sie also an einen sonnigen Urlaubsort fahren, sind Sie gut beraten, in den Wochen vorher eine Betakarotin-Nahrungsergänzung zu sich zu nehmen und, sobald Sie am Urlaubsort sind, andere Vitamine. Falls Sie sich jedoch im Urlaub lange Zeit in intensivem Sonnenlicht aufhalten müssen, weil Sie beispielsweise Sport treiben, Ski fahren oder segeln, dann ist ein Sonnenschutzmittel mit sehr hohem Schutzfaktor für die Hautstellen, die Sie nicht durch Kleidung schützen, ratsam: vorzugsweise eines mit physikalischem Schutz statt mit einer chemisch aktiven Substanz.

Die Vitamine und Nährstoffe, die freie Radikale hemmen, die durch einen Sonnenbrand angeregt werden, verhindern auch grauen Star. Bis vor kurzem ging man davon aus, dass Altersstar das Ergebnis eines irreversiblen Prozesses sei. Er wurde bis zu einem fortgeschrittenen Stadium in Kauf genommen; erst ab einem bestimmten Punkt ersetzten Chirurgen die beschädigte Linse. In den vergangenen 70 Jahren gibt es immer mehr Hinweise darauf, dass die Ernährung die Entwicklung von grauem Star beeinflussen kann. Mittlerweile wird die medizinische Nahrungsergänzung mit Antioxidantien wie Vitamin C und E sowie Betakarotin als Prävention empfohlen. Wenn man den grauen Star in einem frühen Stadium erwischt, können diese und andere Antioxidantien den bereits eingetretenen Schaden teilweise wieder rückgängig machen. Das ist die gute Nachricht für Menschen, die für grauen Star anfällig sind, zum Beispiel Diabetiker, Frauen, die in der Schwangerschaft Röteln hatten, starke Raucher und Trinker sowie Menschen mit chronischen Nieren- oder Herzproblemen.

Das Thema Ernährung wird in Kapitel 5 ausführlich besprochen, aber, um wieder auf die Vorteile (oder eben die vermeintli-
chen Vorteile) von Sonnenschutzmitteln zurückzukommen, es gibt
auch noch andere Nachteile als die bereits besprochenen. Da Sonnenschutzmittel die natürliche Schutzreaktion der Haut auf Sonnenlicht verhindern, sind sie für alle, die die Sonnenlicht-Therapie
nutzen wollen, eher ein Hindernis, weil sie es erschweren, den natürlichen Bräunungsprozess oder die Reaktion der Patienten auf
Sonnenlicht zu beobachten. Die Ärzte, die vormals mit Sonnenlicht Tuberkulose und Kriegsverletzungen behandelten, erreichten
die Heilung, indem sie ihre Patienten nach und nach im Zeitraum
von vielen Wochen dem vollen Spektrum des Sonnenlichts aussetzten und so langsam den natürlichen Schutz der Haut vor der
Sonne aufbauten. Bräunten ihre Tuberkulosepatienten nicht, dann
genasen sie auch nicht. Sie verhinderten allerdings, so zu verbrennen wie es Menschen riskieren, die 50 Wochen des Jahres im Büro
verbringen und 14 Tage an einem Urlaubsort am Mittelmeer. Ja,
ein Problem der Sonnenschutzmittel ist, dass sie Menschen, die
sich überhaupt nicht in intensivem Sonnenlicht aufhalten sollten,
zu einer bestimmten Lebensweise und zu Bräune ermuntern.

3
Mit Sonnenlicht
ernsten Krankheiten vorbeugen

Alljährlich sterben in Großbritannien und anderen Ländern ähnlicher Breitengrade viele tausend Menschen mehr an mangelndem Sonnenlicht als an Hautkrebs. Auf den ersten Blick erscheint eine solche Aussage vielleicht ziemlich gewagt. 1995 starben in England und Wales beinahe 1.400 Menschen an malignen Melanomen, an koronaren Herzkrankheiten starben im gleichen Zeitraum 139.000 Menschen. Wenn Sonnenlicht auch nur geringfügig vor Herzerkrankungen schützen würde, dann könnten wesentlich mehr Menschen durch regelmäßiges moderates Sonnenbaden ihr Leben retten als Menschen an malignem Melanom sterben. Das Gleiche gilt für zahlreiche andere degenerative Erkrankungen und Infektionskrankheiten, die in Großbritannien jährlich Hunderttausende von Menschen das Leben kosten und mit mangelndem Sonnenlicht in Verbindung zu stehen scheinen.

Manche Forscher bringen die in diesem Kapitel besprochenen Erkrankungen mit einem Vitamin D-Mangel im Körper in Verbindung. Behalten Sie, wenn Sie die folgende Tabelle betrachten, im Gedächtnis, dass in vielen Fällen der Zusammenhang zwischen einem Vitamin D-Mangel und Sonnenlicht noch nicht bewiesen ist. Das liegt vor allem daran, dass bisher noch relativ wenig darüber geforscht wurde, wie sich Vitamin D auf das Immunsystem auswirkt. Ferner muss man bedenken, dass in Großbritannien wie

auch anderswo der Vitamin D-Spiegel im Körper der Allgemeinbevölkerung nicht gemessen wurde. Bei uns allen könnte also weniger davon im Blut zirkulieren als wir bräuchten. Bevor wir also
bestimmte Erkrankungen betrachten, sollten wir möglichst genau
feststellen, wie weit verbreitet nicht kompensierter und kompensierter Vitamin D-Mangel ist, indem wir die Ergebnisse der jüngs-
ten Untersuchungen zu diesem Thema betrachten.

**Mangel an Sonnenlicht und die damit einhergehenden
Erkrankungen**
- Brustkrebs
- Dickdarmkrebs
- Diabetes
- Bluthochdruck
- Herzerkrankungen
- multiple Sklerose
- Eierstockkrebs
- Knochenerweichung (Osteomalazie)
- Osteoporose
- Prostatakrebs
- Schuppenflechte
- Rachitis
- Saisonal Abhängige Depression (SAD)
- Karies
- Tuberkulose

Wie häufig ist nicht kompensierter Vitamin D-Mangel?

Es scheint kein Zweifel darüber zu bestehen, dass sehr viele ältere
Menschen in Nordeuropa und in den Vereinigten Staaten mit einem Vitamin D-Defizit leben. Eine kürzlich durchgeführte Untersuchung ergab, dass mehr als ein Drittel der 70-jährigen in den
Wintermonaten davon betroffen sind. Nach einem Aufsatz, der

1995 in der medizinischen Fachzeitschrift *Lancet* erschien, maßen Wissenschaftler bei 824 älteren Versuchspersonen aus elf europäischen Ländern den Vitamin D-Gehalt im Blut und stellten fest, dass 36 % der Männer und beinahe die Hälfte der Frauen einen Mangel aufwiesen. Diejenigen, die Vitamin D einnahmen oder sich unter Sonnenlampen der UV-Strahlung aussetzten, hatten einen zufrieden stellenden Vitamin D-Spiegel. Die niedrigsten Werte wurden bei Bewohnern der wärmeren südlichen Länder festgestellt. Weitere Untersuchungen ergaben, dass das Tragen von Kleidung als Sonnenschutz, wie es dort Sitte ist, oft auf einen nicht kompensierten Mangel hinwies. Ältere Menschen sind oft ans Haus oder an ihre Zimmer in Alters- und Pflegeheimen gefesselt und können sich nicht in die Sonne begeben. Nehmen Sie kein Vitamin D ein, um den Mangel an Sonnenlicht auszugleichen, und ernähren sie sich kalziumarm, steigt ihr Risiko beträchtlich, sich Knochen zu brechen oder andere Knochenerkrankungen zu entwickeln. Einige der neuesten Untersuchungen empfehlen, dass ältere Menschen bei fehlendem Sonnenlicht bis zu 800 IU Vitamin D pro Tag einnehmen sollten und zwar nach nur wenigen Wochen in geschlossenen Räumen. Bereits dann kann sich der Mangel an Sonnenlicht manifestieren, sofern die Betroffenen keine Reserven zum Ausgleich aufgebaut haben.

Doch ein Vitamin D-Defizit tritt nicht nur bei älteren Menschen auf, die nicht mehr aus dem Haus gehen können. Das *Royal Navy's Institute of Naval Medicine* führte eine Untersuchung mit jungen Männern der Marine durch, die sich normal ernährten, aber kein Sonnenlicht sahen und sich nur in geschlossenen Räumen aufhielten. Dabei stellte man fest, dass die Vitamin D-Vorräte innerhalb von sechs Wochen so weit gesunken waren, dass die Kalzium-Absorption und der Kalzium-Spiegel unzureichend waren. Nach zwei Monaten mit dieser Lebensweise war ihr Vitamin D-Vorrat um die Hälfte zurückgegangen und sie verloren Kalzium schneller, als sie es ersetzen konnten. In der zehnten Woche resorbierten sie nur ein Drittel des für die Gesundheit notwendigen Kalziums. Für Menschen, die sich zwar normal ernähren, aber nicht aus dem Haus gehen können oder in Pflegeheimen leben, sind die Aussichten nicht besonders günstig, falls sie sich nicht zum Beispiel auf Balkonen in die Sonne begeben können. Auch Patienten, die einige Wochen im Krankenhaus verbringen, sind eindeutig gefährdet. Dr. Damien Downing empfiehlt in seinem Buch *Day Light Robbery*, bei orthopädischen Operationen im Vorfeld nicht zu lang im Krankenhaus zu liegen, denn ein Vitamin D-Mangel kann die Chancen einer raschen Genesung durchaus beeinträchtigen. Vor 50 Jahren wurden Orthopädie-Patienten bei schönem Wetter ganz selbstverständlich in ihren Betten ins Freie gefahren, damit sie vom Sonnenlicht und von der frischen Luft profitierten. Während sie draußen jede Witterung erlebten, konnten die Schwestern dafür sorgen, dass die Stationen gründlich gelüftet und gereinigt wurden. Überflüssig zu erwähnen, dass die modernen Krankenhäuser dafür nicht mehr konzipiert sind. Wenn der nicht kompensierte Vitamin D-Mangel bei Krankenhauspatienten so gravierend ist, wie manche Untersuchungen belegen, dann gibt es gute Gründe für bauliche Veränderungen.

Nachdem wir also die Vitamin D-Situation älterer und bettlägriger Menschen betrachtet haben, wollen wir schauen, wie es bei der übrigen Bevölkerung in den nördlichen Industrienationen aussieht. Ist Vitamin D-Mangel bei ansonsten gesunden Erwachsenen der allgemeinen Bevölkerung so verbreitet, wie er bei älteren Menschen zu sein scheint? Die neuesten Ergebnisse lassen vermuten, dass das Problem in den Industrienationen noch viel weiter verbreitet ist als es einst schien. Forscher am *Boston Massachusetts General Hospital* stellten kürzlich fest, dass 66 % der Patienten einer allgemeinen Abteilung, die weniger als die täglich empfohlene Menge an Vitamin D zu sich nahmen, an einem Defizit litten. Diese Patienten waren jünger als die Probanten vieler früheren Untersuchungen zum Vitamin D-Status (durchschnittlich 62 Jahre) und nur sehr wenige waren ans Haus gefesselt oder lebten in Heimen, bevor sie in ein Krankenhaus eingeliefert wurden, deshalb können sie als repräsentativer Querschnitt für die Allgemeinbevölkerung betrachtet werden.

Besonders auffallend an diesen Untersuchungsergebnissen, die das *New England Journal of Medicine* 1998 veröffentlichte, ist die

Tatsache, dass bei 46 % der Patienten, die Multivitamintabletten mit oft 400 IU Vitamin D einnahmen, niedrige Werte festgestellt wurden. Von den Patienten, die täglich mehr als die für ihr Alter empfohlene Menge eingenommen hatten, hatte ein Drittel immer noch einen nicht kompensierten Mangel. Das Defizit lässt sich unter anderem so erklären, dass die empfohlene Tagesmenge für US-Amerikaner berechnet war und man deshalb davon ausging, dass jeder auch einen gewissen Teil des Vitamins D in der Sonne bilden würde. Krankenhauspatienten stehen in dieser Hinsicht, wie wir gesehen haben, nicht gut da. Doch wenn die Allgemeinbevölkerung in den amerikanischen Städten nicht die empfohlene Tagesmenge zu sich nimmt und nicht in die Sonne geht, dann liegt die Schlussfolgerung nahe, dass ein kompensierter, wenn nicht sogar ein nicht kompensierter Mangel, weit verbreitet ist.

Dieses Problem besteht nicht nur in den Vereinigten Staaten. 1998 veröffentlichte die Zeitschrift *Osteoporosis International* eine Umfrage zum Vitamin D-Status bei Erwachsenen in französischen Städten. Die Ergebnisse bestätigen, dass ein kompensierter Mangel unter den Erwachsenen dort weit verbreitet ist, weil sie sich nicht genügend in der Sonne aufhalten. In Frankreich sind die Milchprodukte nicht (wie in einigen anderen Ländern) mit Vitamin D angereichert und die tägliche Einnahme liegt gewöhnlich bei unter 100 IU, deshalb hängt der Vitamin D-Spiegel hauptsächlich von der Menge des vorhandenen Sonnenlichts ab. In dieser Untersuchung wurden die niedrigsten Vitamin D-Werte im Norden und in Zentralfrankreich gemessen, die höchsten im Südwesten.

Sonnenlicht und brüchige Knochen

Brüche der Hüftknochen treten in Frankreich ähnlich verteilt auf wie kompensierter Vitamin D-Mangel; sie sind also im Osten und in Zentralfrankreich häufiger als im sonnigen Westen und Süden. Das ist bedeutsam, denn wenn ein großer Teil europäischer und nordamerikanischer Städter einen zu geringen Vitamin D-Wert hätten, könnte man auch entsprechend häufig vorkommende degenerative Knochenerkrankungen und Hüftfrakturen erwarten.

Einen Mangel an Sonnenlicht hat man schon immer mit schwachen oder brüchigen Knochen in Verbindung gebracht. Bereits der griechische Historiker Herodot (480 – 425 v. Chr.) wies als einer der Ersten vor über 2000 Jahren darauf hin. Er bemerkte einen deutlichen Unterschied zwischen den Überresten der ägyptischen und der persischen Kriegsopfer am Schlachtfeld in Pelusium. Diese Schlacht fand 525 v. Chr. statt. Er schreibt:

Auf dem Schlachtfeld sah ich etwas sehr Merkwürdiges, wovon mir die Einheimischen bereits berichtet hatten. Die Knochen lagen noch da, die der toten Perser getrennt von denen der Ägypter, so wie sie ursprünglich auch getrennt waren. Ich stellte fest, dass die Schädelknochen der Perser so dünn waren, dass schon die leichte Berührung mit einem Kieselstein sie durchbohrte, doch die Schädel der Ägypter waren so dick, dass ein Steinschlag sie kaum brechen konnte. Mir wurde glaubhaft versichert, dass der Grund dafür darin lag, dass die Ägypter ihren Kopf von Kindheit an scherten, so dass der Schädelknochen von der Sonne gehärtet wird – das ist auch der Grund dafür, dass die Ägypter kaum jemals kahl werden, Kahlköpfigkeit tritt in Ägypten seltener auf als überall sonst. Dies erklärt dann auch ihre dicken Schädel. Die dünnen Schädel der Perser haben ähnliche Gründe: Sie haben immer Filzmützen getragen, um ihren Kopf vor der Sonne zu schützen. (Herodot in: *Historien*)

Osteoporose – das stille Volksleiden

Die Knochenerkrankung Osteoporose ist in den westlichen Ländern mittlerweile so weit verbreitet, dass sie als „stilles Volksleiden" bezeichnet werden kann. Von Osteoporose sind in Großbritannien ein Drittel aller Frauen über 50 und jeder 12. Mann betroffen. Jedes Jahr werden 50.000 Brüche des Handgelenks, 40.000 Wirbelbrüche und 60.000 Frakturen der Hüftknochen diagnostiziert. Ungefähr 20 % der Patienten mit gebrochenen Hüftknochen sterben an diesen Brüchen, die Überlebenden sind oft dauerhaft behindert oder auf Hilfe angewiesen. An den Folgen der Hüftknochenbrüche starben mehr Frauen als an Gebärmutterhals-,

Eierstock- und Gebärmutterkrebs zusammen. Aus Gründen, die wir noch nicht genau verstehen, verschlechtert sich die Qualität der Knochen bei einem enormen Prozentsatz der älteren Bevölkerung; dabei spielen wohl auch die Vitamin D-Werte eine Rolle. Üblicherweise geht die Knochenmasse bei Frauen ab dem Alter von 30 – 35 jährlich um 1 % zurück, bei Männern ab dem 55. Lebensjahr. Wenn Frauen in die Wechseljahre kommen, kann sich der Rückgang beschleunigen, weil das Östrogen, das den Knochen hilft, Kalzium zu absorbieren, allmählich abnimmt. Bei manchen Personen werden die Knochen dünn und porös und sie neigen zu Knochenbrüchen und Spontanfrakturen, das heißt, die Knochen brechen ohne erkennbare Ursache. Die Hüfte und das Handgelenk sind am häufigsten betroffen, auch löst sich die Wirbelsäule häufig auf. Ein Schrumpfen und die Verformung der Wirbelsäule, der so genannte Witwenbuckel, ist charakteristisch für diese Erkrankung. Verletzungen infolge von Osteoporose können sehr schlecht heilen, denn zu dem Zeitpunkt, an dem die Erkrankung diagnostiziert wird oder es zu einem Bruch kommt, hat sich die Knochenstruktur so verändert, dass bereits ein Drittel der Knochenmasse abgebaut sein kann. Nach der orthodoxen Ansicht ist diese Erkrankung weitgehend irreversibel, deshalb zielt die Behandlung darauf ab, den weiteren Knochenabbau zu verhindern, statt das verbliebene Skelett wieder aufzubauen.

Bei Männern kann es aufgrund von einem niedrigen Testosteron-Spiegel oder anderer gesundheitlicher Probleme zu Osteoporose kommen, doch bei fast der Hälfte der männlichen Patienten ist die Ursache unbekannt. Bei Frauen gilt die Einnahme von Hormonen als die effektivste Möglichkeit, den Abbau der Knochenmasse zu stoppen, zu dem es nach der Menopause kommt. Osteoporose kann aber durchaus mehr mit einem geschwächten Immunsystem oder einer mangelhaften Ernährung zu tun haben als mit einem hormonellen Ungleichgewicht. Mit zunehmendem Alter kann der Darm das Kalzium aus der Nahrung immer schlechter resorbieren und die englische Nahrung enthält wahrscheinlich zu wenig Kalzium, um irgendeinen dauerhaften Verlust auszugleichen. Was auch immer Osteoporose verursacht, diese

Erkrankung belastet durch Operations- und Nachsorgekosten massiv die Krankenkassen. In Großbritannien gibt der staatliche Gesundheitsdienst jährlich mehr als 900 Millionen Pfund für die Behandlung von Osteoporose aus. Da die Bevölkerung der westlichen Industrienationen immer älter wird, wird Osteoporose wahrscheinlich ein bereits strapaziertes Gesundheitssystem immer stärker belasten. In den Vereinigten Staaten brechen sich jährlich eine Million Menschen aufgrund von Osteoporose Knochen, 300.000 davon Hüftknochen. Die Weltgesundheitsorganisation schätzt, dass die weltweite Zahl der Hüftfrakturen von 1,7 Millionen 1990 auf 6,3 Millionen im Jahr 2050 steigen könnte.

Zurzeit geht die konventionelle Medizin nicht davon aus, dass mangelndes Sonnenlicht wesentlich zur Entstehung von Osteoporose beitragen könnte. Angesichts der derzeitigen Einstellung der Sonne gegenüber ist diese Haltung verständlich, außerdem scheint niemand den Zusammenhang zwischen Osteoporose und Aufenthalten in der Sonne gründlich untersucht zu haben. Doch ein Mangel an Sonnenlicht scheint die Krankheit zu verschlimmern. Seit über 20 Jahren weiß man, dass ein nicht kompensierter Vitamin D-Mangel mit einem erhöhten Risiko für Hüftfrakturen einhergeht: Einige Studien belegen, dass circa 30 – 40 % der älteren Patienten mit Hüftfrakturen einen kompensierten oder nicht kompensierten Vitamin D-Mangel haben. Noch auffallender sind die ausgeprägten jahreszeitlichen Schwankungen sowohl bei der Knochendichte als auch bei der Häufigkeit von Hüftfrakturen. Die Knochendichte ist im Winter am geringsten und in den Wintermonaten treten die meisten Brüche des ganzen Jahres auf. Mit zunehmenden Breitengraden steigt auch die Zahl der gebrochenen Hüftknochen. Am häufigsten sind Fälle, bei denen Menschen zu Hause hinfallen, deshalb sind jahreszeitliche Schwankungen nicht auf die Stürze bei Eis und Schnee zurückzuführen.

Es ist erwiesen, dass über 70-Jährige davon profitieren, Kalzium und Vitamin D als Nahrungsergänzungen zu sich zu nehmen. Eine Untersuchung, die *Lancet* 1994 veröffentlichte, belegt, dass sich bei Frauen in Altenheimen, die 18 Monate lang täglich 800 IU Vitamin D und 1.200 mg Kalzium verabreicht bekamen, das Risiko eines Knochenbruchs verringerte. An den Versuchen nahmen ungefähr 3.270 Frauen teil, und drei Jahre nach der Behandlung war die Zahl der Knochenbrüche um 25 % zurückgegangen im Vergleich zu den Frauen, die keine Supplemente erhalten hatten. Auch andere Studien, die seitdem durchgeführt wurden, zeigen, dass Knochenbrüche bei älteren Menschen zurückgehen, die Vitamin D und Kalzium einnehmen. Wie viel Kalzium und Vitamin D dabei eine Rolle spielen, ist jedoch noch nicht bekannt.

Zwar ist es für die Älteren bequemer, Nahrungsergänzungen einzunehmen als sonnenzubaden, doch die orale Substitution bringt auch mit sich, dass sie all der anderen Vorzüge beraubt werden, die ihnen der Aufenthalt in der Sonne neben der Vitamin D-Synthese in der Haut bringen kann. Freilich sind genau wie die modernen Krankenhäuser auch die Altenheime nicht für Sonnenbäder konzipiert. Die Tage der Wintergärten, Veranden und überdachten Vorbauten sind, genau wie die der Sonnenliegehallen, lange passé. Angesichts epidemisch auftretender Osteoporose und anderer degenerativer Erkrankungen aufgrund von mangelndem Sonnenlicht sollten die Architekten ermuntert werden, wieder Veranden und Wintergärten zu bauen. Als Alternative könnten Sonnenlampen eingeführt werden, denn es steht fest, dass die ultraviolette Strahlung aus diesen künstlichen Lichtquellen bei älteren Menschen den Vitamin D-Mangel ausgleicht. In Anbetracht der gegenwärtigen Bedenken wegen Hautkrebses wird jedoch die ultraviolette Strahlung wahrscheinlich in absehbarer Zukunft nicht die oralen Ergänzungen ablösen.

Nach der konventionellen Ansicht kann man möglicher Osteoporose im späteren Leben am besten vorbeugen, indem man während der Kindheit und im Jugendalter viel Knochenmasse aufbaut, indem man regelmäßig Sport treibt und viel Vitamin D und Kalzium zu sich nimmt. Wenn ausreichend Kalzium vorhanden ist, beginnt der altersbedingte Verlust von Knochenmasse auf einem Niveau, das wahrscheinlich nicht unter die „Fraktur-Schwelle" absinkt, das heißt zu dem Punkt, an dem das Risiko von Knochenbrüchen steigt. In der Praxis bedeutet das entweder, sich in die Sonne zu begeben, oder Nahrungsergänzungsmittel zu sich zu nehmen und sich während der Kindheit regelmäßig körperlich zu verausgaben. Eltern rät man gegenwärtig jedoch davon ab, ihre Kinder in die Sonne zu schicken. Ihnen wird stattdessen empfohlen, den Kindern Sonnenschutzmittel mit dem Lichtschutzfaktor 15 aufzutragen, wenn sie sich in den Sommermonaten im Freien aufhalten. Das verhindert vielleicht einen Sonnenbrand, aber keine Knochenerkrankungen im späteren Leben.

Rachitis und Knochenerweichung – die Krankheiten der Dunkelheit

Verschiedene Krankheiten werden schon immer mit mangelndem Sonnenlicht in Verbindung gebracht, die bekannteste ist Rachitis. Sie kam in Großbritannien recht häufig vor. Medizinische Lehrbücher beschreiben Rachitis als Mangelerkrankung, die durch zu wenig Vitamin D hervorgerufen wird, doch tatsächlich wurde sie dadurch ausgelöst, dass die Luftverschmutzung die ultraviolette Strahlung der Sonne zurückhielt.

Während des 17. und 18. Jahrhunderts lebte ein Großteil der Stadtbevölkerung in Europa und Nordamerika in übervölkerten, unhygienischen Slums mit engen, sonnenlosen Durchgängen und dunklen Höfen. Zu Beginn der industriellen Revolution und in den folgenden Jahren waren diese Slums ständig von einer Rauchwolke eingehüllt, weil in den Wohnhäusern und Fabriken Kohle verbrannt wurde. Dieser Rauch enthielt Schwefeldioxid, ein Gas, das Atemprobleme und sauren Regen verursacht. Der Schwefelanteil kann auch eine ständige saure Dunstglocke bilden, die die ultraviolette Strahlung genau in der Wellenlänge reflektiert, mit der die Haut Vitamin D bildet. Aufgrund von schlechten Unterkünften zusammen mit Luftverschmutzung bekamen die Kinder nur recht selten genug Sonnenschein. Da überrascht es nicht, dass Rachitis damals eine Volkskrankheit war und als englische Krankheit bekannt wurde.

Kinder aus solchen Innenstadtbereichen, die unter schwerer Rachitis litten, hatten verformte Knochen und Muskelschwäche. Ihre Knochen wurden immer weicher, was dazu führte, dass sich ihre

Beine nach außen bogen und auch die Wirbelsäule sich krümmte. Sie bekamen ihre Zähne erst spät und dann fielen die Zähne oft aus. Auch bei Erwachsenen wurden die Knochen weich, schwach und entmineralisiert; bei ihnen wird die Krankheit Knochenerweichung (Osteomalazie) genannt. Rachitis an sich war zwar nur selten tödlich, doch sie führte zu einer hohen Sterblichkeitsrate bei Müttern und Neugeborenen: Frauen, die in ihrer Kindheit Rachitis hatten, hatten oft ein deformiertes Becken, was Geburten sehr gefährlich machte.

Zu Beginn des 20. Jahrhunderts hatten in manchen kleineren und größeren Städten über 80 % der Kinder Rachitis, unabhängig von ihrem sozialen Hintergrund. Über die Ursache war man sich überhaupt nicht im Klaren. Einige führten als Grund dafür Bewegungsmangel an, andere hielten Rachitis für eine Infektionskrankheit. Zwei andere bekannte Theorien waren, dass die Erkrankung aus einer schlechten Ernährung resultierte oder aufgrund von mangelnder frischer Luft und mangelndem Sonnenlicht auftrat. Die Ursachenforschung verfolgte zwei verschiedene Richtungen. 1918 stellten Wissenschaftler fest, dass man Rachitis bei Tieren heilen konnte, indem man ihnen Lebertran gab, der reich an Vitamin D ist. Als erwiesen war, dass Vitamin D Rachitis heilen kann, nahm man an, dass sie von einem Vitaminmangel herrührte. Nachfolgende Untersuchungen von Ernährungswissenschaftlern bestätigten die Ansicht, dass die Ernährung und Vitamin D die wichtigsten Faktoren waren. Doch gleichzeitig wurde es den Wissenschaftlern schließlich klar, dass Rachitis auftritt, wenn Menschen nicht genug Sonnenlicht bekommen. Diese Tatsache war trotz stichhaltiger wissenschaftlicher Indizienbeweise großenteils ignoriert worden.

Obwohl man wusste, dass Sonnenlicht diese verkrüppelnde Knochenerkrankung heilen oder verhindern konnte, waren im 19. Jahrhundert nur wenige Ärzte bereit zu akzeptieren, dass etwas so Einfaches wie Sonnenbaden ein wirkungsvolles Heilmittel sein könnte. Bis heute ist die Ansicht weit verbreitet, dass Rachitis auf unzureichende Ernährung (und nicht auf mangelndes Sonnenlicht) zurückzuführen ist. Im Gegensatz zu der allgemeinen

Meinung und zur Ansicht vieler konventioneller Ärzte sind Rachitis und Osteomalazie Krankheiten der Dunkelheit und nicht Krankheiten aufgrund falscher Ernährung. Wenn man sich ausreichend in der Sonne aufhält, wird eine Vitamin D-arme Ernährung diese Erkrankungen nicht hervorrufen.

Tuberkulose und Sonne

Wer von einem Land, in dem täglich viele Stunden lang die Sonne scheint, in eine Gegend umzieht, in dem die Sonne nur wenig scheint, kann einen nicht kompensierten Vitamin D-Mangel entwickeln. In asiatischen Familien neigen Kleinkinder, die lang gestillt werden, zu Vitamin D-Mangel und Rachitis, wenn die Mütter sich nicht lang genug in der Sonne aufhalten oder keine Vitamin D-Ergänzungen einnehmen. Besonders Frauen aus Südasien, die nach Großbritannien kommen, sind anfällig für Tuberkulose, weil ihre Ernährung, ihre strengen Kleidervorschriften und ihre Neigung, sich in geschlossenen Räumen aufzuhalten, verhindert, dass sie genug Sonnenlicht bekommen und Vitamin D bilden – eine Voraussetzung, um dieser Krankheit vorzubeugen. In ihrem Herkunftsland mit intensiver Sonneneinstrahlung genügen die kleinen Hautflächen, die sie bei ihrer traditionellen Kleidung der Sonne aussetzen, um in der Haut genug Vitamin D zu produzieren. Nicht so in Großbritannien; hier scheint die Sonne weit seltener und die ultraviolette Strahlung ist geringer. Im ersten Jahr nach ihrer Ankunft kann ihr Vitamin D-Spiegel rapide zurückgehen und das Risiko, eine aktive Tuberkulose zu entwickeln, bleibt in den ersten fünf Jahren ihres Aufenthalts hoch. Auch ältere weiße Männer sind gelegentlich tuberkulosegefährdet, weil auch sie sich tagsüber gern in geschlossenen Räumen aufhalten und sich Vitamin D-arm ernähren.

Tuberkulose galt bereits als besiegt, doch in den letzten zehn Jahre ist sie wieder ein aktuelles Gesundheitsproblem geworden. Zu Beginn des 18. Jahrhunderts hatte Tuberkulose in Großbritannien ihren Höhepunkt und ging dann stetig zurück, als Gesundheitsreformen durchgeführt wurden und sich die Ernährung, Hygiene und Wohnverhältnisse verbesserten. Damals starben mehr Menschen in Großbritannien an der so genannten weißen Pest als an allen anderen Infektionskrankheiten zusammen. Doch als um die 1950er-Jahre Medikamente wie Streptomycin auf den Markt kamen und die BCG-Impfung (dabei handelt es sich um eine vorbeugende Tuberkulose-Impfung) eingeführt wurde, bedrohte die Krankheit die Volksgesundheit nicht mehr so stark wie früher.

Als die Tuberkulose in Großbritannien und anderen Industrienationen in den folgenden Jahren scheinbar besiegt worden war, erachtete es die Pharmaindustrie als wenig lukrativ, neue Medikamente zu entwickeln. Deshalb wurde keine weitere Grundlagenforschung betrieben; die Tuberkulose ist kürzlich wieder aufgelebt. Auch 50 Jahre nach der Einführung von Streptomycin sterben weltweit immer noch mehr Menschen an Tuberkulose als an jeder einzelnen anderen Infektionskrankheit. Circa acht Millionen Menschen erkranken jährlich an Tuberkulose, drei Millionen sterben daran. Sowohl in den Entwicklungsländern als auch in den Industrienationen ist die Erkrankung auf dem Vormarsch, teilweise weil Erreger entstanden, die gegen die begrenzte Anzahl der vorhandenen Antibiotika resistent sind. Diese Erregerstämme setzen sich in den Industrienationen und anderswo durch und stellen eine ernsthafte Bedrohung für die Volksgesundheit dar.

Tuberkulose erfordert eine Behandlung mit verschiedenen Antibiotika, die sich zwischen sechs Monaten und einem Jahr hinziehen kann. Bei jeder Unterbrechung kann das Bakterium gegen die Medikamente resistent und als Folge davon gefährlicher werden. In Großbritannien ist Tuberkulose immer noch relativ selten: derzeit gibt es jedes Jahr 6.500 neue Fälle. Bei ungefähr 5 % der Erkrankten ist der Erreger gegen ein Antibiotikum resistent, bei nur knapp über 1 % sind die Bakterien gegen zahlreiche Medikamente resistent. Tuberkulose wirkt eng mit dem HI-Virus zusammen, der die Immunschwäche AIDS auslöst. Ist jemand mit Tuberkulose infiziert, entwickelt er mit höherer Wahrscheinlichkeit die aktive Form, wenn er oder sie auch HIV infiziert ist: solche Menschen erliegen der Krankheit, weil ihr Immunsystem schwächer wird. In verschiedenen Teilen der Dritten Welt haben sich diese beiden

Erkrankungen, Tuberkulose und AIDS, mit tragischen Folgen gleichzeitig ausgebreitet.

Ungefähr ein Drittel der Weltbevölkerung ist mit der Tuberkelbakterie infiziert. Bei der überwiegenden Mehrheit hält das Immunsystem der Betroffenen die Bakterien in Schach, sie ruhen oder sind inaktiv – wenn die Bakterien über die Atemwege in den Körper gelangt sind, werden sie in den Lymphknoten nahe der Lungen eingeschlossen; dort werden sie in Schichten von Kalzium eingelagert. Diese Einschlüsse können zerfallen. Dazu können ein schlechter Allgemeinzustand, ein schwaches Immunsystem, Mangelernährung, Alkoholismus und Drogenmissbrauch führen, doch die meisten Infizierten leben normal und gesund und bei nur 5 – 10 % von ihnen wird die Tuberkulose aktiv.

Die Symptome sind vor allem Husten, rapider Gewichts- und Appetitverlust, Nachtschweiß und blutiger Auswurf. Tuberkulose wird meist nach einer Röntgenaufnahme des Brustkorbs diagnostiziert und nachdem der Auswurf mikroskopisch untersucht wurde. Patienten, die erkennbare Bakterien in ihrem Sputum aufweisen, werden normalerweise ins Krankenhaus eingewiesen. Nach mindestens zweiwöchiger Behandlung sind sie nicht mehr ansteckend und können ihre medikamentöse Behandlung zu Hause fortführen. Patienten, bei denen die Krankheit weiter fortgeschritten ist, müssen lange Zeit in speziellen Abteilungen bleiben. Der Erreger *Mycobakterium tuberculosis* wird durch Tröpfcheninfektion von einer Person auf andere übertragen, er wird also durch Husten und Niesen verbreitet. Auch durch Ausspucken kann er sich verbreiten und sich an Staubpartikel heften. Unter den für sie geeigneten Bedingungen können Tuberkulosebakterien monatelang überleben. Glücklicherweise ist es recht schwierig, sich anzustecken, es sei denn, man hält sich in einem beengten Raum auf, in dem nur wenig frische Luft zirkuliert und in den kein Sonnenlicht eindringt. Deshalb tritt Tuberkulose häufig bei ärmeren Familien auf, die in beengten Verhältnissen wohnen, bei Obdachlosen in überfüllten, schlecht belüfteten öffentlichen Schlafstätten oder unter Insassen in überfüllten Gefängnissen.

Extrapulmonale Tuberkulose

Sonnenlicht kann anfälligen Menschen helfen, der Tuberkulose vorzubeugen, indem es ihren Vitamin D-Spiegel aufrecht erhält, und es kann verhindern, dass sich die Krankheit verbreitet, indem es die Erreger in Gebäuden abtötet. Deshalb bestand in der Vergangenheit ein so enger Zusammenhang zwischen Sonnenlicht und Tuberkulose. Zu Beginn des 20. Jahrhunderts war die wohltuende Wirkung des Sonnenlichts auf Tuberkulosepatienten allgemein bekannt. Durch die Heliotherapie beugte man bei gefährdeten Personen einer Erkrankung vor. Bereits Erkrankten ersparte man Operationen.

Am häufigsten tritt die Erkrankung in der Lunge als Lungentuberkulose auf. Andere Formen manifestieren sich in Gelenken, Knochen, Wirbelsäule, Darm und Haut. Sie werden heute alle zusammen als „extrapulmonale Tuberkulose" bezeichnet. Früher wurden sie „chirurgische Tuberkulose" genannt, denn in der zweiten Hälfte des 19. Jahrhunderts, als Narkosemittel und Antiseptika aufkamen, erlebte die Chirurgie ihr so genanntes goldenes Zeitalter und radikale, intensive Operationen wurden zur anerkannten Behandlungsform für die extrapulmonalen Tuberkuloseformen. Die Ergebnisse dieser chirurgischen Eingriffe waren oft enttäuschend: Patienten waren lebenslang entstellt oder verkrüppelt, ohne dass sie die Garantie hatten, dass die Tuberkulose nicht wieder auftrat. Statt sich also in die Chirurgie zu flüchten, behandelten einige Ärzte mit so genannten konservativen Methoden, wie Ernährungstherapie, Sport und frischer Luft, um den allgemeinen Gesundheitszustand der Patienten zu verbessern und ihre Widerstandsfähigkeit gegen die Krankheit zu erhöhen. Einige wenige nutzten das Sonnenlicht. So brachte also die Auflehnung gegen die Chirurgie die Heliotherapie aus der Ecke der obskuren Behandlungsformen in die vorherrschende Medizin, wie wir in Kapitel 4 sehen werden. Richtig angewandt lässt sich mit Sonnenstrahlen Tuberkulose vorbeugen und behandeln. Sonnenlicht kann auch andere Krankheiten, wie zum Beispiel Krebs, positiver beeinflussen, als man allgemein annimmt.

Sonnenlicht und Krebsprävention

Vitamin D spielt eine wichtige Rolle bei der Resorption von Mineralien, erfüllt aber auch noch zahlreiche andere Funktionen. Es wirkt auf das Nervensystem, indem es den Kalziumspiegel im Blut reguliert, denn Kalzium unterstützt die Weiterleitung der Nervenimpulse und die Muskelkontraktion. Es wirkt auf die Insulinausschüttung aus der Bauchspeicheldrüse und ist maßgeblich an der Steuerung des Immunsystems beteiligt. Vitamin D beeinflusst auch das Wachstum und den Reifungsprozess der Zellen: in Laborversuchen zeigte sich, dass die physiologische Form von Vitamin D das Wachstum von Krebszellen hemmt.

Hautkrebs tritt in all seinen Erscheinungsformen heute wesentlich häufiger auf als früher. In den nordischen Ländern nahmen maligne Melanome alle fünf Jahre um durchschnittlich 30 % zu; derzeit kommt jedes Jahr eine Million Neuerkrankungen weltweit hinzu. Angesichts dieses rapiden Anstiegs von Hautkrebs in Europa, Skandinavien, Nordamerika und Australien wird nun in alljährlichen Gesundheitskampagnen die Bevölkerung dazu aufgerufen, die Sonne zu meiden. Dabei wird nur häufig übersehen, dass Hautkrebs nur eine der Krebsarten ist, die auf dem Vormarsch ist. Krebs verursacht ein Viertel aller Todesfälle in Großbritannien und fordert jährlich 146.000 Menschenleben. Nach den koronaren Herzkrankheiten ist Krebs die häufigste Todesursache, jährlich werden circa 300.000 neue Fälle festgestellt.

Im Jahr 1911 starben ungefähr 7 % der britischen Bevölkerung, insgesamt circa 37.000 Menschen an Krebs. 1980 ging man davon aus, dass jede vierte Person im Laufe ihres Lebens an Krebs erkranken und jede fünfte daran sterben würde. Mittlerweile erfahren wir, dass jeder Dritte von uns die Krankheit bekommen werde und eine kürzlich durchgeführte Studie, die vom *Macmillan Cancer Relief* in Auftrag gegeben wurde, prognostizierte, dass in der nächsten Generation jeder zweite Brite an Krebs erkranken werde. Die kontinuierliche Zunahme der Krebserkrankungen während des 20. Jahrhunderts wird vor allem (aber nicht vollständig) dem Rauchen zugeschrieben. Die Untersuchung von *Macmillan* prognostiziert, dass sich Prostatakrebs bis 2018 verdreifachen wird

und jeder vierte Mann davon betroffen sein wird; 1990 hingegen
war nur jeder zehnte Mann daran erkrankt. Brustkrebs wird von
9 % der Frauen im Jahr 1990 dann auf 13,7 % ansteigen. Diese Zunahme der Krebsarten ist teilweise darauf zurückzuführen, dass
der Anteil an älteren Leuten in der Bevölkerung steigt, doch kei-
nesfalls können alle diese Krebsfälle dem Alterungsprozess zugeschrieben werden.

In mancherlei Hinsicht ist Krebs für die Industrienationen
heute, was Tuberkulose im 18. und 19. Jahrhundert war: eine häufige Todesursache und ein Leiden, das allen Bemühungen der konventionellen Medizin trotzt. Ironischerweise ähnelt die Art, wie
wir mit Krebs umgingen und umgehen, sehr der Art und Weise,
wie man vor 100 Jahren mit extrapulmonaler Tuberkulose umging
– bevor die Heliotherapie wieder entdeckt wurde. Damals wie
heute lag das Hauptaugenmerk darauf, die Manifestation der
Krankheit zu entfernen, nicht aber darauf, die Fähigkeit des Patienten zu stärken, sie zu überwinden. Krebs ist nach wie vor
schwer heilbar, obwohl in den letzten 30 Jahren Billionen für die
Forschung ausgegeben wurden. Nur in wenige Forschungsbereiche
wurde je so viel investiert und blieben die Ergebnisse derart be-
scheiden. Zwar wird immer wieder über Durchbrüche in der
Krebsforschung im Labor publiziert, doch die Vorteile für die
Krebspatienten werden dadurch nicht ersichtlich.

Die konventionelle Medizin behandelt Krebs bevorzugt mit
Operationen, mit Bestrahlungen oder Chemotherapie. Die Krebszellen werden entfernt oder zerstört, man versucht aber nicht, das
natürliche Abwehrsystem des Körpers zu stärken, damit es die
Krankheit überwinden kann. Chemo- und Strahlentherapie bewirken vielmehr genau das Gegenteil. Vor diesem Hintergrund ist
verständlich, dass Menschen als Alternative oder Ergänzung zu
Chirurgie und chemischen Medikamenten sich nicht invasiven,
‚konservativen‘ Techniken zuwenden. Man hat eine Reihe alterna-
tiver Therapieformen gegen Krebs entwickelt, die mit unterschied-
lichem Erfolg für sich beanspruchen, die inneren Heilkräfte des
Körpers zu nutzen – statt Medikamente oder Apparatemedizin.
Auch Sonnenlicht wurde bei der Krebsbehandlung eingesetzt und

es gibt bereits über ein halbes Jahrhundert lang Beweise dafür, dass der Aufenthalt in der Sonne tief sitzende Krebsgeschwulste daran hindert, sich zu entwickeln.

Auch wenn Sonnenlicht bei empfindlichen Personen ein Basalzell- und Plattenepithelkarzinom hervorrufen kann, hängen Sonnenbaden und ein seltenes Auftreten von Krebs an inneren Organen eng zusammen. Die Zahl der Krebstoten steigt mit der Entfernung vom Äquator. Oder, um es anders auszudrücken, je näher Sie am Äquator leben, desto geringer ist Ihr Risiko, Krebs an inneren Organen zu entwickeln. Diesen Zusammenhang belegen zahlreiche Untersuchungen, wie die, die Dr. Frank Apperly 1941 in den Vereinigten Staaten durchführte. Er untersuchte die Statistiken über Krebstote in ganz Nordamerika und Kanada und stellte fest, dass die Städte zwischen dem 30. und 40. Breitengrad durchschnittlich 85 % mehr Krebstote verzeichneten als Städte zwischen dem 10. und dem 30. Breitengrad. Orte zwischen dem 40. und 50. Breitengrad hatten eine durchschnittlich 118 % höhere Rate an Krebstoten. In Städten zwischen dem 50. und 60. Breitengrad lag die Sterberate an Krebs um 150 % höher. Apperly untersuchte auch den Zusammenhang zwischen Sonnenlicht, Umgebungstemperatur und Hautkrebs. Er zog den Schluss, dass Sonnenlicht den Körper insgesamt gegen Krebs immunisiert und in Gegenden, in denen die Durchschnittstemperatur weniger als 5,5° Celsius beträgt, sogar gegen Hautkrebs. Bei höheren Durchschnittstemperaturen löst die Sonnenstrahlung mehr Hautkrebs aus, trotz der insgesamt stärkeren Immunität gegen die Krankheit.

Je näher man also am Äquator lebt, desto geringer ist die Wahrscheinlichkeit, Brust-, Lungen- oder Darmkrebs zu bekommen. Das Hautkrebsrisiko steigt, doch sinkt es in einem kühleren Klima mit Durchschnittstemperaturen unter 5,5° Celsius. Apperly hat anscheinend als erster Wissenschaftler das Verhältnis zwischen Umgebungstemperatur und Hautkrebs untersucht. Er vermutete auch, wie andere Forscher vor und nach ihm, dass weniger Menschen an Krebs innerer Organe sterben würden, wenn sie sich häufiger in der Sonne aufhielten. Er fasst seine Schlussfolgerungen aus der Statistik so zusammen:

Eine genauere Untersuchung, wie sich die Sonnenstrahlung auf den Körper auswirkt, könnte durchaus ergeben, dass sie den Körper gegen Krebs immunisiert.

Zahlreiche wissenschaftliche Untersuchungen in den vergangenen 20 Jahren untermauern die Ansicht, dass Sonnenlicht Krebs verhindern kann; auch ist eindeutig, dass die Sterblichkeitsrate und die Häufigkeit von Brust- und Darmkrebs in Nordamerika und anderen Gegenden mit zunehmenden Breitengraden steigt. 1992 veröffentlichte Dr. Gordon Ainsleigh einen Aufsatz in der Zeitschrift *Preventive Medicine*, in dem er die medizinische Literatur der letzten 50 Jahre zum Thema Krebs und Sonne untersuchte. Er zog den Schluss, dass die Vorteile regelmäßigen Sonnenbadens die Risiken (Plattenepithelkarzinome oder ein Melanom zu entwickeln oder schneller zu altern) bei weitem überwiegen. Er stellte Tendenzen in den epidemiologischen Untersuchungen fest, wonach ungefähr ein Drittel weniger Menschen in den Vereinigten Staaten an Brust- und Darmkrebs sterben würden, würden sie mäßig aber regelmäßig sonnenbaden. Darm- und Brustkrebs sind die zweit- und dritthäufigsten tödlich verlaufenden Krebsarten in Nordamerika und Ainsleigh schätzt, dass ungefähr 30.000 Menschen jährlich weniger an Krebs sterben würden, würde maßvolles und regelmäßiges Sonnenbaden die Norm werden.

Dieses Thema wurde 1995 in einem anderen amerikanischen Aufsatz (deutsch etwa „Sonnenlicht – kann es Krebs verhindern und verursachen?") noch einmal behandelt. Die Autoren äußerten Bedenken darüber, dass die medizinische Forschung hauptsächlich die schädliche Wirkung des Sonnenlichts auf hellhäutige Menschen untersuchte, aber nicht die Auswirkung auf dunkelhäutige Menschen, die in den Teilen der USA lebten oder dorthin emigriert waren, in denen es nur wenig Sonnenlicht gab. Sie folgerten aus ihren Recherchen, dass es sich zwar nicht definitiv beweisen ließe, dass Sonnenlicht und Vitamin D Menschen vor Brust-, Darm- oder Prostatakarzinomen schützen oder deren Wachsen hemmen, doch es gebe gute Gründe, die allgemeine Verurteilung moderaten Sonnenbadens zu bezweifeln. Sie glaubten, für die Amerikaner mit stark pigmentierter Haut stelle eher ein Mangel an

Sonnenstrahlung ein Problem dar als zu viel Sonnenlicht: dieser Umstand könnte durchaus zu der Häufigkeit von Prostatakrebs bei Afroamerikanern und zu einer besonders aggressiven Form von Brustkrebs bei Afroamerikanerinnen beitragen. Der Schlusssatz dieses Aufsatzes ist auf seine Art so vielsagend wie die Folgerung von Apperley in dem oben zitiertem Aufsatz von 1940. Die Autoren schlagen vor, ...

(...) die Untersuchung der positiven Wirkung des Sonnenlichts auf die Krebsentwicklung solle aus dem Bereich der Mystik herausgeholt und in die wissenschaftliche Arena der Experimente und Versuche verlegt werden.

Bezeichnenderweise bestätigen neue Laborversuche, dass ein Vitamin D-Mangel maßgeblich zur Entstehung von Brust-, Darm- und Prostatakrebs beitragen kann; in geringerem Maß auch zu Leukämie, Lymphomen und Melanomen. Wissenschaftler verstehen allmählich die Mechanismen, wie Vitamin D dazu beiträgt, dass sich eine Krebserkrankung langsamer entwickelt. Die Ergebnisse epidemiologischer Untersuchungen zum Thema Sonnenlicht und Krebs werden also von denen im Labor bestätigt. Es laufen auch Versuche, ob Vitamin D zur Behandlung von Prostatakrebs und anderen bösartigen Tumoren eingesetzt werden kann. Allerdings wurden, wie es scheint, noch keine umfangreicheren Versuche durchgeführt, ob Heliotherapie in die Krebstherapie aufgenommen werden kann, obwohl schon viel darüber berichtet wurde.

Darmkrebs und Sonne

Da Gesundheitskampagnen wegen des Hautkrebsrisikos vor Sonnenbädern warnen, kann man leicht verstehen, warum die Krebs hemmende Wirkung des Sonnenlichts großenteils übersehen wurde. Freilich wurde die Hypothese, Sonnenlicht hemme das Wachstum innerer Krebsarten, von etablierten Krebsforschern nur wenig unterstützt. Angesichts der Tatsache, wie langsam die Verbindung zwischen Rachitis und Sonnenlicht von vielen etablierten Ärzten akzeptiert wurde, überrascht das nicht weiter.

Während des 18. und 19. Jahrhunderts trat Rachitis hauptsächlich nördlich des 37. Breitengrades in den kleineren und größeren Städten auf, in denen die Luftverschmutzung das maximal mögliche Sonnenlicht reduzierte. Zwischen Rachitis und Darmkrebs bestehen einige auffallende Parallelen: Beinahe alle westlichen Länder nördlich des 37. Breitengrades auf der Nordhalbkugel und südlich des 37. Breitengrades auf der südlichen Hemisphäre haben hohe Darmkrebsraten. In den Vereinigten Staaten, in Großbritannien, Kanada, Irland und Neuseeland ist Darmkrebs nach Lungenkrebs die zweithäufigste Krebsart mit tödlichem Verlauf. Und das Problem ist schlimmer in Gegenden mit hoher Luftverschmutzung, genau wie es bei Rachitis der Fall war.

In den 1980er-Jahren veröffentlichten Dr. Frank Garland und Dr. Cedric Garland im *International Journal of Epidemiology* die erste epidemiologische Untersuchung, die behauptete, in der Sonne gebildetes Vitamin D schütze vor Darmkrebs (siehe folgende Tabelle). Sie überprüften die geographische Verteilung der Krebstoten in den Vereinigten Staaten und stellten fest, dass in sonnigeren Gegenden der USA weniger Menschen an Darmkrebs starben; die Anzahl der Todesfälle im industrialisierten Nordosten der USA ist ein Drittel höher als in sonnigen Gegenden wie Hawaii, Neu Mexiko und Arizona. Der Umzug in sonnige Breiten, zum Beispiel von New York nach Florida, geht mit einer Verringerung des Darmkrebsrisikos einher. Wer seine Kindheit und Jugend an einem sonnigen Fleck der Erde verlebt, läuft weniger Gefahr, an Krebs zu erkranken, selbst wenn er später in eine Gegend umzieht, die weniger Sonne bietet; die Schutzwirkung scheint das ganze Leben lang anzuhalten.

Darmkrebs und Breitengrade		
Land	Breitengrade (°)	Todesrate pro 100.000 Einwohner
Nordirland	54	16,4
Republik Irland	53	16,6
England und Wales	52	15,3

Darmkrebs und Breitengrade		
Land	Breitengrade (°)	Todesrate pro 100.000 Einwohner
Niederlande	52	14,7
Deutschland	51	16,5
Belgien	50	15,5
Österreich	47	15,2
Schweiz	47	12,2
Frankreich	46	11,2
Kanada	45	13,5
New Hampshire, USA	44	11,5
New York, USA	43	12,4
Connecticut, USA	42	11,5
Rhode Island, USA	42	12,2
Massachusetts	42	12,1
Italien	42	10,5
Neuseeland	41	19,7
New Jersey, USA	40	12,9
Spanien	40	7,8
Griechenland	39	5,2
Japan	36	9,3
Neu Mexiko, USA	34	9,1
Arizona, USA	34	8,8
Australien	33	15,8
Israel	31	11,8
Chile	30	6,1
Florida, USA	28	9,9
Mexiko	23	2,7
Hawaii, USA	20	8,5
Guatemala	15	0,5

Die jährliche altersstandardisierte Darmkrebsmortalität von Frauen pro 100.000 Einwohner bezogen auf den Breitengrad des Wohnorts in ausgewählten Gegenden in den Jahren 1986 – 1990. Nach Garland, C.F., Garland, F.C. und Groham E.D.: Epidemiology of Cancer Risk and Vitamin D, in: *Vitamin D: Molecular Biology, Physiology, and Clinical Applications*, (Hrsg. Holick, M.F.), Humana Press, New Jersey, 1999.

Brustkrebs und Sonne

Brustkrebs ist die häufigste Krebsform bei Frauen, jährlich sterben weltweit etwas 370.000 Frauen daran. Bei ungefähr 220.000 Frauen in Europa und 180.000 Frauen in den Vereinigten Staaten wird diese Erkrankung jährlich diagnostiziert. Ungefähr 15.000 britische Frauen sterben jedes Jahr an Brustkrebs; diese Todesrate ist höher als überall sonst in Westeuropa. Jede 12. englische Frau entwickelt in ihrem Leben Brustkrebs, und die Häufigkeit nimmt weiter zu, wie bereits dargestellt. Die Gründe dafür sind nicht ganz klar, doch der Mangel an Sonnenlicht könnte dabei mitspielen. 1989 veröffentlichten das Ehepaar Garland mit Dr. Edward Gorham die erste epidemiologische Arbeit überhaupt über die Beziehung zwischen Sonnenlicht und Brustkrebs (siehe folgende Tabelle). Ihre Untersuchung zeigt Folgendes: je mehr Sonnenschein, desto weniger tödlich verlaufende Brustkrebsfälle (wie es auch bei Darmkrebs der Fall ist). Nordamerikanische Frauen, die in Gebieten mit weniger Sonnenlicht lebten, waren 40 % stärker gefährdet, an Brustkrebs zu sterben, als Frauen, die auf Hawaii oder in Florida lebten. Die weltweit niedrigsten Brust- und Darmkrebsraten treten in der Karibik, in Süd- und Mittelamerika, Nordafrika und Südasien auf. Diese Länder liegen nur bis zu 20° vom Äquator entfernt. Dort ist die Sonnenstrahlung besonders intensiv und dort sterben vier- bis sechsmal weniger Menschen an Brust- oder Darmkrebs als in Nordeuropa oder -amerika.

Brustkrebs und Breitengrade		
Land	Breitengrade (°)	Todesrate pro 100.000 Einwohner
Nordirland	54	26,9
Republik Irland	53	25,7
England und Wales	52	29,0
Niederlande	52	25,8
Deutschland	51	21,9
Belgien	50	25,6
Österreich	47	22,0

Brustkrebs und Breitengrade		
Land	Breitengrade (°)	Todesrate pro 100.000 Einwohner
Schweiz	47	24,9
Frankreich	46	19,0
Kanada	45	23,5
New Hampshire, USA	44	25,0
New York, USA	43	25,6
Connecticut, USA	42	23,6
Rhode Island, USA	42	25,7
Massachusetts	42	25,0
Italien	42	20,4
Neuseeland	41	25,0
New Jersey, USA	40	25,8
Spanien	40	15,0
Griechenland	39	15,1
Japan	36	5,8
Neu Mexiko, USA	34	19,4
Arizona, USA	34	20,0
Australien	33	20,5
Israel	31	22,5
Chile	30	12,7
Florida, USA	28	20,9
Mexiko	23	6,3
Hawaii, USA	20	15,0
Guatemala	15	2,3

Die jährliche altersstandardisierte Brustkrebsmortalität von Frauen pro 100.000 Einwohner bezogen auf den Breitengrad des Wohnorts in ausgewählten Gegenden in den Jahren 1986 – 1990. Nach Garland, C.F., Garland, F.C. und Gorham, E.D.: Epidemiology of Cancer Risk and Vitamin D, in: *Vitamin D: Molecular Biology, Physiology, and Clinical Applications*, (Hrsg. Holick, M.F.), Humana Press, New Jersey, 1999.

Die Studie der Garlands belegt, dass die Nordamerikanerinnen, die brustkrebsgefährdet sind, auch ein hohes Risiko haben, an Darmkrebs zu erkranken. Sie leben eher in Städten im weniger sonnigen und im verschmutzteren Nordosten, wo zur Stromgewinnung, in Schmelzhütten und in Heizungen sehr viel Steinkohle mit einem hohen Schwefelanteil verbrannt wird. Die Luftverschmutzung, die der Grund für Rachitis bei ihren Vorfahren war, ist immer noch aktuell. Sie ist vielleicht nicht mehr so stark, aber sie hält immer noch die ultraviolette Strahlung ab und beeinträchtigt die Bildung von Vitamin D. Aufgrund der schmutzigen Luft erkranken auch im Nordosten mehr Menschen aus den Städten an beiden Krebsformen als Menschen aus ländlichen Gebieten. Ein ähnlicher Zusammenhang zwischen Brust- und Darmkrebs, Luftverschmutzung und Breitengraden ist auch in Kanada und Italien beobachtet worden. In den nördlichen Republiken der ehemaligen Sowjetunion ist Brustkrebs doppelt so häufig wie in den südlichen Staaten; in den mittleren Breitengraden ist dort eine mittlere Häufigkeit zu verzeichnen.

Zu diesem Zusammenhang zwischen Sterblichkeitsrate und Häufigkeit von Brust- und Darmkrebs in Nordamerika und anderen Gegenden der Welt und zunehmender Entfernung vom Äquator gibt es eine bemerkenswerte Ausnahme. Japan ist ein stark industrialisiertes Land, das relativ weit im Norden liegt, doch hier kommen Brust- und Darmkrebs nur selten vor. Diese Anomalie wurde der Tatsache zugeschrieben, dass die Japaner durchschnittlich zehnmal mehr Vitamin D über den Fisch in ihrer Ernährung zu sich nehmen als Erwachsene in Großbritannien oder den Vereinigten Staaten. Die orale Einnahme von Vitamin D und Kalzium wirkt sich auf die Häufigkeit von Darmkrebs ähnlich aus wie auf Rachitis: Sowohl Vitamin D als auch Kalzium sind notwendig, um Darmkrebs in Schach zu halten.

In Nordamerika hat der Verzehr von Fett, Ballaststoffen, Obst und Gemüse nur sehr wenig Einfluss auf das Nord-Süd-Gefälle von Darm- und Brustkrebs. Ja, im Nordosten wird sogar etwas mehr Obst und Gemüse verzehrt als im übrigen Land. Im Nordosten verzehren die Menschen auch mehr ballaststoffreiches Getreide und Brot als im Süden, der Fettverzehr ist im ganzen Land gleich.

Prostatakrebs und Sonne

Bei Prostatakrebs treten ähnliche geographische Unterschiede auf wie bei Brust- und Darmkrebs. Die bekannten Risikofaktoren für diesen Krebs sind höheres Alter, dunkle Haut und nördliche Breitengrade, die alle mit einer eingeschränkten Vitamin D-Bildung einhergehen. Am häufigsten kommt Prostatakrebs in den Vereinigten Staaten, Kanada und Skandinavien vor, in Japan am seltensten. Eine Untersuchung, die 1992 in der medizinischen Fachzeitschrift *Cancer* veröffentlicht wurde, stellte fest, dass es in den Vereinigten Staaten ein starkes Nord-Süd-Gefälle bei dieser Krankheit gibt, je intensiver das Sonnenlicht, desto weniger Krebstote. Auch hier war die Sterblichkeitsrate im Nordosten der USA am höchsten, im Südwesten am niedrigsten. Es starben weniger weiße Amerikaner als Afroamerikaner und dies ließ sich nicht auf sozioökonomische Unterschiede zurückführen. Gemeinsam mit Brust- und Darmkrebs sind die Sterblichkeitsraten von Prostatakrebs umgekehrt proportional zur ultravioletten Sonnenstrahlung. Da Prostatakrebs der häufigste nicht die Haut betreffende Krebs bei amerikanischen Männern ist und die zweithäufigste Todesursache bei Männern, die an Krebs sterben, ist diese Studie für ältere Männer – besonders dunkelhäutige Männer, die für diese Krankheit anfälliger sind – sehr aufschlussreich.

Eierstockkrebs und Sonne

Eierstockkrebs kommt in Nordamerika und Nordeuropa häufiger vor als in Afrika und Asien; in Japan ist er mit am seltensten. Eine Untersuchung, die das *International Journal of Epidemiology* 1994 veröffentlichte, zeigt, dass es in den Vereinigten Staaten eine umgekehrte Verbindung zwischen der durchschnittlichen täglichen Sonneneinstrahlung und tödlich verlaufendem Eierstockkrebs gibt. Frauen im Alter zwischen 45 und 54, die in den nördlichen US-Staaten leben, starben fünfmal häufiger an Eierstockkrebs als Frauen der gleichen Altersgruppe, die im Süden des Landes leben. Freilich ist bisher nicht bewiesen, dass Sonnenlicht Eierstockkrebs oder irgendeinen anderen Krebs der inneren Organe verhindert. Doch auch hier gibt es stichhaltige Hinweise, wenngleich nur wenige darauf, dass manche Krebspatienten nachweislich von Sonnenbädern profitieren.

Sonnenlichttherapie und Krebs

Es gibt zahlreiche Berichte darüber, wie Heliotherapie wirksam bei Krebspatienten eingesetzt wurde, doch leider sind viele dieser Berichte eher erzählend (und nicht wissenschaftlich): Betroffene, die an einer bestimmten Form von Hautkrebs leiden (es handelt sich um *Mycosis fungoides*) profitieren dabei eindeutig vom Sonnenlicht. Eine wissenschaftliche Untersuchung wurde an einer Klinik im schweizerischen Davos durchgeführt; die Ergebnisse erschienen 1986 in der Fachzeitschrift *Hautarzt*. Danach ging der Krebs bei der Mehrzahl der Patienten, die in den Alpen mit Sonnenlichttherapie behandelt wurden, zurück – bei einigen über ein Jahr.

Bei Krebs an inneren Organen haben anscheinend nur wenige Ärzte therapeutisch die Sonnenlichttherapie genutzt. Eine rühmliche Ausnahme bildet der amerikanische Arzt Dr. Zane Kime. In seinem 1980 erschienenen Buch *Sunlight could Save Your Life* beschreibt Kime, wie er eine seiner Patientinnen mit Brustkrebs zur Sonnenlichttherapie ermunterte. Diesen recht ungewöhnlichen Schritt unternahm er nach einem Gespräch mit einer 41-Jährigen, deren Brustkrebs auf ihre Lungen und Knochen übergegriffen hatte. Sie hatte sich bereits operieren lassen und eine Chemotherapie hinter sich – ohne Erfolg. Kime behandelte den Krebs nicht direkt, sondern führte ein Programm durch, um den allgemeinen Gesundheitszustand der Patientin zu verbessern. Sie durfte nur Vollwertkost essen, alle raffinierten mehrfach ungesättigten Öle und Fette wurden aus ihrer Ernährung gestrichen. Und er forderte sie zum Sonnenbaden auf. Diese Kombination aus Ernährung und Sonnenbädern lieferte bemerkenswerte Resultate. Innerhalb weniger Monate konnte die Patientin wieder arbeiten und zeigte in den folgenden Jahren keine Symptome ihres metastasierten Krebses. Leider beschreibt Kime diesen Fall in seinem Buch nicht allzu ausführlich und erwähnt auch nicht, wie lange seine Patientin wieder gesund ist. Bedauerlicherweise starb Kime selbst 1992.

Einige Jahre vor dem eindeutigen Erfolg von Kime wurde am *Bellevue Medical Centre* in New York untersucht, wie sich Sonnenlicht bei Krebs auswirkt. Im Sommer 1959 wurden

15 Krebspatienten aufgefordert, ihre eigene Sonnenlichttherapie festzusetzen. Sie verbrachten so viel Zeit wie möglich ohne Brille, besonders ohne Sonnenbrille, im Freien. Sie wurden auch angehalten, künstliche Lichtquellen und Fernsehen so weit wie möglich zu meiden. Dr. John Ott, ein bekannter Forscher zum Thema Licht und Gesundheit, ist wahrscheinlich der bedeutendste Neuerer in diesem Bereich seit Dr. Niels Finsen. Finsen nahm an diesem Projekt übrigens ebenfalls teil. Ott hat die amerikanische Öffentlichkeit als Erster vor den gesundheitlichen Gefahren gewarnt, die von Fernsehgeräten ausgehen: Sie senden Röntgenstrahlen aus. Er entwickelte auch die ersten Vollspektrumlampen. In seinem Buch *Health and Light* stellt er fest, dass die Untersuchungen darüber, wie Sonnenlicht auf Krebspatienten wirke, positiv genug seien und ausführlichere Untersuchungen zu diesem Thema rechtfertigten. Doch die Unterstützung für seine Arbeit blieb aus.

Der weltweit bekannte Schweizer Sonnenlichttherapeut Dr. Auguste Rollier (1874 – 1954) dokumentierte Erfolge bei Morbus-Hodgkin, einer Krebserkrankung der Lymphdrüsen. Doch als Rollier in der ersten Hälfte des 20. Jahrhunderts die Heliotherapie praktizierte, war Krebs nicht so verbreitet wie heute. Tuberkulose stellte eine viel größere gesundheitliche Bedrohung dar. Als Krebs zu einem größeren Problem anwuchs, war die Sonnenlichttherapie bereits fast gänzlich aus dem medizinischen Repertoire verschwunden. Das erklärt zum Teil, warum Sonnenlicht bei Krebspatienten scheinbar nicht in größerem Umfang angewandt wurde.

Zwar scheinen Rolliers Patienten mit dem Hodgkin-Lymphom von der Sonnenlichttherapie profitiert zu haben, doch in den letzten Jahren vermuteten einige Forscher, dass Sonnenbaden in Wirklichkeit das Risiko erhöht, Non-Hodgkin-Lymphom (eine andere Krebserkrankung der Lymphdrüsen) zu bekommen. Non-Hodgkin-Lymphome gehören zu den am stärksten zunehmenden Krebsformen in Großbritannien und anderen Ländern. Die Gründe für diese Zunahme sind nicht ganz klar, doch Non-Hodgkin-Lymphome treten hauptsächlich bei HIV-Infizierten auf, ferner bei Patienten, deren Immunsystem durch Chemotherapie unterdrückt wird oder durch Medikamente, die nach einer Organtransplantation die Abstoßungsreaktion verhindern sollen. Menschen, die über einen langen Zeitraum Immunsuppressiva einnehmen, entwickeln diese Krebsform viel leichter als die durchschnittliche Bevölkerung. Sie sind äußerst anfällig für Hautkrebs und müssen deshalb starkes Sonnenlicht besonders meiden. Zum Non-Hodgkin-Lymphom konnten die detailliertesten Untersuchungen, die 1997 im *British Medical Journal* veröffentlicht wurden, keine positive Verbindung zum Sonnenlicht feststellen. Vielleicht hat es eine andere Ursache als Sonnenlicht.

Sonnenlicht und das Herz

Koronare Herzerkrankungen sind Todesursache Nummer eins in der westlichen Welt. Sie machen alljährlich ein Drittel aller Todesfälle in den Industrienationen aus und sieben Millionen Todesfälle weltweit. Falls Sie bedauerlicherweise bereits an einer Herzerkrankung leiden, Herzerkrankungen in Ihrer Familie aufgetreten sind oder Sie Bluthochdruck haben, wird man Sie wahrscheinlich darauf hingewiesen haben, dass Ihre Lebensweise und Ihre Ernährungsgewohnheiten sich auf Ihr künftiges Wohlbefinden auswirken können. Wenn Sie auf Ihr Gewicht achten und regelmäßig Sport treiben, wird es Ihnen weniger wahrscheinlich gesundheitlich schlecht gehen, als wenn Sie in Ihrem Alltag viel sitzen, Fertiggerichte zu sich nehmen und rauchen. Wie bereits in Kapitel 1 beschrieben, beeinflusst Sonnenlicht das aufgrund von Herzerkrankungen gestörte körperliche Gleichgewicht. Sonnenlicht senkt nicht nur den Blutdruck und die Cholesterinwerte; Untersuchungsergebnisse, die 1935 im *American Journal of Physiology* vorgestellt wurden, belegen, dass Sonnenbäder auch die Blutmenge, die das Herz mit jedem Schlag ausstößt, um bis zu 39 % steigern kann. Falls sich Sonnenlicht so stark auf die Herz-Kreislauf-Funktion auswirken kann, würde man erwarten, dass in Gegenden mit weniger Sonneneinstrahlung mehr Herzerkrankungen auftreten.

Im Winter sterben mehr Menschen an Herzinfarkten als in den anderen Jahreszeiten. Todesfälle aufgrund von Herzerkrankungen

nehmen mit wachsender Entfernung vom Äquator zu. Auch der
Cholesterinspiegel steigt mit zunehmender Entfernung vom Äquator und Menschen in Ländern im Nordwesten Europas, wie
Großbritannien, haben die höchsten Cholesterinwerte und sterben
am häufigsten an Herzkrankheiten. Weniger wohlhabende Familien in Schottland, in Nordirland und im Nordwesten Englands
leiden am häufigsten an Herzerkrankungen. Im *Quaterly Journal
of Medicine* war 1996 eine Studie abgedruckt, die zu wenig Sonnenlicht als möglichen Risikofaktor identifizierte. Eine schlechte
Wohnsituation, äußerst geringe körperliche Betätigung im Freien
wie Gartenarbeit und zu wenig Geld für Urlaube in sonnige Re-
gionen wurden als Gründe angeführt, warum sich diese stark ge-
fährdete Gruppe nicht ausreichend in der Sonne aufhalten kann.

Bezeichnenderweise treten Herzkrankheiten in Großbritannien
bei Immigranten aus Indien und Asien besonders oft auf, weil sie,
wie wir bereits wissen, häufig nicht in die Sonne hinausgehen. Die
Forscher, die die Untersuchung durchführten, stellten die Hypothese auf, dass hohe Cholesterinwerte im Blut zwar bestehende
Erkrankungen der Herzkranzgefäße verschlimmern können, aber
nicht die Ursache dafür sind. Sie vermuten, dass die Ursache eine
Mikrobe ist (möglicherweise ein nicht besonders virulenter Erreger von Atemwegsinfektionen mit dem Namen *Chlamydia pneu-
moniae*) und dass mangelndes Sonnenlicht diesen Organismus gedeihen lässt, ähnlich wie auch bei Tuberkulose. Falls das stimmt,
hätten Immigranten, die keine natürliche Immunität gegen diesen
Erreger haben, ein noch höheres Risiko, sich zu infizieren, sobald
ihr Immunsystem durch den Vitamin D-Mangel geschwächt ist.

Wie bei Krebs ist auch trotz intensiver Forschung noch vieles
über Herzkrankheiten unbekannt und kann bisher nicht erklärt
werden. Sonnenlicht oder vielmehr der Mangel an Sonnenlicht beeinflusst das Entstehen von Herzkrankheiten stärker als bisher
vermutet und dieser Zusammenhang muss meiner Meinung nach
dringend untersucht werden.

Sonnenlicht und Diabetes

Laut Weltgesundheitsorganisation leiden weltweit etwa 135 Millionen Menschen an Diabetes mellitus. Es gibt zwei Hauptformen von Diabetes: den insulinabhängigen und den nicht insulinabhängigen Diabetes. Die insulinabhängige Form beginnt meist in der Kindheit und tritt auf, weil das Immunsystem körpereigene Zellen in der Bauchspeicheldrüse zerstört, die Insulin produzieren. Wie der Name verrät, muss der insulinabhängige Diabetes mit Insulin behandelt werden. Der nicht insulinabhängige Diabetes ist weniger ernst und kann mit der entsprechenden Ernährung, Sport, Medikamenten, die die Insulinproduktion anregen, oder mit Insulin selbst behandelt werden. Diese Form kommt häufiger vor, sie macht circa 90 % aller Diabetesfälle aus. Der nicht insulinabhängige Diabetes tritt zumeist bei über 40-Jährigen auf, die eine genetische Disposition haben und häufig übergewichtig und körperlich nicht fit sind. Die Weltgesundheitsorganisation prognostiziert, dass die Zahl der Diabetiker bis zum Jahr 2025 auf 300 Millionen steigen wird, weil die Bevölkerung immer älter wird, sich ungesund ernährt, übergewichtig ist, sich zu wenig bewegt und zu viel sitzt.

Insulinmangel führt zu einem erhöhten Blutzuckerspiegel, der wiederum die Blutgefäße und die Nerven schädigen kann. Diabetes kann langfristig zu schwerwiegenden Komplikationen führen, zum Beispiel zu Herzanfällen, Nierenversagen, Blindheit und Gangränen in den unteren Extremitäten. An Herzerkrankungen sterben 75 % der Diabetiker in Europa. Untersuchungen haben gezeigt, dass Vitamin D vor juvenilem Diabetes schützt. Die Ergebnisse eines europaweit durchgeführten Versuchs, die 1999 in der Fachzeitschrift *Diabetologica* veröffentlicht wurden, weisen darauf hin, dass Vitamin D-Nahrungsergänzungen, die im Kleinkindalter eingenommen werden, vor einem Prozess schützen oder ihn hemmen, der sonst in der späteren Kindheit zu insulinabhängigem Diabetes führen kann. Falls das wirklich so ist, scheint die Annahme vernünftig, dass Sonnenbäder im Kleinkindalter wichtig sind, um die Krankheit zu verhindern, gleichwohl wurde diese Möglichkeit wissenschaftlich noch nicht bestätigt.

Ob Sonnenbaden nun den insulinabhängigen Diabetes verhindern kann oder nicht, es ist bekannt, dass Sonnenlicht eine ähnliche Wirkung hat wie Insulin, denn es senkt ebenfalls den Blutzuckerspiegel. Wie bereits in Kapitel 1 dargestellt, merken dies zwar Gesunde nicht, doch bei Diabetikern ist die positive Wirkung dramatisch. Deshalb sollten alle Diabetiker vorsichtig sonnenbaden, denn eventuell müssen sie, wenn sie sich länger sonnen, ihre Insulindosis reduzieren, um einen normalen Blutzuckerspiegel aufrechtzuerhalten. In Großbritannien leiden an Diabetes, genau wie an Herzkrankheiten, am häufigsten Menschen aus Indien oder Asien; auch das könnte nur eine weitere Manifestation ihres chronischen kompensierten Vitamin D-Mangels sein.

Multiple Sklerose

Multiple Sklerose ist eine Erkrankung des zentralen Nervensystems, bei dem die Myelinscheiden, die die Nervenfasern schützen, zerstört werden. Dies führt zu einer Reihe von Symptomen, die von einer gestörten Nervenfunktion ausgehen (wie Lähmungen und Zittern). In Großbritannien leiden etwa 80.000 Menschen an multipler Sklerose, in den Vereinigten Staaten ungefähr 250.000. Die Ursachen der Krankheit sind nicht geklärt, doch man weiß, dass multiple Sklerose mit zunehmenden Breitengraden dramatisch zunimmt und dass Sonnenbaden in der Kindheit vor der Krankheit im späteren Leben schützt.

Die Breitengrade beziehungsweise der Wohnort wurden als wichtiger Risikofaktor bereits 1922 ausgemacht. In den 1960er-Jahren entdeckten Wissenschaftler, dass multiple Sklerose mit der ganzjährig und in den Wintermonaten vorhandenen Menge an Sonnenlicht zusammenhing. Sie zogen daraus den Schluss, dass Sonneneinstrahlung direkt oder indirekt vor der Erkrankung schützt. Es gibt stichhaltige Indizien, dass Vitamin D vor multipler Sklerose schützt; sie erklären auch, warum die Erkrankung in den Tälern der Schweiz recht häufig vorkommt, in den Höhenlagen aber wesentlich seltener auftritt, denn dort ist die ultraviolette Strahlung viel intensiver. In Norwegen kommt multiple Sklerose im Landesinneren wesentlich häufiger vor als an der Küste; hier essen die Menschen viel Fisch, einen ausgezeichneten Vitamin D-Lieferanten. In anderen Teilen der Welt, in denen viel Fisch verzehrt wird, wie in Japan, tritt multiple Sklerose wesentlich seltener auf als man aufgrund der geographischen Lage erwarten würde.

Eine Erklärung, wie die Sonne die Erkrankung mit verhindert, ist folgende: Wird Sonnenlicht über die Augen aufgenommen, wird die Abwehrreaktion des zentralen Nervensystems auf bisher noch ungeklärte Weise positiv beeinflusst. Die Verfasser eines Artikels, der kürzlich in der Fachzeitschrift *Medical Hypothesis* erschien, liefern dafür zwei mögliche Erklärungen. Zum einen könnte Sonnenlicht das Entstehen von Optikusneuritis (das ist eine Entzündung des Sehnervs) verhindern, die bei 85 % der Personen auftritt, die später multiple Sklerose entwickeln. Diese Entzündung der Netzhaut und eines Gehirnbereichs gilt als das erste Stadium von multipler Sklerose; Sonnenstrahlen wirken auf das Immunsystem und verhindern dies. Die Autoren vermuten auch, dass Sonnenlicht ähnlich wie bei einer anderen Erkrankung, der Saisonal Abhängigen Depression, bei der die geographische Lage eine Rolle spielt, die Krankheit verhindern kann. Helles Licht verhindert Winterdepression, weil die Zirbeldrüse bei hellem Licht, wie in Kapitel 1 dargestellt, weniger von dem Neurohormon Melatonin ausschüttet. Indem es die Melatoninausschüttung hemmt, könnte Sonnenlicht auch vor multipler Sklerose schützen, indem es das Immunsystem stärkt und den Myelinverlust verhindert.

Unglücklicherweise wurde in den letzten 40 Jahren multiple Sklerose nicht so eng mit mangelndem Sonnenlicht während der Kindheit und Jugend in Verbindung gebracht, wie es hätte der Fall sein können. Doch wer die Krankheit vermeiden will, ungeachtet des genauen Entstehungsmechanismus, ist gut beraten, Kinder keine Sonnenbrille tragen zu lassen und sie mäßig aber regelmäßig in die Sonne zu schicken.

Sonnenlicht und Karies

Nachdem wir gesehen haben, wie sich Sonnenlicht auf Krebs, Herzerkrankungen, Diabetes und multiple Sklerose auswirkt, wollen wir nun wieder zu den Knochen oder genauer gesagt den Zähnen zurückkehren. Man muss zwar weit zurückgehen, um dokumentierte Hinweise für eine Beziehung zwischen Sonnenlicht und Zahnfäule zu finden, doch es gibt sie. In einer Untersuchung aus dem Jahr 1939 mit 94.000 weißen Amerikanern im Alter von 12 – 14 wurde ein eindeutiger Zusammenhang zwischen Sonnenlicht und Karies nachgewiesen. Jungen, die im Nordosten der Vereinigten Staaten lebten, in denen die Sonne jährlich im Durchschnitt weniger als 2.200 Stunden scheint, hatten zwei Drittel mehr Löcher in den Zähnen als ihre Altersgenossen, die im Südwesten des Landes lebten und mehr als 3.000 Stunden Sonnenschein im Jahr genossen.

Eine andere Untersuchung, die 1938 im *Journal of Nutrition* veröffentlicht wurde, ergab, dass das Auftreten von Karies bei amerikanischen Kindern je nach Jahreszeit schwankte. Am häufigsten trat Karies im späten Winter und bald im Frühling auf, nur wenige Fälle sind im Sommer zu verzeichnen. Falls das zutrifft, spricht vieles dafür, den Routinebesuch beim Zahnarzt auf den frühen Herbst zu verlegen, wenn der Vitamin D-Spiegel am höchsten ist und die Zähne am stärksten sind.

Schuppenflechte

Sonnentherapie wirkt besonders gut bei Schuppenflechte oder Psoriasis; hierbei handelt es sich um eine gutartige, aber chronische entzündliche Hautkrankheit, von der 1 – 2 % der Weltbevölkerung betroffen ist. Schuppenflechte kann in unterschiedlichen Schweregraden auftreten: von einer sehr leichten Form, bei der die Betroffenen nur einige schuppige rote Stellen an den Ellenbogen haben, bis zu schwereren Krankheitsbildern, bei denen beinahe die gesamte Haut mit Ausnahme des Gesichts entzündet ist. Die Krankheit kann erheblichen Stress auslösen und zu einem stark eingeschränkten Sozialleben führen, manchmal ist sogar eine Einweisung ins Krankenhaus erforderlich. Die Krankheitssymptome können durch die orale Verabreichung eines fotosensibilisierenden Medikaments (wie 8-Methoxypsoralen) gelindert werden, bei dem man sich nach der Gabe auch noch der UVA-Strahlung aussetzt. In schweren Fällen werden immunsuppressive Medikamente verabreicht, zum Beispiel Cyclosporin. Doch Heliotherapie kann die Schuppenflechte ohne starke Medikamente zum Verschwinden bringen. Sie ist Patienten oft lieber als konventionelle Behandlungsmethoden und wirkt besonders gut bei schweren Fällen.

In den vergangenen 30 Jahren wurden Zehntausende von Patienten, hauptsächlich aus Westeuropa, am Toten Meer in Israel mit Sonnenlichttherapie gegen Schuppenflechte behandelt. Der hohe Mineralgehalt des Wassers in Verbindung mit der Sonneneinstrahlung bessert den Zustand bei ungefähr 80 % der Patienten, die zur Behandlung kommen. Auch in anderen Teilen der Welt wurde Psoriasis erfolgreich mit Sonnenlicht behandelt. In einer neueren Studie aus dem Jahr 1998, die im *British Journal of Dermatology* veröffentlicht wurde, unterzogen sich 46 Patienten aus Finnland einer vierwöchigen Behandlung mit Sonnenlicht auf den Kanarischen Inseln. Ihnen wurde der Süden empfohlen, weil die Sonneneinstrahlung in Finnland zu schwach ist und es zu wenig sonnige Tage gibt, um bei chronischer Schuppenflechte eine durchgreifende Wirkung erzielen zu können. Die Untersuchung zeigte auch, dass es nur rentabel war, Patienten in eine sonnige Gegend zu schicken, wenn deren Psoriasis so schlimm war, dass sie regelmäßig ins Krankenhaus oder ambulant behandelt werden mussten. Für Patienten mit Schuppenflechte bleibt Heliotherapie eine wirksame, wenn auch gelegentlich kostenintensive Alternative zu Medikamenten, die im ganzen Körper wirken.

4
Die Geschichte des Sonnenlichts als Heilmittel

Die Leitlinien, die wir heute für das Sonnenbaden bekommen, sind viel eingeschränkter als die Informationen, die einem Sonnenanbeter vor 50 Jahren zur Verfügung standen. Wir werden angehalten, die Sonne um die Mittagszeit zu meiden, einen Sonnenhut und ein T-Shirt zu tragen und Sonnenschutzmittel mit hohem Lichtschutzfaktor zu verwenden, doch diese Art von Ratschlägen ist im Grunde genommen negativ. Wir erfahren, wie wir Sonnenbrände vermeiden, aber nicht, wie wir die therapeutischen Eigenschaften der Sonne am besten nutzen können. Das können wir von der Vergangenheit lernen, von der Zeit vor den Antibiotika. Deshalb beschäftigt sich dieses Kapitel hauptsächlich mit der Geschichte des Sonnenlichts als Heilmittel.

Nur wenige Ärzte beschäftigen sich während ihres Studiums mit Medizingeschichte, warum sollten sie auch. Schließlich hat sich dank der Antibiotika die medizinische Behandlungsweise in den vergangenen 50 Jahren so grundlegend verändert, dass wenig Notwendigkeit dazu besteht. Vorüber sind die Tage, in denen eine kleine Schnittwunde oder ein Kratzer leicht zu einer Blutvergiftung werden konnten, postoperative Infektionen an der Tagesordnung waren, Knocheninfektionen nur innerhalb von Jahren heilten und tuberkulöse Meningitis zwangsläufig tödlich verlief. Da wir mittlerweile wirksame Medikamente haben, um diese und andere

Krankheiten zu bekämpfen, ist es sicher von geringem praktischen Wert, von der Medizin vor der Zeit der Antibiotika zu lernen, oder?

Infektionen werden in Krankenhäusern zu einem immer größeren Problem. In Großbritannien sterben mehr Menschen an Krankenhausinfektionen (HAI, Hospital Acquired Infections) als an Verkehrsunfällen. Mindestens 5.000 Menschen sterben jährlich an den direkten Folgen und weitere 15.000 an den Komplikationen aufgrund einer Infektion, die sie sich nach einer Behandlung zuzogen. Durchschnittlich infiziert sich jeder zehnte Patient im Krankenhaus – und möglicherweise ist jeder zehnte Patient überhaupt nur deshalb in der Klinik, weil er sich nach seiner Einweisung eine Infektion holte. Das Ausmaß des Problems lässt sich nur schwer einschätzen, weil manche Infektionen erst auftreten, wenn die Patienten entlassen sind. Unter diese Kategorie fallen 20 – 70 % der Wundinfektionen nach Operationen und diese Fälle sind in Statistiken nicht erfasst.

Ein weiteres Problem in Krankenhäusern ist die wachsende Zahl krankheitsauslösender Bakterien, die gegen Antibiotika resistent werden. Der Ausbruch solcher Infektionen kann sehr gefährlich und teuer sein. Infizierte Patienten müssen länger in der Klinik bleiben als die, die sich normal erholen, und die Kosten für das Schließen von Abteilungen, das Absagen von Operationen und die Einweisungen belaufen sich jährlich auf Millionen von britischen Pfund. 1998 kam der Ausschuss für Wissenschaft und Technologie des englischen Oberhauses in einem Bericht darüber, wie antibiotikaresistente Bakterien die Volksgesundheit bedrohen, zu folgendem Schluss:

Die Hinweise, die wir bereits haben, sind schon jetzt alarmierend, noch alarmierender sind sie für die Zukunft. Langfristig kann die Wissenschaft schon Abhilfe schaffen durch neuartige antimikrobielle Mittel und zusätzliche Impfstoffe; doch kurzfristig steht die Welt einer Epidemie gegenüber, die mit gutem Grund so bezeichnet werden kann, und der düsteren Aussicht, wieder in das Zeitalter vor den Antibiotika zurückzukehren.

Dass immer mehr gegen Medikamente resistente Stämme entstehen, lässt sich unter anderem damit erklären, dass Zuchttieren massiv Antibiotika verabreicht werden. Über 40 % der in den Vereinigten Staaten produzierten Antibiotika werden an Tiere verfüttert. In manchen Ländern werden Obstbäume mit Antibiotika besprüht, um bakterielle Infektionen der Früchte zu verhindern oder in Schach zu halten. Solche Maßnahmen fördern das Wachstum resistenter Bakterien, die wiederum auf Menschen übertragen werden könnten, wenn sie rohe oder nicht ausreichend gekochte Nahrung zu sich nehmen. Eines der recht verbreiteten Antibiotika in der Tierzucht, Avoparcin, wurde kürzlich in Europa aus dem Verkehr gezogen, weil es das Wachstum von Zellen beschleunigt. In seiner chemischen Struktur ist es dem Antibiotikum Vancomycin sehr ähnlich – das ist die letzte Verteidigungslinie der modernen Medizin gegen eine Reihe Infektionen auslösender Bakterien, die gegen alle anderen existierenden Medikamente resistent geworden sind. Dass ein gegen Vancomycin resistenter Enterococcus-Bakterienstamm entstanden ist, wurde mit dem Einsatz von Avoparcin bei Schweinen und Geflügel in Zusammenhang gebracht. Das Salmonellenbakterium könnte den gleichen Weg gehen wie zahlreiche andere Krankheitserreger.

In einigen Krankenhäusern der Welt sind die vancomycinresistenten Enterococcus-Bakterien bereits nicht mehr behandelbar; ein anderer Erreger, der methicillinresistente *Staphylococcus aureus* (MRSA) ruft mittlerweile in Krankenhäusern Infektionen hervor und stellt vor allem für frisch Operierte, für Patienten mit einer offenen Wunde und ältere Patienten eine Gefahr dar. Erstmals sprachen 1997 an drei verschiedenen Orten Staphylococcus-Erreger schlecht auf Vancomycin an. Dies wurde von Ärzten weltweit vorhergesehen und gefürchtet: Es bedeutet, dass Varianten eines Bakteriums, das Blutvergiftung, Wundinfektionen und Lungenentzündung hervorruft, existieren, die mit allen bisherigen Antibiotika nicht zu behandeln sind.

Diese Resistenz gegen Medikamente gilt als von den Medizinern hausgemacht, die Antibiotika unangemessen gegen Virusinfektionen verschrieben haben. Untersuchungen belegen, dass ungefähr die Hälfte der Antibiotika, die Patienten in Kliniken verabreicht werden, falsch verschrieben sind. Außerdem kann die unregelmäßige Einnahme der Medikamente oder das vorzeitige Abbrechen einer Behandlung teilweise resistente Bakterien gänzlich resistent machen, wie wir bereits im Fall der Tuberkulose gesehen haben. Angesichts der recht erschreckenden Vorstellung, in die Zeit vor den Antibiotika zurückzukehren, müssen wir im Gedächtnis behalten, dass einerseits neue Antibiotika entwickelt werden und dass andererseits Antibiotika nicht unsere wichtigste Abwehr gegen Infektionen darstellen. Gründliche Hygiene, angemessene sanitäre Anlagen, eine bakteriell einwandfreie Wasserversorgung, frische Luft, Sport und die Ernährung sind weit wichtiger. Schließlich ist Tuberkulose in England seit 1800 nicht aufgrund von Antibiotika stetig auf dem Rückzug – das ist eher auf die besseren Lebensbedingungen und die Gesundheitspolitik der Regierungen zurückzuführen.

Ferner müssen wir uns daran erinnern, dass Antibiotika durchaus Nebenwirkungen haben: Wenn sie Bakterien angreifen, die eine bestimmte Erkrankung im Körper hervorrufen, töten sie auch die nützlichen Bakterien, die ansonsten das Wachstum der Erreger hemmen würden, und auch solche Bakterien, die für unsere Abwehr gegen andere Infektionen eine wichtige Rolle spielen. Außerdem haben einige Antibiotika erhebliche Nebenwirkungen, eine davon ist Lichtempfindlichkeit. Die Antibiotika Tetracyclin, Declomycin, Aureomycin, Griseofulvin und zahlreiche andere häufig eingesetzte Medikamente können die Haut empfindlicher gegenüber Sonnenlicht machen.

Resistenz gegen Antibiotika ist nicht neu, sie trat bereits in den 1950er-Jahren auf. Auf Warnungen vor neuen ‚Plagen‘ sollte man recht vorsichtig reagieren – vielleicht nicht so sehr wie auf Vorhersagen einer Epidemie von Krebserkrankungen und grauem Star, die durch die Abnahme des Ozonlochs verursacht würden, aber dennoch mit Vorsicht. Schicksalsschläge und Katastrophen erhöhen zwar die Auflagen von Zeitungen und Büchern und sind gut für die Einschaltquoten im Fernsehen. Die Vorhersagen weltweiter Katastrophen dieser Art helfen Wissenschaftlern bei ihrem ständigen

Bemühen, sich Forschungsgelder zu sichern, und ermöglichen es Bürokraten, ihren Einflussbereich immer stärker zu erweitern.

Doch Resistenz gegen Medikamente ist in Krankenhäusern tatsächlich ein ernstes Problem, denn hier hängt selbst der Erfolg von Routineoperationen davon ab, dass Antibiotika wie Vancomycin zur Verfügung stehen. Es besteht immer das Risiko, sich nach einer Operation mit dem Bakterium *Staphylococcus aureus* zu infizieren, wie ein Mitarbeiter des *Journal of Tissue Viability* in der Januarausgabe 1999 beschrieb. Bei einem dokumentierten kleinen Eingriff führte eine sich anschließende Infektion mit dem MRSA zu einem neunwöchigen Aufenthalt auf der Intensivstation mit Herzinfarkt, Nierenversagen, Atemproblemen und anderen Komplikationen. Allerdings wäre es auch sehr gefährlich, ohne Antibiotika eine infizierte Wunde und Blutvergiftung zu behandeln oder kleinere Operationen durchzuführen.

Vielleicht ist es an der Zeit, ein paar alte Medizinlehrbücher abzustauben und herauszufinden, was die Ärzte früher machten. Zwar ist die Vorstellung verzeihlich, sie seien praktisch machtlos gewesen, den Verlauf schwerer Infektionen zu beeinflussen, doch das stimmt überhaupt nicht. Die Maßnahmen, die sie entwickelten, könnten in den kommenden Jahren sehr wertvoll für uns werden, falls sich die Organismen schneller anpassen und resistent werden als wir neue Antibiotika entwickeln können.

Als Erstes werden wir im Folgenden betrachten, wie sie kaltes Wetter und frische Luft einsetzten, um die Selbstheilungskräfte des Körpers anzuregen. Diese Behandlungsmethode wurde unter der Bezeichnung „Frischluftbehandlung" bekannt. Anschließend werden wir uns der Geschichte und der Praxis der Heliotherapie zuwenden, dem Einsatz des Sonnenlichts als Heilmittel. Heliotherapie wurde zu Beginn des 20. Jahrhunderts wieder entdeckt, nachdem sie über tausend Jahre lang in Vergessenheit geraten war. Sie entwickelte sich aus der Frischluftbehandlung. Um also die Heliotherapie zu verstehen, müssen wir ein wenig über die Frischlufttherapie Bescheid wissen.

Bevor wir zu tief in die Einzelheiten einsteigen, müssen wir uns mit ein oder zwei Grundgedanken befassen. Erstens: Jeder und jede von uns reagiert anders auf Sonnenlicht. Es gibt keine starre Formel oder ein festes Regelwerk, eine gesunde Bräune herbeizuführen und das Immunsystem zu stärken. Zweitens: Sonnenbaden zum Wohle der Gesundheit ist gleichbedeutend mit viel frischer Luft. Sonnenbaden zielt darauf ab, den Körper zu kräftigen. Deshalb befanden sich so viele Heliotherapiekliniken entweder in hohen Bergregionen oder an der Küste. Die Art und Weise, wie viele Menschen heute sonnenbaden und bei warmer Luft in der Sonne schmoren, sollte man meiden. Gesundes Sonnenbaden will die Widerstandsfähigkeit des Körpers anregen, nicht schwächen. Frische Luft, Meerwasser oder eine Kombination aus beidem tragen zu einer deutlichen Verbesserung bei.

Die Frischluftbehandlung von Infektionskrankheiten

Falls Sie vor den 1960er-Jahren auf die Welt kamen, haben Sie als Baby wahrscheinlich viel Zeit im Kinderwagen verbracht. Die Chancen standen gut, dass Sie warm eingepackt und bei jedem Wetter draußen hingestellt wurden: bei Schnee, Schneeregen und Regen. Selbst wenn Sie keinen Kinderwagen hatten, wurden Ihre Eltern dazu angehalten, Sie bei jeder Gelegenheit an die frische Luft und in die Sonne zu bringen – um sicherzustellen, dass Sie groß und gesund werden. Als Kind haben Sie dann wahrscheinlich auf der Straße gespielt. Vielleicht haben Sie manchmal den Sommerurlaub in einem Ferienort an der Küste verbracht und Sandburgen gebaut. Wahrscheinlich sind Sie zu Fuß zur Schule gegangen oder mit dem Fahrrad gefahren. In der Schule haben Sie sich dann mit Spielen und Sport im Freien vergnügt (oder sie erlitten) und wahrscheinlich hatten Sie zu Hause keine Zentralheizung.

Heute ist alles ziemlich anders. Heute wird die Notwendigkeit so genannter Spiele im Freien viel weniger betont. Die Kinderkrankheiten, die vor dem Krieg häufig waren, sind großenteils verschwunden. Auch die Lebensweise hat sich geändert. Für viele Kinder ist es heute zu gefährlich, in die Schule zu laufen oder auf der Straße zu spielen, auch gibt es weniger Gelegenheiten, an organisiertem Sport in der Schule teilzunehmen, als sagen wir vor 20 Jahren. Heute ist es sicherer und leichter für Kinder, jeden Tag stundenlang Videos anzuschauen oder Computerspiele zu spielen als nach draußen zu gehen und sich etwas zu bewegen. Heutzutage spielen frische Luft und Bewegung eine viel geringere Rolle in der Entwicklung von Kindern als früher. Die Vorstellung, sich in kalter Luft aufzuhalten tue Kindern gut, war ein Vermächtnis aus den Tagen vor den Antibiotika. In den ungefähr 50 Jahren, in denen die medikamentöse Behandlung die Medizin revolutionierte, waren frische Luft oder Maßnahmen an der frischen Luft (sie waren unter dem Namen „Frischluftbehandlung" bekannt) in Verbindung mit Sonnenlichttherapie die Stütze im Kampf gegen Infektionskrankheiten wie Tuberkulose.

Frischluftbehandlung bei Tuberkulose

Tuberkulose wurde im 19. Jahrhundert in Nordeuropa und -amerika allgemein als ererbt, nicht infektiös und unheilbar angesehen. Weil man annahm, dass Patienten mit dieser Krankheit nicht geheilt werden können, war es wichtiger, ihr Wohlbefinden sicherzustellen als sich daran zu versuchen, ihren Gesundheitszustand zu verbessern. Ein warmes, mildes Klima wurde als zuträglich angesehen; kalte, frische Luft sollte unter allen Umständen vermieden werden. Alle Tuberkulosepatienten oder Menschen, die als gefährdet galten, wurden warm angezogen und in einer ‚Treibhaus-Atmosphäre' gehalten. Es war Mode, jeden Luftzug zu vermeiden; gleichzeitig wurden Brechmittel und zahlreiche Dämpfe und Substanzen verschrieben. Außerdem wurden die Patienten zur Ader gelassen und das Entstehen von Hautblasen wurde angeregt. Tuberkulosepatienten schickte man durchaus in Ferienorte an der Küste, doch oft wurde ihnen der Aufenthalt in geheizten Räumen verschrieben und sie erhielten eine magere Diät.

Als erster Arzt kritisierte Dr. George Bodington öffentlich diese Praktiken. Er formulierte die Grundsätze der Frischluftbehandlung bei Tuberkulose und er leitete auch das erste Haus (in Sutton Coldfield, nahe Birmingham), das man als Tuberkulose-Sa-

natorium bezeichnen könnte. Bodington hatte seine Frischluftbehandlung aus seinen Beobachtungen entwickelt, wonach Menschen, die einen Großteil der Zeit in geschlossenen Räumen verbrachten, anfällig waren für Tuberkulose, wohingegen Personen,
die im Freien an der frischen Luft arbeiteten, im Allgemeinen
keine Tuberkulose hatten:

> Bauern, Hirten, Pflüger etc. sind selten anfällig für Tuber-
> kulose, weil sie sich ständig an der frischen Luft aufhalten;
> die Stadtbewohner und Personen, die viel in geschlossenen
> Räumen leben, oder solche, die Tätigkeiten nachgehen, die
> sie ans Haus binden, sind die Opfer der Tuberkulose: Letz-
> tere sollten, um eine Heilung zu erzielen, bei der Behand-
> lung der Krankheit ihre Gewohnheiten der ersteren
> Gruppe im Hinblick auf frische Luft und Bewegung so
> weit wie möglich angleichen.

Bodington lehnte die Einnahme beliebter Medikamente dieser Zeit
entschieden ab, ebenso die Praxis, Patienten in warme, schlecht
belüftete Räume zu sperren, um sie vor der vermeintlich schädlichen Wirkung kalter Luft zu schützen. Bodington behandelte
seine Patienten nach einem festen Therapieplan mit Ruhe, Ernährungstherapie, Licht, Sport und vor allem Aufenthalt an der frischen Luft. Er war erfolgreich bei der Behandlung der Krankheit,
manchmal konnte er sie sogar heilen. 1840, zu einer Zeit, als seiner
Schätzung nach jeder fünfte Brite an Tuberkulose starb, veröffentlichte er einen Aufsehen erregenden Essay zu diesem Thema.
Darin schrieb er:

> Verzweiflung scheint sich im Hinblick auf diese zerstöreri-
> sche Krankheit unter den Ärzten breit gemacht zu haben
> und nur sehr klägliche Bemühungen werden unternommen,
> um ihrem Fortschreiten Einhalt zu gebieten.

Die etablierte Medizin nahm diesen Essay und Bodingtons Methoden nicht gerade freundlich auf, er wurde gezwungen, damit auf-
zuhören. Doch schließlich wurde die Frischluftbehandlung die ak-
zeptierte Therapie für Tuberkulose. 1884 eröffnete Edward

Livingston Trudeau (1848 – 1915) in Saranac Lake (New York, USA) eines der ersten Sanatorien Amerikas. In Deutschland war die Nordrach-Kolonie im Schwarzwald das bekannteste Sanatorium, das Dr. Otto Walter (1853 – 1919) 1888 gründete. Es wurde so berühmt, dass Nordrach der Name für Frischluft-Sanatorien wurde. Bald wurden überall in Europa und in anderen Ländern der Welt ähnliche Kliniken gebaut. 1904 wurde in Berlin-Charlottenburg eine Schule für tuberkulosekranke Kinder gegründet, bei der zur Genesung viel mit frischer Luft gearbeitet wurde. Diese Schule wurde ebenso nachgeahmt wie die deutschen Frischluft-Sanatorien. In seinem visionären Essay von 1840 hatte George Bodington die Verbreitung von Sanatorien vorhergesagt. In einem Brief an seinen Sohn aus dem Jahr 1866 drückte er die Hoffnung aus, dass seine Pionierarbeit in Sutton Coldfield später einmal anerkannt werden würde:

Ich denke oft daran, dass die Ärzteschaft vielleicht, wenn ich erst tot und unter der Erde bin, eher geneigt sein wird, mir etwas Gerechtigkeit widerfahren zu lassen als zu meinen Lebzeiten.

Wie hat sich also frische Luft auf die weitere Geschichte der Tuberkulose ausgewirkt? In den 1920er-Jahren begannen Wissenschaftler die Frischluft-Behandlung zu untersuchen und stellten fest, dass kaltes Klima in Wirklichkeit den Körper stimuliert, Wärme zu erzeugen und dadurch den Heilungsprozess beschleunigt. Der Stoffwechsel des Körpers (die Aktivität aller Gewebszellen) wird beschleunigt, wenn der Kältereiz richtig gesetzt wird. Untersuchungen zeigten, dass sich die Atmung vertiefte, das Blut besser zirkulierte, der Appetit zunahm und die Verdauung sich verbesserte. Außerdem arbeiteten die exkretorischen und sekretorischen Drüsen besser, dadurch wurden Giftstoffe besser ausgeschieden. Freilich geht der Gedanke, frische Luft sei dem Körper zuträglich, weit vor Bodingtons Entdeckung zurück. Er war schon das Steckenpferd von Hippokrates:

Denn es ist für den Körper nicht gut, die Kälte des Winters nicht zu erleben, ebenso wie Bäume, die die Winterkälte nicht gespürt haben, weder Früchte tragen noch selbst stark sind. (...) Seit der Tagundnachtgleiche werden die Tage jetzt milder und länger, die Nächte kürzer; die bevorstehende Jahreszeit ist heiß und trocken, die momentane Jahreszeit ist nährend und gemäßigt. Ebenso wie die Bäume, die über keine Intelligenz verfügen, für ihr Wachstum und ihren Schatten sorgen, um sich im Sommer zu helfen, so sollte sich auch der Mensch, der ja Intelligenz besitzt, vorbereiten, indem er in gesundem Maß an Gewicht zunimmt. (Hippokrates in: *Gesunde Lebensweise*)

Wie Gärtner ihre Pflanzen im Frühling nach draußen bringen, um sie zu stärken oder abzuhärten, so scheint auch der menschliche Körper vom Reiz der kalten Witterung immer wieder zu profitieren. Der Begriff der Abhärtung taucht in der medizinischen Literatur zur Klimatherapie noch auf, doch die Möglichkeiten, kalte frische Luft auf diese Art zu nutzen, sind, wie Sie vielleicht bereits vermuten, in der modernen Welt recht eingeschränkt.

Sonnenlichttherapie in der Antike

Sonnenlicht wird schon seit Jahrtausenden als Heilmittel eingesetzt. Die Griechen nannten das Sich-Sonnen *Heliosis*, nach ihrem Sonnengott Helios und pflegten auch, Sandbäder in der Sonne zu nehmen. Der griechische Arzt Soranos von Ephesus, der um 110 n. Chr. wirkte, verschrieb Sonnenbaden bei verschiedenen chronischen Erkrankungen wie Epilepsie, Lähmung, Blutungen, Asthma, Erkrankungen der Speiseröhre, Gelbsucht, Elephantiasis (eine Verdickung der Gliedmaßen durch Lymphstau), Blasenerkrankungen und Übergewicht. Er kombinierte Sonnenbaden mit verschiedenen Wasseranwendungen, wie Baden in natürlichen Quellen und im Meer. Der griechische Chirurg Antyllus, der ungefähr 300 n. Chr. lebte, beschrieb in seinen Schriften die Sonnenlichttherapie, ebenso Herodot, ein griechischer Arzt aus dem zweiten Jahrhundert unserer Zeitrechnung.

Die Römer waren von der Heilkraft der Sonnenstrahlen zutiefst überzeugt, sie praktizierten, was wir Präventivmedizin nennen würden. Der Hauptgrund dafür war, dass sie Ärzten misstrauten, die überwiegend aus Griechenland oder Kleinasien nach Rom kamen. Nur wenige Römer wurden Ärzte, denn die Medizin war kein angesehener Beruf. Deshalb verließen sie sich auf sanitäre Anlagen, eine gute Wasserversorgung, Hygiene, Sport und Sonnenbaden, um sich gesund zu halten. Der römische Gelehrte Plinius der Ältere (23 – 79 n. Chr.), der die Ärzte seiner Zeit scharf kritisierte, beschrieb Sonnenbaden als „die beste aller selbst durchgeführten Maßnahmen" und pflegte sich täglich zu sonnen – nach einem leichten Mittagessen und vor einem kalten Bad.

Der römische Philosoph Cornelius Celsus empfahl geschwächten, korpulenten Menschen oder Personen, die an Wassersucht (Ödemen) litten, sich in der Sonne aufzuhalten. In seiner Abhandlung *Über die Medizin* empfiehlt Celsus, geschwollene Körperteile sollten der Sonne ausgesetzt werden, aber nicht zu lange, damit der Patient kein Fieber bekomme. Der berühmte arabische Arzt und Philosoph Ibn Sina oder Avicenna (980 – 1037 n. Chr.) empfahl Sonnenbäder bei Asthma und Ischiasbeschwerden, zur Auflösung von Blähungen, Schwellungen und Wassersucht. In seinem *Kanon der Medizin* beschrieb er verschiedene Arten von Sandbädern am Strand in der Sonne, darunter, den Körper mit Sand zu bestreuen, um mögliche Nebenwirkungen auf die Behandlung zu unterbinden.

Mit dem Untergang Roms und der Verbreitung des Christentums sank die Sonnenlichttherapie in der Gunst. In Rom wie auch in Griechenland hing die Heliotherapie eng mit der Verehrung der Sonne zusammen. Die frühen Christen hatten einen langen, erbitterten Kampf gegen den heidnischen Sonnenkult geführt. Sobald sich ihre Kirche durchgesetzt hatte, verschwendeten sie ihre Zeit nicht mehr damit, offene Sonnenanbeter umzubringen. Bedauerlicherweise scheint das Wissen um die Heilkraft der Sonne ungefähr zur gleichen Zeit aus dem kollektiven Bewusstsein verschwunden zu sein. Das frühe Mittelalter bedeutete für über 1.000 Jahre das Ende der Sonnenlichttherapie in Europa.

Die Wiederentdeckung des Sonnenlichts als Heilmittel

Dr. Arthur Downes und Thomas Blunt, zwei britische Wissenschaftler, führten 1877 eine Reihe von Experimenten durch, um festzustellen, ob sich Licht positiv oder negativ auf die Entwicklung von Bakterien und anderen Organismen auswirkt. Sie bemerkten eine eindeutig bakterizide (Bakterien tötende) Wirkung, von der sie in den *Proceedings of the Royal Society* berichteten. Bei ihrem ersten Experiment hatten sie acht Teströhrchen in einem Ständer einen Monat lang vor einem Südwestfenster stehen lassen. Die Teströhrchen enthielten die Pasteurlösung, eine Mischung aus Wasser, Zucker, Ammoniak und anderen Bestandteilen, die das Bakterienwachstum begünstigen. Vier Teströhrchen waren mit dünnem Tafelblei zugedeckt, vier blieben den ganzen Monat über offen stehen. Sie stellten fest, dass die dem Sonnenlicht ausgesetzten Röhrchen sauber blieben, während die zugedeckten trüb wurden; unter dem Mikroskop waren sie voll Bakterien.

Downes und Blunt konnten nachweisen, dass Sonnenlicht potenziell Erreger tötet, selbst durch Glas hindurch. Sie stellten fest, dass das sichtbare Spektrum, besonders der blaue Bereich, bakterizide Wirkung hat. Diese Entdeckungen veranlassten andere Wissenschaftler zu Untersuchungen, was passiert, wenn man Bakterien den Sonnenstrahlen aussetzt. 1890 wies der deutsche Arzt und Bakteriologe Robert Koch (1843 – 1910) nach, dass das Sonnenlicht Tuberkulose-Bakterien tötete, denn er hatte acht Jahre zuvor den Tuberkel-Bazillus (*Myobacterium tuberculosis*, wie es heute heißt) entdeckt und bewiesen, dass dieser Erreger die Krankheit auslöst. Die Arbeit von Koch, Downes und Blunt lenkt die Aufmerksamkeit auf eine wichtige Rolle, die das Sonnenlicht bei der Vorbeugung von Tuberkulose spielt. Diese wurde gegen Ende des 19. Jahrhunderts als Infektionskrankheit anerkannt und nicht mehr als erblich, wie vorher.

1905 erhielt Robert Koch den Nobelpreis für Medizin. Zwei Jahre vorher hatte ihn ein anderer Wissenschaftler gewonnen, der sich für die Wirkung des Sonnenlichts auf Tuberkulose interessierte,

Dr. Niels Finsen (1860 – 1904). Finsen war der erste Arzt, der Sonnenlicht als Heilmittel einsetzte und gleichzeitig seine Wirkung wissenschaftlich untersuchte. Er tat wahrscheinlich mehr dafür, die Bedeutung des Lichts für die Gesundheit nachzuweisen, als je ein Mensch vor oder nach ihm. Finsen führte einige der ersten Versuche durch, wie ultraviolette Strahlung auf lebende Organismen wirkt. Das Wissen, das er aus diesen Experimenten gewann, konnte er für zwei bis dahin unheilbare Krankheiten einsetzen: Pocken und Hauttuberkulose.

Niels Finsen kam am 15. Dezember 1860 in Tornshavn auf den Faröer-Inseln auf die Welt. Er begann seine Medizinausbildung in Island und führte mit 20 Jahren seine Ausbildung in Dänemark fort. Drei Jahre später erkrankte er an rheumatischem Fieber, das sein Herz in Mitleidenschaft zog. 1890, als er sein Studium an der Universität von Kopenhagen abschloss, war er Invalide, der nie mehr gesund werden würde. Sein Gesundheitszustand verhinderte, dass Finsen die Medizinlaufbahn einschlug, deshalb unterrichtete er an der Universität Kopenhagen Anatomie. Während seines Studiums dort hatte Finsen bereits festgestellt, dass er in sonnigen Räumen besser arbeiten konnte und dass er sich in der Sonne wohler fühlte, doch dafür fand er keine Erklärung in seinem Physiologie-Lehrbuch. Sein Interesse an der Sonne wuchs, als er das Verhalten einer Katze beobachtete, die in der Sonne lag. Die Katze legte sich immer wieder in die Sonne, sobald ein Stück Schatten sie einholte.

Sooft es seine Gesundheit erlaubte, untersuchte Finsen in seiner Freizeit die Wirkung der ultravioletten und der sichtbaren Strahlung auf Lebewesen und die Ursachen des *Erythema solare*, des Sonnenbrandes. Wie der Name bereits vermuten lässt, nahm man allgemein an, dass Sonnenstrahlen das so genannte *Erythema caloricum* hervorruft. 1889 wies Professor Erik Johan Widmark (1850 – 1909) wissenschaftlich nach, dass die ultraviolette Strahlung der Sonne, nicht aber die roten „Hitze"-Strahlen, Sonnenbrand und Hauttönung auslösten. Diese Ergebnisse regten Niels Finsen zu zahlreichen Experimenten an, bei denen er sich starker ultravioletter Strahlung einer elektrischen Bogenlampe aussetzte. Er bestätigte Widmarks Erkenntnisse und wies nach, dass blaue und violette Strahlen auch Hautentzündungen verursachen können, wenn auch eine geringere als ultraviolettes Licht. Wenn ultraviolette Strahlung zu einer schweren Entzündung gesunder Haut führen kann, so überlegte Finsen, würde sie der entzündeten, empfindlichen Haut von Menschen, die unter Krankheiten wie Pocken litten, noch viel mehr schaden.

Sonnenlicht und Pocken

Pocken sind eine hochinfektiöse Erkrankung, die schon einmal in vielen Teilen der Welt endemisch war und aufgrund ihrer hohen Sterberate stark gefürchtet wurde. In England wurde sie „geflecktes Monster" genannt, weil während der Infektion unzählige Pusteln auf der Haut der Erkrankten auftraten, die sie oft das ganze Leben lang entstellten, falls sie überlebten. Im Juli 1893 veröffentlichte Dr. Niels Finsen einen Aufsatz, in dem er die Theorie entwickelte, dass Pockenpatienten, würden sie sich vor der ultravioletten Strahlung schützen, die Eiterungen und Narben erspart blieben, die für diese Krankheit typisch sind. Er hatte bemerkt, dass die schlimmsten Pockennarben im Gesicht und auf den Händen auftreten, also an den Körperteilen, die dem Tageslicht am stärksten ausgesetzt sind. Finsen folgerte, dass Patienten sich im frühen Krankheitsstadium in rotem Licht aufhalten und vor den ultravioletten „chemischen" Strahlen des elektromagnetischen Spektrums geschützt werden müssten. Er überprüfte seine Theorie im gleichen Jahr mit zwei norwegischen Ärzten. Sie stellten fest, dass das gefährlichste und schmerzhafteste Stadium der Pocken, die Eiterungen, nicht auftraten, dass es zu keinen Schwellungen kam, die Temperatur nicht anstieg und auch die Haut nicht mit Narben übersät wurde.

Weitere Tests bestätigten, wie sensibel Pockenpatienten auf Licht reagierten. Wurden sie nach dem Beginn einer Rotlicht-Behandlung auch nur dem geringsten Tageslicht ausgesetzt, kam es zwangsläufig zu Eiterungen und Narbenbildung. In seinem Buch *Phototherapy* betonte Finsen diese Erkenntnis folgendermaßen:

Pockenpatienten müssen vor den chemischen Strahlen so
sorgfältig geschützt werden, wie der Fotograf mit seinen
Platten und seinem Papier umgeht.

In Skandinavien und Europa übernahmen Ärzte die Behandlung
im ‚roten Raum' von Finsen. Die Behandlung musste beginnen,
sobald der Pockenausschlag auftrat, vor den Eiterungen, und sie
musste fortgeführt werden, bis alle Blasen auf der Haut ausge-
trocknet waren. Manchmal starben die Erkrankten zwar, doch
wenn die Therapie rechtzeitig durchgeführt wurde, genasen die
Patienten ohne oder mit nur wenigen Narben. Finsen war sich bewusst, dass seine Behandlung eine Wiederentdeckung war. Ähnliche Methoden waren schon seit langem als bewährtes Mittel in
China, Japan und Rumänien angewandt worden, auch die Ärzte
des Mittelalters hatten sie beschrieben. Doch er stellte diese Behandlungsform auf eine wissenschaftliche Basis. Als er sich so als
Lichttherapeut einen Namen gemacht hatte, richtete er seine Aufmerksamkeit auf eine andere Hauterkrankung: *Lupus vulgaris*, die
Wolfsflechte.

Diese Form von Lupus wurde einst für Krebs gehalten und als
„Wolfskrebs" oder „Wolfsbiss" bezeichnet. Deshalb wird die
Krankheit heute auch Lupus genannt, das lateinische Wort für
Wolf. Es handelt sich um eine Form von Tuberkulose, die meist
im Gesicht auftritt. Damals starben zwar die Betroffenen selten an
dieser Krankheit, aber sie entstellte die Menschen häufig so, dass
der Tod als Erleichterung galt. Die einzige Behandlungsform um
1900 war die Operation, die die Patienten in vielen Fällen schreck-
lich entstellte.

1897 beschrieb Niels Finsen in einer Veröffentlichung, wie er
eine Behandlungsmethode mit konzentriertem ultravioletten Licht
für Lupus gefunden hatte. Er stellte fest, dass die Tuberkulose immer stärker zurückging, wenn er das Gesicht der Patienten kon-
zentrierten ultravioletten Strahlen aussetzte. Zuerst glaubte er, die
UV-Strahlung töte die Tuberkulose-Erreger, doch gegen Ende seines tragischerweise kurzen Lebens nahm er an, die UV-Strahlung
stimuliere irgendwie die Selbstheilungskräfte des Körpers.

Finsen leitete in Kopenhagen ein „Lichtinstitut", in das *Lupus vulgaris*-Patienten aus der ganzen Welt kamen, um die revolutionäre Lichttherapie auszuprobieren. Im Sommer wurden sie im Freien mit Sonnenlicht behandelt, das mit großen Linsen gebündelt wurde. Im Winter benutzte Finsen die ultraviolette Strahlung von speziell konstruierten Kohlenbogenlampen, die als „Finsen-Lampen" bekannt wurden.

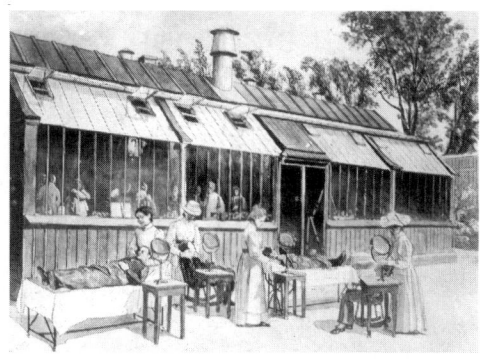

Patienten in Finsens „Lichtinstitut" wurden mit ultravioletter Sonnenstrahlung behandelt.

Obwohl Finsen mit dieser Arbeit 1903 den Nobelpreis gewann, wird aus seinen Schriften deutlich, dass er bei der Behandlung von Tuberkulose lieber mit Sonnenlicht arbeitete als mit dem Licht künstlicher Lichtquellen. Als er seine Ideen über die Heilkraft des Lichts entwickelte, begann er, bei seinen Patienten Lichtbäder mit elektrischem Licht auszuprobieren. Dabei lagen die Patienten in einem runden Raum, in dessen Mitte zwei große Bogenlampen ungefähr 2 Meter von der Decke herabhingen, nackt auf Liegen.

Finsen ermunterte seine Patienten auch, nackt in der Sonne herumzulaufen, und er untersuchte, wie sich Sonnenbaden auf Knochen-, Gelenk-, Haut- und Lungentuberkulose auswirkte. Seine Arbeit inspirierte andere Ärzte, Tuberkulose und Kriegsverletzungen mit Sonnenlicht zu behandeln.

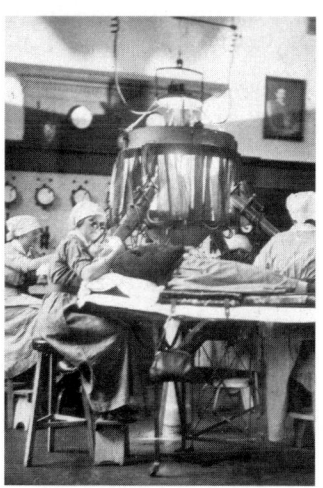

Die Behandlung von Lupus vulgaris mit einer „Finsen-Lampe".

Kriegsverletzungen, Sonnenlicht und frische Luft

Weder in der zivilen Praxis noch in früheren Feldzügen waren die Feldärzte auf die Arbeit vorbereitet worden, die sie in den frühen Kriegsjahren des Ersten Weltkriegs zu leisten hatten. Wunden, besonders Schusswunden, waren weit schwieriger zu behandeln, als alles, was sie vorher erlebt hatten. Zum ersten Mal mussten Feldärzte sich mit Schusswunden beschäftigen, die durch Hochgeschwindigkeitswaffen, aus kurzer Entfernung abgeschossen, verursacht wurden. Das deutsche Gewehr dieser Zeit hatte eine Mündungsgeschwindigkeit von ungefähr 900 Metern pro Sekunde. Auf den ersten 800 Metern „eierte" das Geschoss – die Geschossspitze blieb still, der weitere Geschosskörper rotierte kreis- oder ellipsenförmig, wobei die Kreise und Ellipsen immer kleiner wurden. Beim Aufprall überschlug sich das Geschoss, zerfetzte das Gewebe und hinterließ auch totes Gewebe aufgrund der enormen Aufprallwucht. Aus geringer Entfernung abgefeuert hatte das Geschoss eine solche Wucht, dass beim Auftreffen auf einen Knochen die Knochensplitter selbst zu Geschossen wurden, die Löcher in weicheres Gewebe rissen. Zusätzlich konnten noch Lehm und Kleiderfetzen, Fleisch- und Knochenstücke in die Wunde gelangen. Das Standardgeschoss der britischen Infanterie war, wenn das überhaupt möglich war, noch zerstörerischer: während der ersten Kriegsjahre beklagten sich die Deutschen, dass die Briten ‚Dumdumgeschosse' gegen sie verwandten.

Eine weitere Gefahr bestand darin, dass der Feldzug in Flandern und Nordfrankreich überwiegend auf Ackerland stattfand. Die Felder waren stark mit Pferde-, Kuh- und Schweinemist gedüngt. Zu Beginn waren die britischen Truppen oft länger als einen Monat von Kopf bis Fuß mit Lehm, Erde und Schlamm verdreckt. Wie nicht weiter verwunderlich, stellte der Schlamm einen fruchtbaren Nährboden für Mikroorganismen aus Fäkalien wie Tetanus, den Gasbrand-Bazillus, Enterococci und verschiedenartige Verwesungsorganismen dar, die, wenn sie in Wunden gelangten, äußerst virulente Infektionen auslösten. Die Situation wurde durch den schlechten Zustand der Soldaten während der ersten Kriegshälfte noch verschlimmert. Sie waren oft extrem müde oder erschöpft, was ihre Widerstandsfähigkeit gegen Infektionen weiter herabsetzte.

Eine der Methoden, mit der man versuchte, die Infektionen zu reduzieren, bestand darin, die Wunden offen zu lassen, statt sie zu verbinden. Wenn man die Verwundeten verband und sie in ein rückwärts gelegenes Feldlazarett zum Operieren schickte, beengte der Verband die Wunde, Feuchtigkeit und Hitze nahmen zu, der Lymphfluss war beeinträchtigt und das wiederum förderte das Entstehen von Gasgangränen. Stattdessen ging man allgemein dazu über, die Wunden in der Sichtungsstation an der Front offen zu lassen. Zusätzlich behandelte man die kranken und verwundeten Soldaten allgemein mit Frischluft-Therapie. Der Feldarzt Oberstleutnant Sir Berkley Moynihan formuliert es am 4. März 1916 im *British Medical Journal* so:

Bei der Behandlung aller Schusswunden, bei denen massive Eiterungen auftreten und die Temperatur um einige Grade schwankt, ist es äußerst vorteilhaft, die Patienten ins Freie zu bringen. In Frankreich entwickelte ich eine ausgesprochene Vorliebe für in Zelten untergebrachte Lazarette.

Heliotherapie wurde bei der Behandlung von Verwundeten in großem Umfang eingesetzt und die Krankenhäuser waren für Sonnenlichttherapie eingerichtet. Ohne Antibiotika und nur mit den primitivsten Desinfektionsmitteln ausgestattet, erwies sich Sonnenlicht als hilfreiche Maßnahme, um Wunden zu reinigen und den Heilungsprozess zu beschleunigen. Glücklicherweise hatte der Arzt, der die Sonnenlichttherapie in der etablierten Medizin wieder einführte, die positive Wirkung des Sonnenlichts auf Wunden zwölf Jahre vor Kriegsbeginn entdeckt und konnte so den Verwundeten auf beiden Seiten helfen.

Dr. Oskar Bernhard (1861 – 1939): Der Wundheiler

Oskar Bernhard wurde als Apothekersohn in Samedan in der Schweiz geboren. Er studierte in Zürich, Heidelberg und Bern Medizin und interessierte sich vor allem für die Chirurgie. Er eröffnete eine große chirurgische Praxis und half beim Aufbau des Kreisspitals für das Oberengadin, das 1898 in Samedan eröffnet wurde. Hier begann er als Chefarzt der Chirurgie, Sonnenlicht zunächst für die Wundheilung und dann bei Tuberkulose einzusetzen. In der Nacht des 2. Februar 1902 wurde ein Italiener mit schlimmen Schnitt- und Stichverletzungen eingeliefert. Sein Brustkorb war einmal durchbohrt, der Bauchraum zweimal, Leber und Milz waren verletzt. Da die Gefahr des Verblutens bestand, musste Bernhard die Milz entfernen, die durchbohrt worden war. Acht Tage später brach die Operationsnarbe auf und klaffte weit auseinander, nur einige Stiche hielten sie noch zusammen. Der Versuch, die Wunde erneut zu nähen, schlug fehl, weil sich die Enden nicht mehr zusammen bringen ließen. Die Wunde granulierte langsam (der erste Schritt des Heilungsprozesses, bei dem sich rotes, feuchtes Gewebe an der Oberfläche einer offenen Wunde oder eines Geschwürs bildet) und nässte enorm. Keine von Bernhards Maßnahmen, die Wunde zu trocknen, zeigte Wirkung, deshalb unternahm er einen für die damalige Zeit ungewöhnlichen Schritt: er setzte die Wunde der Sonne aus.

Als ich an einem wunderschönen Morgen in die Klinik kam, die Sonne warm durch das offene Fenster schien und eine erfrischende und anregende Atmosphäre die ganze Station erfüllte, kam mir plötzlich die Idee, Luft und Sonne an diese große Wunde zu lassen; denn die Bergbauern von Graubünden legen auch frische Fleischstücke in die Sonne und an die trockene Luft, um sie länger haltbar zu machen – daraus entsteht das recht nahr- und schmackhafte Bündnerfleisch. Deshalb beschloss ich, diese antiseptische und trocknende Wirkung von Luft und Sonnenlicht auch an lebendem Gewebe zu probieren. Zum Erstaunen des Personals ließ ich das Bett ans offene Fenster bringen und die Verbände abnehmen. Nach eineinhalb Stunden war eine

eindeutige Besserung festzustellen, die Wunde sah bereits
ganz anders aus. Die Körnchen sahen normaler und gesund
aus und es bildete sich durch diese Behandlung rasch neue
Haut über der Wunde. (Oskar Bernhard in: *Light Treatment in Surgery*)

Dieser Erfolg veranlasste ihn, alle granulierenden und infektiösen
Wunden mit Sonnenlicht zu behandeln. Die Behandlung fand entweder auf einer Veranda statt oder im Krankenzimmer; für diese
Zeit wurden die Verbände entfernt und die Wunden einige Stunden täglich dem Sonnenlicht ausgesetzt. Wenn es nötig war, benutzte Bernhard eine dünne Gazeauflage, um Fliegen und Staub
fern zu halten, ansonsten waren die Wunden offen. Die Wunden
wurden immer länger dem Sonnenlicht ausgesetzt; die Zeit wurde
täglich um zehn oder zwanzig Minuten gesteigert bis zu maximal
drei bis sechs Stunden, je nachdem, wie es der Patient vertrug.
Nach dem Sonnen wurden die Wunden zunächst offen gelassen.
Nachts oder zu Zeiten, zu denen die Patienten nicht in der Sonne
lagen, wurden die Wunden mit einem aseptischen Gazeverband
bedeckt oder es wurde mit einem extra dafür angefertigten Draht-
korb dafür gesorgt, dass das Bettzeug nicht rieb. Bei großen
Kriegsverletzungen oder großen Fleischwunden benutzte Bernhard
Drahtkörbe, die mit Gipsbinden am Körper befestigt waren. Für
frische, nicht infizierte Wunden oder primäre Operationswunden
empfahl er kein Sonnenlicht – sie verband er. Andererseits verband
er keine Wunden, die eiterten oder blutig-eitrigen Ausfluss abson-
derten, die faul riechende, dünne Flüssigkeit, die eine infizierte
Wunde oder ein Geschwür absondern. In seinem Buch *Light
Treatment in Surgery* erklärt er sein Vorgehen so:

Warum sollte man die Absonderungen infizierter Wunden
mit dicken Verbänden unterbinden, so dass sich wie in einem Brutkasten die Bakterien vermehren können? Hier
handeln wir eindeutig besser mit Sonnenlicht und Frischluftbehandlung.

Bernhard beobachtete, dass schlecht heilende Wunden sauber und
trocken wurden und besser heilten. Nässende Geschwüre und

Taschen, bei denen normalerweise der Verband häufig hätte ge-
wechselt werden müssen und die dennoch oft weiterhin genässt
hätten, wurden durch die Behandlung trocken; übel riechende
Wunden verloren bald ihren starken Geruch. Zudem stellte Bernhard fest, dass Sonnenlicht bei komplizierten Brüchen die Kallus-
bildung anregte (das ist das neue Gewebe, das sich an den Enden
des gebrochenen Knochens bildet); außerdem linderte Sonnenlicht
eindeutig die Schmerzen.

Bernhards Heliotherapie bei Kriegsverletzungen

Während des Ersten Weltkriegs diente Bernhard in deutschen Mi-
litärkrankenhäusern. Im Sommer 1915 begann er in Bad Dürrheim
im Schwarzwald mit der Heliotherapie. Auf Bitten der Gesund-
heitsabteilung des 14. Deutschen Armeekorps richtete er im Be-
zirkskrankenhaus (Kindersolbad) für Soldaten mit langsam heilenden Wunden oder äußerlicher Tuberkulose eine Sonnenklinik ein.
Daraufhin wurden in Bad Dürrheim Krankenhäuser für Sonnenlichttherapie für verletzte und kranke Soldaten aus der gesamten
deutschen Armee errichtet und die deutsche Heeresleitung bestimmte Kindersolbad als „Spezialabteilung für Strahlungsbehand-
lung".

Von 1916 bis 1917 arbeitete Bernhard als Schweizer Militärchi-
rurg in Kriegsgefangenenlagern in Deutschland, England und
Nordfrankreich. Er besuchte die verschiedenen Lager, um Gefan-
gene auszuwählen, die zur Nachbehandlung ihrer Wunden in die
Schweiz geschickt wurden. Bei diesen Reisen sah er, dass die Feldärzte Heliotherapie ausgiebig bei der Wundbehandlung nutzten.
Das Militärkrankenhaus *Duchess of Connaught* in Maidenhead, in
der englischen Grafschaft Berkshire, das das kanadische Rote
Kreuz auf dem Grund der Familie Astor errichtet hatte, erachtete
er als ideal für die Heliotherapie bei Kriegsverletzungen.

Dr. Auguste Rollier, der Hohepriester der Sonnenlichttherapie

Während des Ersten Weltkriegs hatte sich Dr. Oskar Bernhard den Ruf erworben, schwer verletzte Gliedmaßen retten zu können, die andere Chirurgen amputiert hätten. Er war auch bekannt, weil keiner seiner Patienten an Tetanus oder Gangrän starb. Sein Erfolg mit der Sonnenlichttherapie brachte ihm nationale und internationale Anerkennung ein, doch Dr. Auguste Rollier (1874 – 1954) war der Arzt, der die Heliotherapie als Methode für Kriegsverletzungen und Tuberkulose bekannt machte. 1903, also ein Jahr nach Bernhard, begann er, bei seinen Patienten in einer Klinik in Leysin in der Schweiz Sonnenlicht anzuwenden.

Geboren wurde Auguste Rollier am 1. Oktober 1874 in St. Aubin im Schweizer Kanton Neuenburg. Seine medizinische Ausbildung absolvierte er an den Universitäten von Zürich und Bern, wo er 1898 seinen Abschluss machte. Wie Bernhard vor ihm, studierte Rollier Chirurgie bei Professor Theodor Kocher (1841 – 1917) an dessen Klinik in Bern und wurde dann auch einer seiner Assistenten. Kocher war damals der herausragende Chirurg in Europa: 1909 erhielt er den Nobelpreis für seine Operation an der Schilddrüse. Kochers Werk *Operative Surgery* war das Standardlehrbuch für Generationen von Chirurgen, von denen viele auch an Tuberkulose erkrankte Kinder operierten. Das machten sie, weil Kinder und Jugendliche besonders anfällig waren für Knochen-, Gelenk- und Drüsentuberkulose und weil, wie wir bereits wissen, radikale und intensive Operationen als Mittel der Wahl galten.

Um Ihnen eine Vorstellung von der Chirurgie damals zu vermitteln: In Fällen, in denen die Hüfte von Tuberkulose befallen war, was häufig bei Kindern mit dieser Erkrankung vorkam, wurde das Gelenk normalerweise entfernt. Das bedeutete oft, dass der Kopf des Oberschenkelknochens und die Hüftpfanne entfernt wurden. Zahlen, die das *British Medical Journal* 1898 veröffentlichte, belegen, dass über 36 % der Patienten nach der Operation starben. Deshalb überrascht es nicht, dass sich allmählich die

Ansicht verbreitete, radikale Chirurgie sei vielleicht nicht die beste Vorgehensweise. Selbst nach Amputationen waren an Tuberkulose erkrankte Kinder im Allgemeinen bei weitem nicht geheilt. Weil sie häufig durch die Erkrankung bereits stark geschwächt waren, trat oft nach der Operation an einer bestimmten Stelle die Tuberkulose wieder auf oder die Kinder entwickelten eine generalisierte (gestreute) Tuberkulose. Statt sich in radikale Operationen zu flüchten, begannen einige Ärzte zu Beginn des 20. Jahrhunderts, Frischluftmethoden und Heliotherapie anzuwenden, weil sie versuchten, den allgemeinen Gesundheitszustand ihrer Patienten zu verbessern und deren Widerstandskraft gegen die Krankheit zu stärken.

Dr. Oskar Bernhard, der seit 1880 chirurgische Tuberkulose mit Frischlufttherapie, Ernährung und orthopädischen Maßnahmen behandelt hatte, wandte sich 1902 der Sonnenlichttherapie zu. Ungefähr zur gleichen Zeit verlor Dr. Auguste Rollier wegen der dürftigen Ergebnisse der Chirurgie bei Knochentuberkulose seine Illusionen. Außerdem brachten ihn zwei Entwicklungen dazu, eine wahrscheinlich viel versprechende Karriere als Chirurg aufzugeben. Zum einen hatte Rollier einen guten Schulfreund, dessen Gelenke durch Tuberkulosebefall gekrümmt waren. Dieser Freund hatte sich seine Hüfte und sein Knie von Kocher entfernen lassen, kam aber wieder, um sich erneut operieren zu lassen, als Rollier bei Kocher assistierte. Unglücklicherweise haben die Operationen Rolliers Freund nicht von der Krankheit geheilt und sein anschließender Selbstmord hat bei dem jungen Arzt Rollier einen tiefen Eindruck hinterlassen. Außerdem erkrankte Rolliers Verlobte schwer an Lungentuberkulose. Deshalb verließ Rollier Bern, in der Hoffnung, die Luft in den hohen Bergen werde ihr Leben verlängern (was es auch tat), und ging in eine ländliche Allgemeinarztpraxis in Leysin im Kanton Waadt.

Hier experimentierte Rollier mit einer Behandlungsform für extrapulmonale Tuberkulose, bei der er ein sehr langsames Bräunen bei kühlem Wetter mit Ruhe, frischer Luft, Ernährung und Bewegung kombinierte. Sein Ziel war, seine Patienten zu stärken und ihre Widerstandsfähigkeit gegen die Krankheit zu erhöhen. Von

Anfang an verordnete Rollier Sonnenbäder, statt nur einzelne Körperteile dem Sonnenlicht auszusetzen, wie es Bernhard tat. Andere Ärzte in der Schweiz, in den Vereinigten Staaten und in anderen Ländern auf der ganzen Welt kopierten noch 40 Jahre lang die Methode, wie Rollier Sonnenlicht einsetzte, sie wurde in zahlreichen Krankenhäusern zum Standardverfahren.

Die Rollier-Methode der Heliotherapie wurde bei Patienten angewandt, die aufgrund ihres schwachen Allgemeinzustandes extrem empfindlich auf Sonnenlicht reagierten. Jeder und jede reagiert anders auf Sonnenlicht, deshalb wurde der Bräunungsprozess sehr sorgfältig beobachtet und die Therapie sorgfältig auf jeden einzelnen Patienten abgestimmt. Weiter unten sind Rolliers Methoden und einige seiner Erkenntnisse zusammengefasst. Doch zuerst eine Warnung an alle, die vorhaben, sie auszuprobieren: Es kann extrem gefährlich sein, Menschen, die sich nicht wohl fühlen, dem Sonnenlicht oder kalter Luft auszusetzen. Der Behandler braucht eine gute Ausbildung, um die Sonnenstrahlung therapeutisch zu nutzen. Personen, die darin nicht ausgebildet sind, sollten es nicht versuchen.

Therapeutisches Sonnenbaden nach der Rollier-Methode

Patienten wurden nach ihrer Ankunft in Rolliers Klinik in den Alpen zunächst gründlich untersucht. Nachdem sie sich völlig akklimatisiert hatten, wurden sie vorsichtig der kalten Luft ausgesetzt. Nach ein oder zwei Wochen dieser Frischluftbehandlung begann die Sonnenlichttherapie. Der langsam gesteigerte Aufenthalt in der kalten Luft stimulierte den Körper, Wärme zu produzieren, was den Heilungsprozess beschleunigte. Die kühle Witterung verringerte außerdem das Risiko, zu viel Sonnenstrahlen abzubekommen. Rollier betrachtete den Aufenthalt in der Sonne bei Temperaturen über 18° Celsius als ‚Heißluftbad‘, nicht als Sonnenbad. Im *British Medical Journal* formuliert er es 1922 so:

Heutzutage nimmt man oft fälschlicherweise an, dass ein Sonnenbad umso wirksamer ist, je länger es ist, oder wenn es zur heißesten Zeit genommen wird; das ist ein Widerspruch, vor dem uns die Natur zu warnen scheint.

Rollier erachtete es als die sicherste Methode, Sonnenbäder bei den Füßen zu beginnen, dann die Beine und Arme dazuzunehmen, bevor man den Bauch- und Brustbereich von der Sonne bescheinen lässt. Durch dieses Vorgehen konnte er die Sonnenverträglichkeit jedes einzelnen Patienten überprüfen, bevor er die empfindlicheren Körperteile, Bauch und Brust, der Sonne aussetzte. Falls sich der Patient zu lang in der Sonne aufhielt, waren bei der Methode nur die Extremitäten betroffen. Das bedeutete, jegliche negative Wirkung trat nur örtlich auf, es wurde dann nicht der ganze Körper in Mitleidenschaft gezogen.

Seine Patienten wurden in ihren Betten auf Balkone hinausgeschoben oder in Sonnenliegehallen, sie trugen einen Lendenschutz und waren von Kopf bis Fuß mit einem weißen Tuch zugedeckt. Ihr Kopf war mit einem Hut oder einem Tuch bedeckt. Am ersten Behandlungstag wurde das Laken bis knapp über die Fußknöchel hochgezogen und die Füße wurden nur fünf Minuten lang der Sonne ausgesetzt. Dies wurde zweimal wiederholt, die Er-

Sonnentage

1	2	3	4	5	6	7	
				5	10	15	
			5	10	15	20	Minuten
		5	10	15	20	25	
	5	10	15	20	25	30	
5	10	15	20	25	30	35	

Die Rollier-Methode der Heliotherapie im Diagramm dargestellt. Der Patient oder die Patientin wurde mit einem weißen Laken zugedeckt. Am ersten Behandlungstag wurde das Laken nur bis über die Fußknöchel hochgezogen und der Patient fünf Minuten dem direkten Sonnenlicht ausgesetzt. Am zweiten Tag wurde dies wiederholt und das Laken bis unter die Knie hochgezogen und die ganzen Unterschenkel fünf Minuten der Sonne ausgesetzt. So fuhr man fort, bis nach ungefähr drei Wochen der ganze Körper dem Sonnenlicht ausgesetzt wurde. (Nach A. Rollier: *Heliotherapy*, London, 1923)

holungsphase zwischen den einzelnen Sonnenbädern betrug zehn bis fünfzehn Minuten. Am zweiten Tag wurde das Tuch bis zu den Knien hochgezogen und das Sonnenbad auf zehn Minuten pro Sitzung ausgedehnt: die erstmals der Sonne ausgesetzten Unterschenkel wurden fünf Minuten in das Sonnenlicht gehalten, die Füße zehn Minuten. Auf diese Weise wurde die Einstrahlung des Sonnenlichts täglich gesteigert, so dass die Patienten am fünften Behandlungstag drei Sonnenbäder von je 25 Minuten Dauer bekamen. Zuerst wurden die Füße dem Sonnenlicht ausgesetzt, es folgten die Unterschenkel, die Oberschenkel, der Bauch- und der Brustbereich: die Füße waren die ganzen 25 Minuten in der Sonne, die Unterschenkel 20 Minuten, die Oberschenkel 15 Minuten und so weiter.

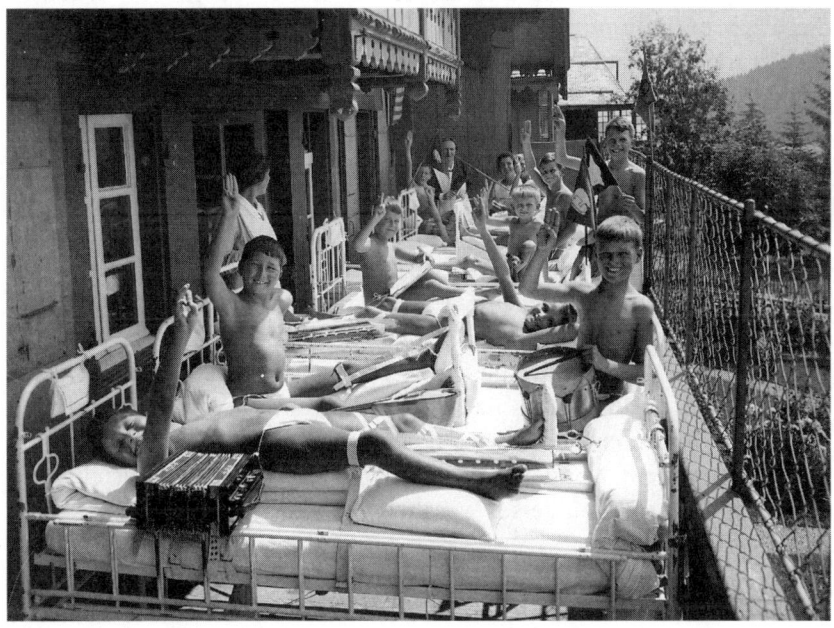

Patienten in Rolliers erster Klinik für Heliotherapie.

Durchschnittlich dauerte es 15 bis 20 Behandlungstage, bis der ganze Körper vom Anfang des Sonnenbades an den Strahlen ausgesetzt werden konnte. In den Sommermonaten wurden insgesamt

zwei bis drei Stunden täglich Sonnenbäder genommen, in den
Wintermonaten drei bis vier Stunden. Die Dauer hing stark davon
ab, wie schnell die Patienten bräunten. Nach ungefähr zehn Tagen
wurde ihre Sonnenverträglichkeit erneut bestimmt und wenn die
Bräunung bereits begonnen hatte, wurde die Behandlung fortgesetzt und die Dauer der Bäder verlängert. Patienten, deren Haut
rot, statt braun wurde, liefen Gefahr, zu verbrennen, deshalb
musste die Behandlung vorsichtiger fortgesetzt werden. Von allen
Patienten, die Rollier der Heliotherapie unterzog, waren die
„blonden Italiener" (also Menschen mit blasser Haut und tizianro-
ten Haaren) am schwierigsten zu behandeln. Sie reagierten so hef-
tig auf die Sonne, dass er es am wirkungsvollsten fand, von Anfang an, wenn die Füße und Beine der Sonne ausgesetzt wurden,
diese Körperteile mit einer Schicht Gaze zu bedecken.

Derartige Heliotherapie wurde für Kinder und Jugendliche entwickelt, die oft sehr krank waren und nicht so gut auf Sonnenlicht
reagieren konnten wie ein gesunder Erwachsener. Deshalb wurde
der Körper sehr langsam den Sonnenstrahlen ausgesetzt: zu viel
Sonnenlicht konnte sie noch mehr gefährden. Überflüssig zu erwähnen, dass derartiges therapeutisches Sonnenbaden sich stark
von dem Sonnen unterschied, bei dem man einfach braun werden
will, und auch nur wenig mit dem gemeinsam hat, wie die meisten
Menschen heute sonnenbaden. Rolliers Erfolg mit der Heliotherapie ist der Art zuzuschreiben, wie er für jeden Patienten die Ein-
wirkung des Sonnenlichts nach dessen Reaktion und Bedürfnissen
dosierte. Besonders charakteristisch war, wie vorsichtig er den
Oberkörper dem Sonnenlicht aussetzte. Er war der Ansicht, die
Sonne sollte „tropfenweise" verabreicht werden, je näher sie dem
Brustkorb kommt.

Er beharrte auch darauf, dass eine Kombination aus heißer Luft
und Sonnenschein bei jeglicher Form von Tuberkulose schlecht
war, besonders bei Lungentuberkulose. Deshalb erachtete er es als
so wichtig, die frühe Morgensonne bei warmem Wetter zu nutzen.
Es gestattete seinen Patienten nicht, im Juli und August um die
Mittagszeit sonnenzubaden, selbst wenn sie schon gebräunt waren.
Rollier war insofern ungewöhnlich, als er auf Gipskorsagen und

alle anderen üblichen Verbände verzichtete, weil er sie als unvereinbar mit der Sonnenlichtbehandlung ansah. Daher entwickelte er Methoden zur Streckung und Ruhigstellung, die Sonnenlicht und Luft an den Körper heranließen; die Gründe dafür beschrieb er in seinem Buch *Heliotherapy* von 1927:

(...) ein Gipskorsett raubt genau den Körperteilen Sonnenlicht, die es am dringendsten brauchen. Deshalb lässt die Hautfunktion zuerst nach und kommt dann zum Stillstand, es kommt zu einer schweren Anämie und nicht selten weicht die Haut sogar auf; außerdem wird das umliegende Gewebe unzureichend ernährt, die Stoffwechselendprodukte werden nicht genügend ausgeschieden; all das tritt bei Entzug von Sonnenlicht auf.

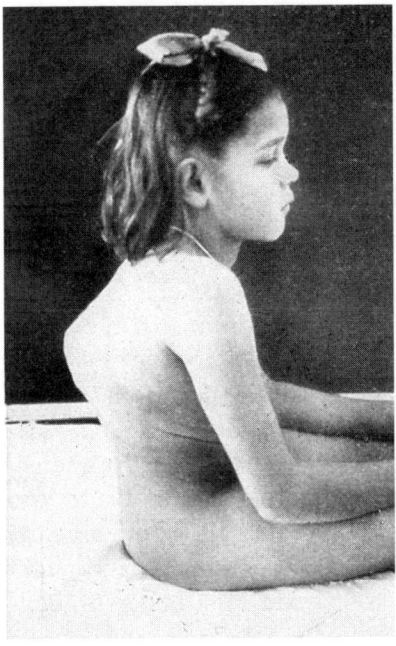 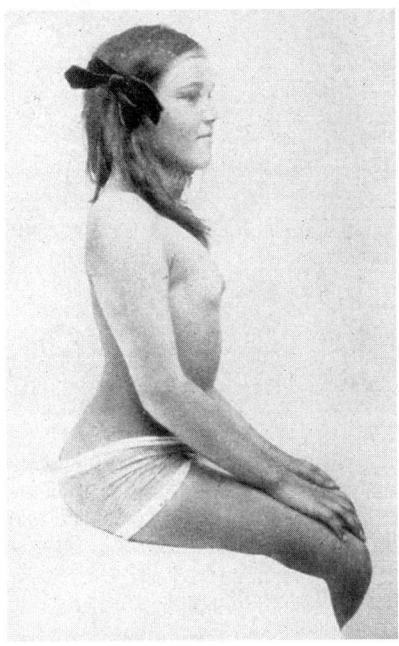

Eine zwölfjährige Patientin bei ihrer Ankunft in Leysin. Ausgedehnte Tuberkulose der Wirbelsäule, beidseitige Lähmung und Muskelatrophie, bedenklicher Allgemeinzustand.

Die gleiche Patientin. Vollständige Heilung mit der völligen Korrektur der Wirbelsäule nach 18 Monaten Heliotherapie, ohne Verwendung eines damals üblichen Gipskorsetts.

In zweierlei Hinsicht unterscheidet sich Rollier von anderen Ärzten, die das Sonnenlicht ebenfalls therapeutisch nutzten: Erstens glaubte er, Sonnenlicht sei der wesentliche Bestandteil der Behandlung und könne Tuberkulose heilen. Zweitens lehnte er Operationen ab, nur in den allerschlimmsten Fälle hieß er sie gut. Sein

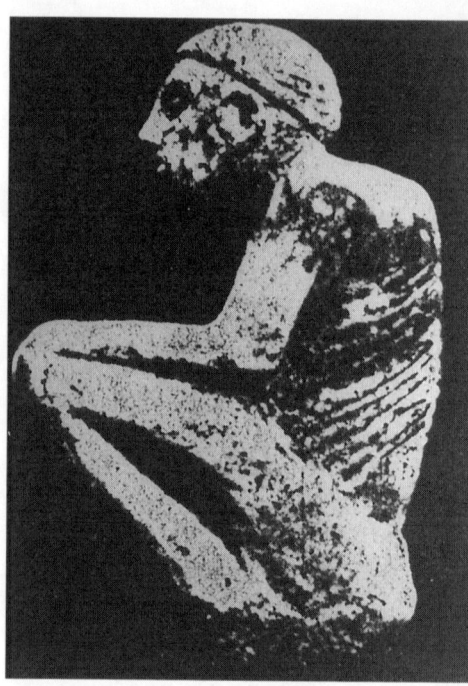

Widerstand gegen Operationen allgemein wurde als extrem angesehen und seine Methoden viele Jahre lang nicht akzeptiert. Den Ärzten fiel es sehr schwer, sich mit einer so scheinbar unwissenschaftlichen Behandlungsform abzufinden. Noch wichtiger war vielleicht, dass, anders als bei chirurgischen Eingriffen, das langsame und vorsichtige Bräunen der Haut wenig Aussicht auf eine plötzliche Genesung oder dramatische „Heilung" bot.

Aus den vielen Artikeln, Büchern und wissenschaftlichen Aufsätzen, die Rollier im Laufe von 40 Jahren veröffentlichte, wird deutlich, dass er und seine Mitarbeiter in Leysin schwache und kranke Tuberkulosepatienten in starke, tief gebräunte Menschen verwandeln konnten, die die Krank-

Eine kleine ägyptische Männerstatue aus rotem Lehm, circa 4000 v. Chr. Der Dargestellte scheint an Tuberkulose zu leiden und hat eine chronische Pthisis oder Auszehrung, die charakteristisch für die Krankheit ist. Er zeigt auch alle Anzeichen von Wirbelsäulentuberkulose; die Wirbel stehen stark und knöchelartig hervor, der Brustkorb ist deutlich deformiert. Man vermutet, dass diese Statuette einen Ägypter darstellt, der ein Sandbad in der Sonne nahm und gesund zu werden versuchte.

heit überwunden hatten. Er berichtete auch von Erfolgen bei zahlreichen anderen Erkrankungen, darunter Rachitis, Verbrennungen,
Krampfadergeschwüre, Knochenmarkentzündung (gewöhnlich
durch das Bakterium *Staphylococcus aureus* ausgelöst), eitrige Ab-
szesse, Blutarmut und Knochenbrüche. Während des Ersten Weltkriegs prägte er den Begriff „Sonnenverband" für Heliotherapie bei
Wunden, die er in einem 1916 veröffentlichten Buch beschreibt.

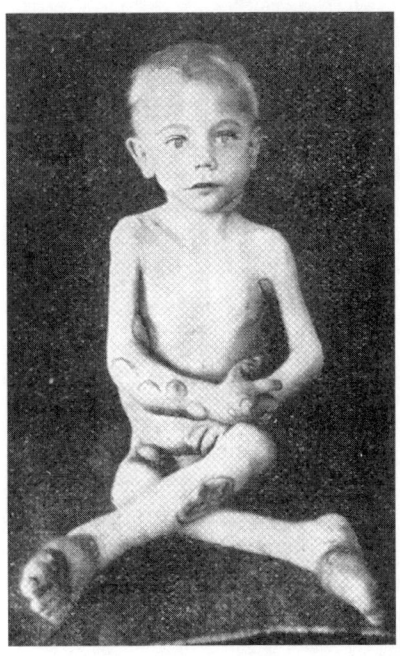 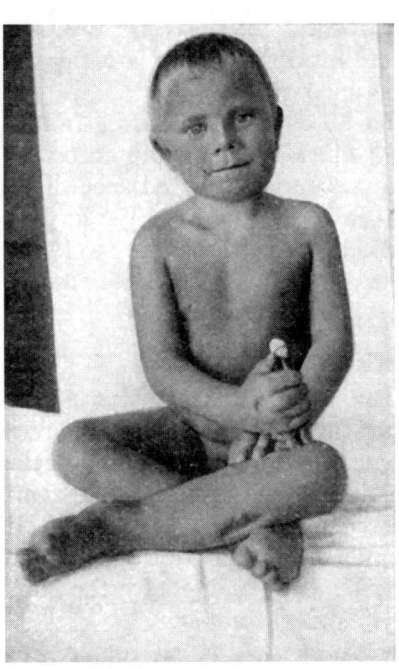

Ein Kind, das bei seiner Ankunft in   Das gleiche Kind ein Jahr später. Es
Leysin 34 Tuberkuloseherde hatte.   ist vollständig genesen, alle Tuberku-
                                           loseherde sind geheilt.

Von 1903 bis weit in die 1940er-Jahre praktizierte Rollier Sonnenlichttherapie in Leysin und er hatte 36 Kliniken mit insgesamt
mehr als 1.000 Betten. Er war von beinahe religiöser Begeisterung
für die Heliotherapie, deshalb wurde er als der „Hohepriester" eines Sonnenkultes mit weltweiten Folgen bezeichnet.

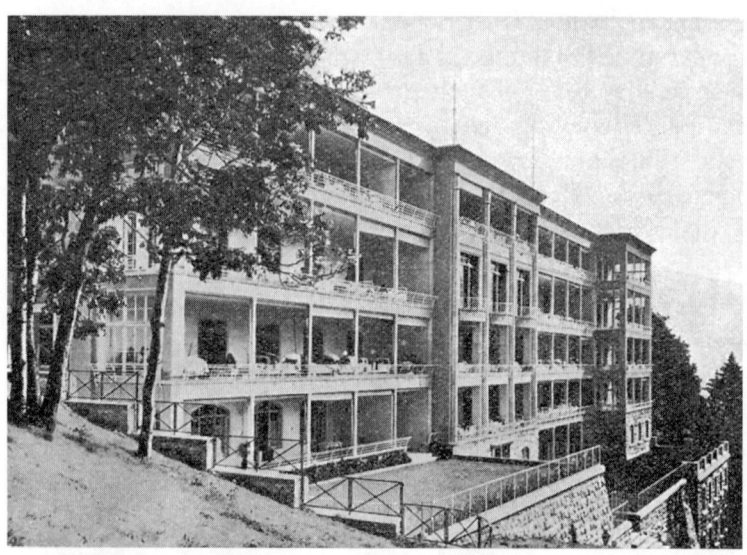

Rolliers Klinik in Leysin.

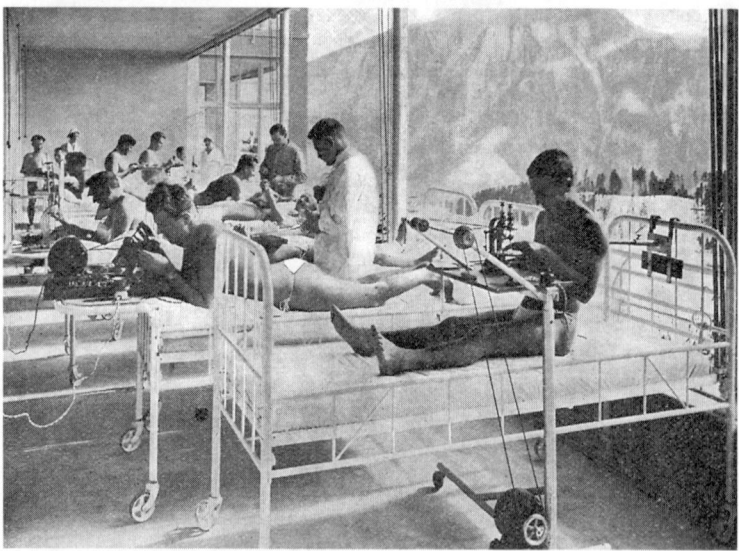

Patienten in der Leysiner Klinik, die beschäftigt wurden, während sie sich der Heliotherapie unterzogen.

Sonnenlicht optimal nutzen

Was können wir von diesen Erkenntnissen lernen? Bei Tuberkulose scheinen eine Reihe kurzer Sonnenbäder drei- oder viermal
pro Tag zu besseren Ergebnissen geführt zu haben als ein längerer
Aufenthalt im Sonnenlicht. Sonnenbaden bei kühler Witterung
wirkt ganz anders, weil dann der Körper versucht, Wärme zu erzeugen, als wenn er versucht, Wärme abzugeben. Einer der inter-
essantesten Punkte, die Rollier im Laufe seiner Arbeit bemerkte,
ist, dass Sonnenbaden am frühen Morgen zuträglicher ist als zu
allen anderen Tageszeiten. Um die besten Ergebnisse zu erzielen
empfahl er, in den Sommermonaten die Behandlung morgens zwischen 6 und 9 Uhr durchzuführen, in niedrigeren Höhen als den
Alpen sogar noch früher. Darin war Rollier nicht der Einzige, das
hatten auch andere Heliotherapeuten seiner Zeit festgestellt,
ebenso, dass die besten Jahreszeiten zum Sonnenbaden Frühling
und Frühsommer sind.

Die Ernährung war ein anderer wichtiger Faktor. Nahrhafte
Mahlzeiten gehörten zur Behandlung. Die Vermutung erscheint
vernünftig, dass gut genährte Haut besser auf Sonnenlicht reagiert
als mineralisch unterernährte Haut. Freilich gibt es auch Hinweise
darauf, dass einige unserer derzeitigen Probleme mit dem Sonnenlicht, mit Hautkrebs und vorzeitigem Altern von den Mangeler-
scheinungen aufgrund unserer stark raffinierten Ernährung herrühren. Dieses Thema werden wir im nächsten Kapitel gründlicher
behandeln.

Sonnenlicht und Baden im Meer

Vor Jahren waren Patienten mit Tuberkulose der Wirbelsäule oder
der Hüfte oft monatelang, wenn nicht gar jahrelang ans Bett gefesselt. Üblicherweise werden bei solchen Patienten die Muskeln im
Laufe der Zeit schwach und bilden sich zurück, weil sie nicht trai-
niert werden. Die Besucher der Heliotherapieklinik von Rollier
waren oft überrascht über den ausgezeichneten Muskeltonus seiner
bettlägerigen Tuberkulosepatienten. Seine Arbeit zeigt, dass sich

eine Kombination aus Sonnenlicht und frischer Luft tiefgreifend auf den menschlichen Körper auswirkt, selbst wenn die Menschen sich lange Zeit nicht bewegen. Rollier bezeichnete das Sonnenlicht sogar als „den besten Masseur".

Die Patienten, die nicht bräunten, genasen auch nicht. Allerdings beobachteten die Behandler auch während der Blütezeit der Heliotherapie in den 1920er- und 1930er-Jahren, dass die Patienten, die in den Alpen nur wenig Heilungsfortschritte machten, manchmal besser auf die Küste ansprachen – hier wurde Sonnenbaden mit Meerbädern kombiniert. Der führende Heliotherapeut in Großbritannien, Sir Henry Gauvain (1878 – 1945), verordnete in seiner Klinik an der englischen Südküste auch Bäder im Meer. Er half übrigens auch, das erste kanadische Solarium für Tuberkulosepatienten auf Vancouver Island in Britisch-Kolumbien aufzubauen.

Henry Gauvain wurde am 28. November 1878 auf der britischen Kanalinsel Alderney geboren. Er war der älteste überlebende Sohn des Kapitäns William Gauvain, der eine hohe Position auf der Insel bekleidete. Er erhielt ein Stipendium für die Universität in Cambridge, wo er 1902 sein Studium mit erstklassigen Noten abschloss. Dann ging er an das St. Bartholomäus-Krankenhaus, schloss dort 1906 seine Ausbildung ab und arbeitete als klinischer Chirurg, als Assistent in der Geburtshilfe und als klinischer Assistent in der Orthopädie, bevor er am Lord Mayor Treloar-Krankenhaus (Alton, in der Grafschaft Hampshire) medizinischer Leiter wurde. Diese Klinik machte er zu einem führenden Zentrum für Heliotherapie.

Sir Henry Gauvain war der Ansicht, dass Sonnenlichtbehandlung vor allem bei extrapulmonaler Tuberkulose dann besonders wirksam war, wenn sie in sich ständig veränderndem Wetter durchgeführt wurde. Auch hielt er den Süden Englands aufgrund seines abwechslungsreichen Wetters und seiner Nähe zum Meer für eine geeignete Gegend, um Tuberkulose zu behandeln. Er machte die Erfahrung, dass sich Patienten, die im Landesinneren mit Sonnenlicht behandelt wurden, zwar im Frühsommer rasch erholten, dass jedoch an einem gewissen Punkt der Heilungsprozess zum Stillstand kam. Wenn die Patienten noch einen stärkeren Sonnenlichtreiz brauchten, verlegte er sie an die Küste – hier erzielte er unter anderen Bedingungen und durch einen neuen Reiz oft noch eine merkliche Verbesserung.

Er stellte fest, dass Bäder im Meer genauso wirkten, allerdings intensiver waren. Bettlägerige Patienten, die stark genug waren, um sich dieser recht wirkungsvollen Behandlung zu unterziehen, wurden erst an immer mehr Körperstellen mit kaltem Meerwasser besprüht und dann eine sorgfältig abgestimmte Zeitdauer, die sich an ihrem Zustand orientierte, ins Meer getaucht. Die Patienten lebten damals so nahe am Meer, dass sie bei Flut von ihrem Bett aus ins Wasser gehoben werden konnten. Nach der Behandlung wurden sie in ein geschütztes Grundstück gebracht, wo man sie vor einem offenen Koksofen abtrocknete und frottierte. Sie streckten ihre Füße in heißes Wasser und bekamen ein heißes Getränk, danach nahmen sie ein Sonnenbad. Gehfähige Patienten wurden angehalten, immer längere Zeitabschnitte im Wasser umherzuwaten, bevor sie mit Meerwasser bespritzt und mit dem ganzen Körper ins Meer getaucht wurden.

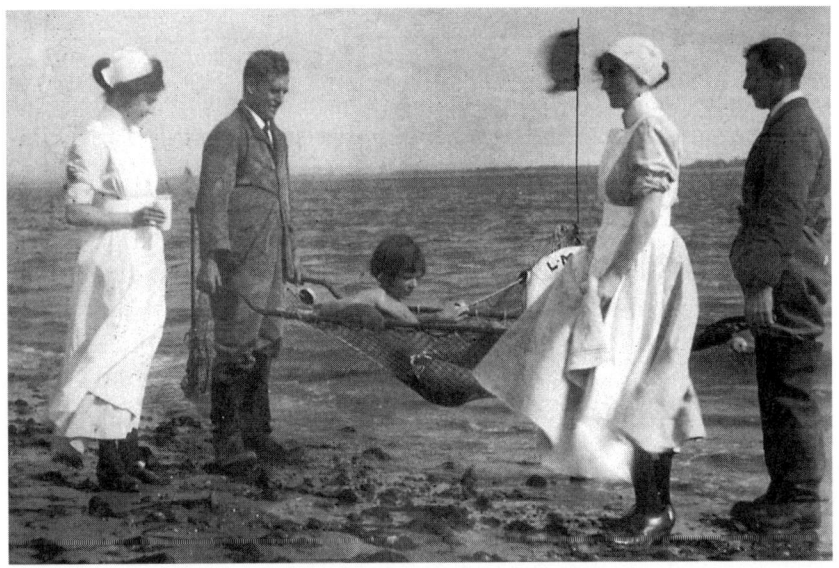

Bad im Meer an der englischen Südküste als Anwendung der Sonnenlichttherapie.

Sir Henry Gauvain bemerkte, dass jeder seiner Patienten anders auf die Sonnenlichttherapie ansprach und dass die Reaktion jedes und jeder Einzelnen auch von der Tagesform und Jahreszeit abhing. Er fand heraus, dass seine Patienten im späten Frühling und im Frühsommer die größten Fortschritte machten. Wie andere Heliotherapeuten beobachtete auch er, dass das Morgenlicht den höchsten therapeutischen Wert hat, obwohl es weniger intensiv ist als das Licht der Mittagssonne. Der Grund dafür war seiner Meinung nach darauf zurückzuführen, dass der „Lichtschock", wenn die Patienten am frühen Morgen der Sonne ausgesetzt wurden, eine stärkere Reaktion hervorrief als Lichtbäder später am Tag. Die Vorteile der Lichtbehandlung am frühen Morgen waren nicht so sehr auf die Intensität oder die Art des Lichtes zurückzuführen, sondern auf die Tatsache, dass diese Zeit unmittelbar auf die Dunkelheit der Nacht folgte. Aus dieser Beobachtung folgerte er, dass die Dunkelheit für die Sonnenlichtbehandlung ebenso wichtig war wie das Licht selbst.

Damals und Heute

Die Heliotherapie von Oskar Bernhard, Auguste Rollier, Sir Henry Gauvain und anderen zeitigte drei große Erfolge: die Heilung von und die Vorbeugung gegen Rachitis, die Behandlung von extrapulmonaler Tuberkulose und die Desinfektion und Heilung von Wunden. Das Sonnenlicht spielte dabei eine wichtige Rolle, doch war es nur ein Faktor und nicht die ganze Behandlung. Der Aufenthalt an frischer Luft, die Vermeidung von Nebel, Rauch, Staub, Wind und Regen, kombiniert mit einer guten Ernährung, ausgedehnten Ruhephasen, orthopädischer Behandlung und, wenn möglich, angenehmer Beschäftigungstherapie trugen ihren Teil zur Genesung bei.

Dennoch hielt sich bis weit in die 1930er-Jahre hinein die irrige Vorstellung, Sonnenlicht allein könne Tuberkulose heilen. Es gibt Berichte von Menschen, die überhaupt nichts von Heliotherapie wussten und ohne Anleitung eines Arztes Sonnenbäder nahmen. Es war durchaus an der Tagesordnung, dass Personen mit fortgeschrittener Lungentuberkulose ihren ganzen Körper, auch den Brustkorb, starkem Sonnenlicht in Verbindung mit heißer, feuchter Luft aussetzten, was verheerende Folgen hatte: Sie husteten Blut, hatten starke Blutungen oder die Infektion griff auf andere Körperteile über. Weil nur wenige Ärzte die Heliotherapie regelmäßig anwandten und es für die, die sie nicht praktizierten, nur wenig Anreize gab, die Grundregeln zu lernen, war dem Irrtum Tür und Tor geöffnet. Sonnenlicht als Heilmittel wurde außerdem relativ skeptisch aufgenommen, wenn nicht völlig abgelehnt. Als Rollier 1905 auf einer Konferenz in Paris die ersten Ergebnisse seiner Arbeit vorstellte, soll das ganze Auditorium den Saal verlassen haben. 40 Jahre später konnte John Lockhart-Mummery, ein angesehener britischer Facharzt für Chirurgie und Krebsspezialist, in seinem Buch *Nothing New Under the Sun*, in dem er über die Beziehung zwischen Medizin und Magie schrieb, die Sonnenlichttherapie folgendermaßen abtun:

Sonnenlicht und ultraviolette Strahlung sind derzeit sehr beliebt als medizinische Behandlungsformen; doch abgesehen von einem sehr beschränkten Einsatzbereich fallen sie eher unter das Kapitel pseudomagische als unter wissenschaftliche Behandlung. Die Patienten profitieren am meisten von einer solchen Behandlung, weil sie an die magischen Ergebnisse glauben, und nicht vom direkten Nutzen der Behandlung.

Vor diesem Hintergrund wird ein wenig verständlicher, warum die negativen Auswirkungen des Sonnenbadens so ausgiebig veröffentlicht werden und warum die positiven Auswirkungen des Sonnenlichts auf Krebs und andere Erkrankungen so wenig beachtet werden.

5
Sicher sonnenbaden

Dieses Kapitel behandelt die praktischen Details des Wann, Wo und Wie beim Sonnenbaden. Wie Sonnenstrahlung auf den menschlichen Körper wirkt, ist immer noch recht unerforscht, doch die Erkenntnisse der Ärzte, die früher Sonnenlicht therapeutisch einsetzten, geben uns eine Reihe von Hinweisen, was wir tun und was wir lassen sollten. Diese Ärzte nutzten Anfang des 20. Jahrhunderts zum Beispiel die Sonne, wie bereits dargestellt, um Tuberkulose und Kriegsverletzungen zu heilen. Der Gesundheitszustand ihrer Patienten war schlecht und die Kranken reagierten außerordentlich empfindlich auf Sonnenlicht wie nur wenige Menschen, die sich heute sonnen. Trotzdem erscheint es vernünftig, sich an die gleichen Grundregeln zu halten, um sicher sonnenzubaden.

Die Hauptpunkte der Heliotherapie sind weiter unten in einer Liste zusammengefasst; sie bieten eine Ausgangsbasis für alle, die sich heute ihrer Gesundheit zuliebe sonnen wollen. Auf den folgenden Seiten werden einige praktische Erwägungen untersucht, die die Breitengrade, Höhe, Tageszeit, unterschiedliche Jahreszeiten, Umgebungstemperatur während des Sonnenbadens und anderes berücksichtigen. Diese Aspekte beeinflussen unmittelbar, wie Ihr Körper auf Sonnenlicht reagiert. Sie sind gut beraten, sich mit ihnen vertraut zu machen, denn von ihnen hängt Ihre Fähigkeit ab, in der Haut Vitamin D zu bilden.

Setzt sich ein junger weißer Erwachsener mit seinem ganzen Körper gerade so lange ultraviolettem (UV-) Licht aus, dass sich seine Haut 24 Stunden nach der Sonneneinstrahlung gerade merkbar rötet (Mediziner bezeichnen diesen Zustand als minimale Erythemdosis oder 1 MED), produziert der Körper ungefähr so viel Vitamin D, wie es 10.000 IU entspricht. Diese Menge übersteigt die täglich benötigte Dosis bei weitem. Doch das ist sinnvoll, denn der Körper speichert Vitamin D im Körperfett und in den Skelettmuskeln, damit er in den Zeiten darauf zurückgreifen kann, wenn das Sonnenlicht zu schwach ist und er kein Vitamin D bilden kann.

Beträgt die täglich benötigte Mindestmenge eines Menschen 200 IU, dann hat er einen jährlichen Bedarf von circa 73.000 IU. Nehmen wir einmal an, die Person bildet bei mäßigeren Sonnenbädern etwas weniger Vitamin D, zum Beispiel 7.000 IU, dann braucht diese Person elf Sonnenbäder, um den Bedarf an Vitamin D für ein Jahr zu decken. Wenn das nur so einfach wäre! Zum einen sind die zurzeit empfohlenen täglichen Dosen ja gut und schön, wenn es nur darum geht, Rachitis und Knochenerweichung vorzubeugen. Doch zur Krebsprävention oder um die Knochen optimal gesund zu erhalten, könnte es erforderlich sein, sich doppelt so lange in der Sonne aufzuhalten. Es wird deshalb in der Praxis rasch kompliziert, wenn nicht gar unmöglich, die genaue Zeit für die Sonnenbäder zu ermitteln, damit der Vitamin D-Bedarf gedeckt ist, und zwar nicht zuletzt deshalb, weil jeder und jede von uns anders auf Sonnenlicht reagiert.

Sonnenbaden als Gesundheitsmaßnahme

- Planen Sie Ihr Sonnenbaden: zwängen Sie nicht alle Sonnenbäder in zwei oder drei Wochen des Jahres.
- Nehmen Sie, wenn Sie ins Ausland oder in ein heißeres Klima fahren, ein paar Tage lang eine Reihe Luftbäder, bevor Sie sonnenbaden.
- Schmoren Sie nicht in der Sonne. Die Lufttemperatur für Sonnenbaden als Gesundheitsmaßnahme sollte unter 18° C liegen.

- Die wichtigsten Jahreszeiten für das Sonnenbaden sind Frühling und Frühsommer.
- Die Sonne am frühen Morgen scheint besonders wohltuend zu sein, beginnen Sie also nach Tagesanbruch.
- Häufige kurze Sonnenbäder sind besser, als sich länger dem Sonnenlicht auszusetzen.
- Wichtig ist, dass Sie das gesamte Spektrum des Sonnenlichts abbekommen, verwenden Sie deshalb keine Sonnenschutzmittel und keine Sonnenblocker.
- Tragen Sie einen Sonnenhut, damit die empfindliche Haut im Gesicht, am Nacken und am Kopf geschützt ist.
- Reagieren Sie empfindlich auf Sonnenlicht, beginnen Sie Ihre Sonnenbäder an den Füßen, weiten Sie dann das Bad auf die Beine aus, bevor Sie den Bauch und den Brustkorb vorsichtig der Sonne aussetzen.
- Wenn Sie bräunen wollen, achten Sie genau darauf, wie sie allmählich bräunen. Stellen Sie erst fest, wie Sie das Sonnenlicht vertragen, bevor Sie die empfindlicheren Körperteile der Sonne aussetzen.
- Ernähren Sie sich vollwertig, statt raffinierte Lebensmittel zu sich zu nehmen.
- Bleiben Sie achtsam im Umgang mit der Sonne und vermeiden Sie vor allem einen Sonnenbrand.

Wie bereits dargestellt, müssen sich Menschen aus Afrika oder Asien wegen ihres höheren Melaningehalts der Haut länger in der Sonne aufhalten. Eine schwarzhäutige Person bräuchte ungefähr 6 MED im Vergleich zu einem weißhäutigen Menschen, um die gleiche Menge an Vitamin D herzustellen. Freilich gilt auch: je mehr Haut der Sonne ausgesetzt ist, desto mehr Vitamin D wird produziert. Heliotherapeuten setzten früher den ganzen Körper der Sonne aus, nur die dünne, empfindliche Kopfhaut und der Nacken blieben im Schatten. Dadurch ist so viel Haut wie möglich in der Sonne, die Körperbereiche hingegen, die am anfälligsten sind für frühzeitiges Altern und für Plattenepithelkarzinome, sind geschützt. Gesicht, Nacken und Rumpf sind ungefähr doppelt bis viermal empfindlicher gegenüber Sonnenlicht als die Gliedmaßen, deshalb verbrennt der Rumpf auch leichter.

Kleidung verhindert oder beeinträchtigt, je nach dem getragenen Material, die Bildung von Vitamin D. Tests haben ergeben, dass schwarze Wolle die Sonnenstrahlen sehr wirksam abblockt. Sie hält ungefähr 98 % der einfallenden UVB-Strahlung von der Haut ab. Weiße Baumwolle lässt ungefähr 50 % durch, doch selbst dann wären noch mehrere MED nötig, bevor der Körper Vitamin D bilden kann. In der europaweiten Untersuchung zum Vitamin D-Status unter 70-Jährigen, von der bereits in Kapitel 3 die Rede war, hatten ältere Menschen in den wärmeren südlichen Ländern die niedrigsten Werte. Der übliche Brauch bei Menschen dieser Altersgruppe in Südeuropa, nämlich sich durch Kleider vor der Sonne zu schützen, wies stark auf einen Vitamin D-Mangel hin. Das Gleiche trifft auch auf die Beduinen aus der Wüste Negev zu. Kleidung hält also selbst im intensivsten Sonnenlicht die UVB-Strahlung wirkungsvoll ab.

Vitamin D, Gesundheit und der Alterungsprozess

Ältere Menschen vertragen Sonnenhitze nicht mehr so gut wie jüngere. Doch wenn sich die Gelegenheit bietet, suchen sie sich gern wärmere, sonnige Ecken. Ältere Personen müssen sich sogar zunehmend länger der Sonne aussetzen, weil die Fähigkeit der Haut, Vitamin D herzustellen, mit zunehmendem Alter allmählich nachlässt. Die Dicke der Epidermis oder Oberhaut nimmt im Alter ab und die Menge der Vitamin D-Vorstufe 7-Dehydrocholesterin sinkt. Die Haut 70-Jähriger kann einigen Schätzungen zufolge nur noch ungefähr 30 – 50 % so wirksam Vitamin D produzieren wie die 20-Jähriger. Ganz allgemein gesagt ist es also für ältere Menschen ratsam, sich länger im Freien aufzuhalten, aber intensives Sonnenlicht zu meiden, um keinen Hitzschlag zu riskieren. Säuglinge und Kleinkinder brauchen weniger Vitamin D als Erwachsene und intensiver Sonnenschein ist nichts für sie. Das heißt nicht, dass kleine Kinder sich überhaupt nicht in die Sonne

aufhalten sollten, doch einige Fachleute raten den Eltern, sie sollten gut aufpassen, wenn ihre Sprösslinge in der Sonne sind, und
sie genau beobachten.

Typisch für den Alterungsprozess ist auch, dass ältere Menschen das mit der Nahrung aufgenommene Vitamin D in ihrem
Darm nicht mehr so gut resorbieren können. Doch das durch das
Sonnenlicht erzeugte Vitamin D umgeht jede Malabsorption (Störung der Resorption) von Vitamin D im Magen-Darm-Trakt und
kann auch nicht toxisch wirken. Aus diesen und bereits besprochenen Gründen ist es für viele ältere Personen die bessere Wahl,
sich in der Sonne aufzuhalten als Vitamin D oral einzunehmen.

Wie wir auf die Sonne reagieren, hängt auch stark von unserem
Gesundheitszustand ab. Gesunde vertragen Sonnenschein viel besser als Kranke oder Schwache. Manchen Kranken kann der Aufenthalt in der Sonne sehr gut tun, bei manchen Krankheiten ist
Sonnenlicht allerdings kontraindiziert. Schwerkranke müssen bis-
weilen in völliger Dunkelheit bleiben, weil sie so empfindlich auf
Licht reagieren. Menschen, die das Immunsystem unterdrückende
Medikamente einnehmen, sollten sehr viel vorsichtiger mit Sonnenlicht sein, weil sie anfälliger für Hautkrebs sind. Medikamente
wie Carbamezepin, Phenytoin und Rifampin beeinträchtigen die
Vitamin D-Bildung oder beschleunigen seine Ausscheidung aus
dem Körper, während chronische Leber- und Nierenerkrankungen
Vitamin D-Mangel hervorrufen können. Auch muss man im Gedächtnis behalten, dass eine gesunde, gut ernährte Haut besser auf
Sonnenlicht anzusprechen scheint als Haut, der Nährstoffe fehlen
oder die sehr viel Fett enthält; darauf werden wir am Ende des
Kapitels noch eingehen.

Tageszeit und Jahreszeit

Zum Wichtigsten, was die Ärzte, die Sonnenlicht therapeutisch
einsetzten, bei ihrer Arbeit bemerkten, gehört die Erfahrung, dass
Sonnenbaden am frühen Morgen zuträglicher ist als zu allen anderen Tageszeiten. Um die besten Ergebnisse zu erzielen, empfahlen
sie, die Sonnenlichtbehandlung in den ersten paar Stunden des Ta-

ges durchzuführen. Um Wunden zu desinfizieren musste die
Sonne allerdings stärker sein, ebenso für die Behandlung von
Rheuma oder anderen Krankheiten, bei denen der Körper erwärmt
werden musste. In nördlichen Ländern wie Großbritannien gelangt zwischen April und September nur von 9 bis 15 Uhr die
richtige Wellenlänge der UVB-Strahlung auf die Erdoberfläche,
aus der der Körper Vitamin D in der Haut produzieren kann. Das
Licht der frühen Morgensonne ist vielleicht für die Vitamin D-Bildung nicht intensiv genug, doch zu dieser Tageszeit sollte man am
besten mit den Sonnenbädern beginnen, sofern die Haut nicht an
Sonnenlicht gewöhnt ist. Eindeutig profitieren Menschen mit Winterdepression vom Licht am frühen Morgen; vielleicht bestehen
auch noch bisher unerklärte Zusammenhänge zwischen diesen
psychischen und physiologischen Phänomenen.

Dr. Auguste Rollier, Dr. Oskar Bernhard und Sir Henry Gau-
vain stellten fest, dass die besten Jahreszeiten zum Sonnenbaden
als Gesundheitsmaßnahme der Frühling und Frühsommer sind.
Sonnenbäder im Frühling bereiten den Körper auf das intensivere
Sonnenlicht während der Sommermonate vor, im Frühling und
Frühsommer synthetisiert die Haut Vitamin D. Doch es können
auch noch andere, bisher ungeklärte Kräfte am Werk sein, die uns
dazu bringen, in dieser Zeit des Wachstums und der Expansion –
Frühling und Frühsommer – die gesundheitsspendende Kraft des
Sonnenlichts ganz auszuschöpfen. Unsere Vorfahren mussten sich
an die Naturkreisläufe anpassen, um zu überleben, und wir haben
ähnliche körperliche und seelische Bedürfnisse wie sie. Deshalb
nützt es uns, uns mit dem Lauf der Sonne und mit dem Sonnenjahr vertraut zu machen, selbst wenn wir dann nur um die Intensität der Sonneneinstrahlung wissen, die sich mit der Tageszeit und
den verschiedenen Jahreszeiten ändert.

Der Sonnenkalender

Im Laufe der Jahrhunderte haben die Menschen drei Arten von
Kalendern benutzt: den Mondkalender, den Sonnenkalender und
den Sonne-Mond-Kalender. Der Mondkalender beruht auf den

Mondphasen. Der Sonnenkalender beruht auf der scheinbaren Wanderung der Sonne am Himmel. Und der Sonne-Mond-Kalender ist eine Mischung von beiden. Der älteste und früher am weitesten verbreitete Kalender ist der Mondkalender; er umfasst 13 Mondmonate mit je circa 29,5 Tagen. Es ist relativ leicht festzustellen, zu welchem Zeitpunkt in einem Mondmonat man sich befindet, man muss nur die Zu- und Abnahme des Mondes beobachten. Doch das Mondjahr ist ungefähr 19 Tage länger als das Sonnenjahr mit knapp über 365 Tagen. Ausgeklügeltere Kalender kombinierten den Mondmonat mit dem Sonnenjahr, obwohl zwischen beiden keine direkte Beziehung besteht. Die korrekte Bezeichnung für die unterschiedliche Anzahl an Tagen zwischen dem Sonnen- und dem Mondjahr lautet Epakte.

Das Sonnenjahr

Für die Menschen auf der Nordhalbkugel ist der kürzeste Tag (die Wintersonnenwende) der 21. Dezember. Der längste Tag (die Sommersonnenwende) fällt auf den 21. Juni, ein halbes Jahr später. Die Position des Sonnenaufgangs und -untergangs an diesen beiden Tagen bildet die beiden äußersten Punkte auf der scheinbaren Wanderung der Sonne im Jahresverlauf: die Sonne geht am Mittsommertag am nördlichsten Punkt ihrer Wanderung auf und unter, am Mittwintertag an ihrem südlichsten Punkt.

Am Morgen der Wintersonnenwende geht die Sonne im Süden Englands im Südosten erst wenige Minuten nach 8 Uhr morgens auf. Zu Mittag hat sie einen Winkel von 15° über dem Horizont erreicht und im Südwesten geht sie kurz vor 16 Uhr unter. Am Morgen des Sommersonnwendtages geht die Sonne um 3:43 Uhr im Südosten auf. Mittags steht sie 62° über dem Horizont und kurz nach 20:20 Uhr geht sie im Südwesten unter.

Wenn Sie einen Platz finden, der genau nach Süden zeigt, den Sie das ganze Jahr über mittags aufsuchen können, werden Sie feststellen, dass die Sonne am 21. Juni fast über Ihrem Kopf steht und dass der Tag circa 16 Stunden dauert. Die Sonne ist hinter Ihrer linken Schulter aufgegangen und verschwindet mit dem

Ende des Tages hinter Ihrer rechten Schulter. Am 21. Dezember wird nur 8 Stunden lang Tageslicht sein und die Sonne wird zu Mittag näher am südlichen Horizont sein als zu irgendeiner anderen Jahreszeit.

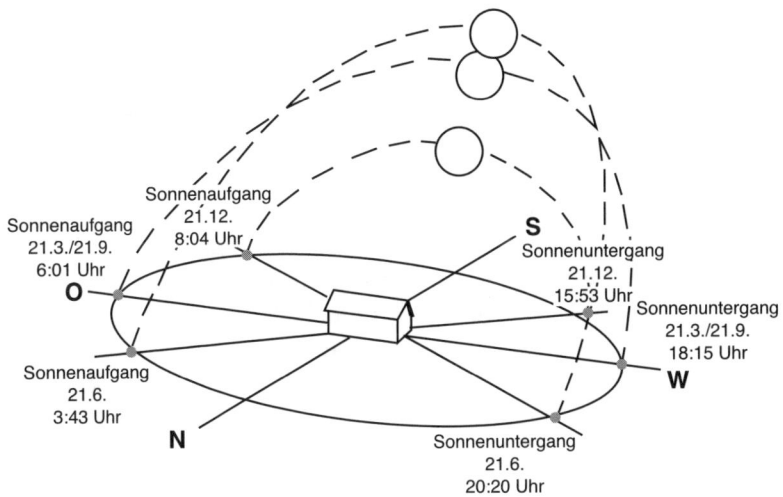

Darstellung der Sonnenbahn für 51,5° geographische Breite

Die Äquinoktien sind die beiden Zeiten im Jahr, an denen Tag und Nacht gleich lang sind. Die Sonne geht im Osten auf und im Westen unter und erreicht einen Winkel von 40° über dem Horizont. Die Tagundnachtgleiche im Frühling ungefähr am 21. März markiert den Frühlingsbeginn, die Tagundnachtgleiche im Herbst ist am 22. oder 23. September. Um die Zeit der Äquinoktien kann man außerdem beobachten, dass die Länge der Tage sich zu dieser Jahreszeit schneller ändert als im Hochsommer oder im Winter. Auf der Breite von London (bei ungefähr 51,5°) ist der Tag am 7. Dezember nur vier Minuten länger als an der Wintersonnenwende am 21. Dezember. Ähnlich ist jeder Tag zwei Wochen vor und nach dem 21. Juni nur ungefähr acht Minuten kürzer als am 21. Juni selbst. Doch am 7. März, zwei Wochen vor der Tagundnachtgleiche im Frühling, ist der Tag 45 Minuten kürzer als am 21. März selbst. Zwei Wochen später, am 4. April, ist er beinahe eine Stunde länger.

Ferner gilt im Gedächtnis zu behalten, dass die Jahreszeiten nicht mit den Hauptpunkten des Sonnenkalenders übereinstimmen. Der Mittsommertag kennzeichnet nicht die Mitte des Sommers, noch ist der Mittwintertag in der Mitte des Winters. Tatsächlich sind die vier Jahreszeiten oder das so genannte Bauernjahr – Frühling, Sommer, Herbst und Winter – einen Monat später, als sie sein sollten. Wenn wir, um das zu verdeutlichen, jede der dreimonatigen Zeitspannen, die eine Jahreszeit ausmacht, genau zwischen die vier markanten Punkte der Ekliptik – Sommersonnenwende, Wintersonnenwende und die beiden Tagundnachtgleichen – projizieren, dann würde der Sommer den Monaten Mai, Juni und Juli entsprechen. Doch der Bauernsommer umfasst Juni, Juli und August, obwohl die Sonne im Juni am Himmel ihren höchsten Punkt erreicht. So mag zwar der scheinbare Weg der Sonne am Himmel im Mai und Juli oder im April und August der gleiche sein, doch die Wirkung auf den menschlichen Körper kann ganz anders sein, wie geschichtliche Beweise belegen.

Breitengrade und Höhe

Wie stark die UVB-Strahlung am Boden ist, hängt davon ab, wie hoch die Sonne über dem Horizont steht. Dieser Winkel bestimmt die Länge des Weges, den die ultravioletten Strahlen durch die Ozonschicht und dann durch die Erdatmosphäre zurücklegen müssen, um uns zu erreichen. Je länger der Weg, desto stärker die Absorption und die Streuung der UVB-Strahlung. Zu Mittag ist die UVB-Strahlung stärker als am frühen Morgen oder am späten Nachmittag, weil zu Mittag die Sonne am höchsten am Himmel steht und sich der Weg für die UV-Strahlen durch die Atmosphäre dadurch verkürzt. Ähnlich wird deshalb die Sonnenstrahlung umso stärker, je näher man dem Äquator kommt und je höher man sich über dem Meeresspiegel aufhält. Die Sonnenstrahlen müssen am Äquator nur ungefähr halb so viel Erdatmosphäre durchdringen wie an den Polarregionen. Auf der Erdoberfläche ist deshalb am Äquator die UVB-Strahlung ungefähr viermal stärker als in der Arktis oder der Antarktis; in der Höhe nimmt die Strahlung mit jedem Höhenmeter über dem Meeresspiegel um circa 10 % zu.

Wie viel ultraviolette Strahlung die Erdoberfläche tatsächlich erreicht, hängt auch davon ab, wie viel Staub, Dunst und Wasserdampf sich in der Atmosphäre befinden. Das macht die Sache kompliziert, denn unterschiedliche Bewölkungsgrade und Luftverschmutzung halten die UVB-Strahlung weit stärker zurück als sichtbares Licht. Deshalb lässt sich auf der Grundlage, wie hell es am Boden ist, nur sehr schwer beurteilen, wie viel UVB-Strahlung im Sonnenlicht vorhanden ist; um das genau festzustellen, muss man sie entweder mit einem UVB-Messgerät messen oder sehr genau darauf achten, wie die Haut auf die Sonne reagiert. Eine sehr ungenaue Art, die Intensität der Sonnenstrahlen zu messen, besteht darin, die Länge der Schatten im Verlauf jedes Tages zu betrachten. Grob gesagt: wenn der Schatten, den Sie werfen, kleiner ist, als Sie groß sind, halten Sie sich in intensivem Sonnenlicht auf.

Wolken stellen für Sonnenbadende ein besonderes Problem dar, weil das Wasser in den Wolken die Infrarotstrahlung effektiver herausfiltert als die ultraviolette Strahlung. Deshalb ist zwar die Sonnenwärme geringer, nicht aber die UV-Strahlung. In der Praxis bedeutet das, dass man unter einer Wolkendecke ein Gefühl von Wärme hat, das man normalerweise schwachem statt intensivem Sonnenlicht zuschreiben würde, und man nimmt leicht an, die entsprechenden UVB-Werte seien niedrig, doch das muss nicht der Fall sein. Aus persönlicher Erfahrung kann ich sagen, dass es recht schnell geht, sich auf den Kanarischen Inseln im Laufe des Tages unter einer dünnen Wolkendecke einen Sonnenbrand zu holen – vorausgesetzt man hat den entsprechenden Hauttyp und ist nicht schon vorgebräunt. Unter einer dicken Wolkenschicht ist der ultraviolette Anteil des Sonnenlichts um 30 % und noch stärker reduziert, Gewitterwolken können ihn fast völlig herausfiltern.

Luftverschmutzung

Luftverschmutzung kann die UVB-Strahlung sehr wirkungsvoll abschirmen. Im 18. und 19. Jahrhundert wurde sehr viel Kohle mit einem hohen Schwefelanteil verbrannt; das führte dazu, dass nur sehr wenig UV-Strahlung in viele Städte und zu den Stadtbewohnern durchdrang. Der durch die Kohleverbrennung entstehende Rauch und schwefelhaltige Abgase filterten sie heraus. Heute wird das Problem Luftverschmutzung, zumindest in den Industrienationen, in der Regel mit Autoabgasen in Verbindung gebracht, obwohl in Großbritannien ungefähr die Hälfte der gesamten Energie für Heizungen und sonstige Haustechnik verbraucht wird. Deshalb tragen mit Gas, Öl und Kohle beheizte Boiler in großen und kleinen Gebäuden zur Luftverschmutzung in den Städten bei.

Die verschmutzte Luft in den Städten setzt sich aus höchst unterschiedlichen Dämpfen, Partikeln und Gasen zusammen, von denen einige, wie Kohlenwasserstoffe, Stickoxide und Sauerstoff, mit Sonnenlicht reagieren und den so genannten fotochemischen Smog bilden. Er besteht großenteils aus Ozon, das, wie wir bereits gesehen haben, die ultraviolette Strahlung wirkungsvoll filtert. In einer von Hügeln umgebenen Stadt kann die Luftverschmutzung sehr stark sein und Sonnenlicht kann sie noch verschlimmern. Alle, die gewohnt sind, in Stadtgebieten sonnenzubaden, sollten vorsichtig sein, wenn sie sich auf dem Land, in Höhenlagen oder an der Küste sonnen, denn dort werden sie mehr ultraviolette Strahlung abbekommen, einfach weil die Luft sauberer ist.

Umgebung

Die Intensität der UV-Strahlung auf der Haut hängt von der Umgebung ab. Frischer Schnee reflektiert bis zu 85 % der auftreffenden UVB-Strahlung, Schnee, der schon länger liegt, ungefähr 50 %. Trockener weißer Sand reflektiert ungefähr 17 %, nasser Sand circa 9 %. Gras reflektiert in etwa 2 – 3 %. Baumaterialien und verputzte Oberflächen reflektieren recht viel UV-Licht, nämlich bis zu 50 %.

Selbst auf einer Veranda unter einem Sonnenschirm kann man bräunen und sich einen Sonnenbrand holen, wenn das Sonnenlicht intensiv genug ist. Wasser reflektiert nur 5 % der auftreffenden UVB-Strahlung, doch es lässt sie sehr gut durch, deshalb bietet seichtes Wasser nur wenig Schutz vor Sonnenstrahlen.

Umgebungstemperatur

Eine sinnvolle Vorsichtsmaßnahme, die jeder und jede beim Beginn mit den Sonnenbädern treffen kann, ist, sich bei einer Lufttemperatur um 18° C zu sonnen. Von der Arbeit Dr. Auguste Rolliers und anderer Heliotherapeuten wissen wir, dass Sonnenbaden bei kühlen Temperaturen den Stoffwechsel anregt, statt ihn zu drosseln; das wirkte sich bei Patienten vorteilhaft aus. Es scheint ihr Immunsystem gestärkt und die Selbstheilungskräfte des Körpers stimuliert zu haben. Die Gründe dafür sind nicht völlig klar, doch es ist offensichtlich die sicherste Art, mit dem Sonnenbaden zu beginnen, außer man ist sehr kälteempfindlich.

Bei hohen Lufttemperaturen ist höchstwahrscheinlich auch die ultraviolette Strahlung hoch. Als Faustregel kann gelten: Bei ungefähr 25° Celsius sollten alle diejenigen Sonnenbäder meiden, deren Haut nicht an intensives Sonnenlicht gewöhnt ist. Sonnen Sie sich auch niemals bei windigem Wetter, denn die kühlende Wirkung auf den Körper kann den Eindruck vermitteln, die Sonne sei weniger intensiv als sie tatsächlich ist. Sonnen Sie sich immer an einer windgeschützten Stelle. Selbst wenn die Temperaturen niedrig sind oder Sie aufgrund des Windes frieren, die ultraviolette Strahlung kann dennoch sehr stark sein.

Sonne und Ernährung

In Kapitel 2 wurde erwähnt, wie Vitamine und Mineralien in der Ernährung unsere Reaktion auf das Sonnenlicht beeinflussen. Der Fettanteil in der westlichen Ernährung beeinflusst auch die unbedeckten, der Sonne ausgesetzten Hautpartien. Für den amerikanischen Ernährungswissenschaftler und Sonnenlichttherapeuten Dr. Zane Kime bestand kein Zweifel darüber:

Sonnenlicht kann sich ungünstig auf die Haut auswirken,
wenn sich jemand nicht richtig ernährt. Das muss betont
werden. Sonnenbaden ist gefährlich für Menschen, die sich,
wie viele Amerikaner, fettreich ernähren oder nicht genug
Gemüse, Vollwertprodukte und frisches Obst essen. Diejenigen, die sich fettreich ernähren, sollten die Sonne meiden
und sich vor ihr schützen. Gleichzeitig werden sie die Folgen der fettreichen Ernährung und den Mangel an Sonnenlicht zu spüren bekommen. (Zane Kime in: *Sunlight Could
Save Your Life*)

Kime schrieb diese Zeilen 1980; in der Zwischenzeit wurden seine
Ansichten über die Gefahren von übermäßigem Fettkonsum und
Sonnenbaden zum Teil bestätigt. Doch bevor wir den Zusammenhang zwischen Sonnenbaden und Fett in der Ernährung betrachten, sollen noch allgemeinere Gesundheitsprobleme im Zusammenhang fettreicher Ernährung angesprochen werden.

Fettreiche Ernährung erhöht, so nimmt man an, die Wahrscheinlichkeit, fettsüchtig zu werden, Bluthochdruck, Diabetes
und Gallenbeschwerden zu bekommen. Untersuchungen lassen
auch einen Zusammenhang vermuten zwischen fettreichem Essen
und den weit verbreiteten Krebsformen wie Darm-, Brust-, Prostata- und Eierstockkrebs. Doch man weiß immer noch nicht, ob
die Reduzierung von Fett auf das Niveau von Ländern, in denen
diese Krebsarten selten auftreten, das Krebsrisiko verringert; auch
ist keineswegs sicher, dass eine fettarme Ernährung allein Fettsucht
und die damit einhergehenden Krankheiten reduziert. Das Gleiche
gilt für koronare Herzkrankheiten. In den südlichen Ländern Europas sterben sehr viel weniger Menschen an koronaren Herzkrankheiten als im Nordwesten Europas; doch eine mediterrane
Ernährung allein scheint Nordeuropäer nur wenig zu schützen,
außer, sie haben bereits Herzerkrankungen und wollen ihre Cholesterinwerte senken.

In Schwellenländern wie China und in den Ländern Mittelamerikas nehmen Krebserkrankungen, koronare Herzkrankheiten und
Diabetes in einem Maß zu, wie man es vor nur wenigen Jahren
noch nicht erwartet hatte. In Südostasien werden Brust- und Enddarmkrebs, die vor 20 oder 30 Jahren beinahe unbekannt waren,

zu erheblichen Problemen. Im Mittleren Osten, in Ägypten und im Iran ist die Häufigkeit von Brustkrebs mittlerweile ein Grund zur Besorgnis. Der westliche Lebensstil mit seiner fettreichen Ernährung und der geringen körperlichen Bewegung scheint diese ‚Krankheiten der Überflussgesellschaft' mit sich zu bringen. Die Nahrungsmittel, die bis zu 40 % aller Krebsarten verhindern können sollen – Vollkornprodukte, Gemüse, Obst, Nudeln und Hülsenfrüchte, statt Fleisch und Fett –, sind die Hauptnahrungsmittel in den Entwicklungsländern. Multinationale Fastfood-Ketten und die westlichen Lebensmittelkonzerne unterminieren genau diese gesunde Ernährung.

Ein Faktor, warum die ‚Krankheiten der Überflussgesellschaft' in den Entwicklungsländern zunehmen, könnte mangelndes Sonnenlicht sein. Wenn die Veränderung der Ernährungsgewohnheiten mit Änderungen in der Lebensweise einhergeht und auch die westlichen Arbeitszeitmuster übernommen werden, dann verbringen die Menschen mehr Zeit in geschlossenen Räumen und haben weniger Gelegenheit, sich ins Freie und in die Sonne zu begeben. Wie bereits in Kapitel 3 besprochen, können Herzkrankheiten durch einen Mangel an Sonnenlicht entstehen und durch hohe Cholesterinwerte noch verschlimmert werden. Brust- und Darmkrebs könnten sich auf einer ähnlichen Grundlage entwickeln, wenn das Immunsystem durch zu wenig Sonnenlicht, frische Luft und Sport geschwächt ist und zusätzlich noch mit einer fettreichen und ballaststoffarmen Ernährung, mit wenig Obst und Gemüse zurechtkommen soll. Dann wiederum kann die Fettart, die in den Entwicklungsländern verzehrt wird, zu Gesundheitsproblemen führen, wenn die Menschen dort die westlichen Ernährungsgewohnheiten übernehmen.

Fett in der Ernährung und Sonnenbaden

Unsere Vorfahren aßen gesättigte tierische Fette, vielfach ungesättigte Fette, die natürlicherweise in Fisch und Gemüse vorkommen, und Olivenöl, wo und wann die Natur es hervorbrachte. Sie verzehrten keine raffinierten oder industriell verarbeiteten Öle wie viele Menschen heute. Erst in den letzten circa 100 Jahren wurden die vielfach ungesättigten Fettsäuren entweder mechanisch oder mit chemischen Lösungsmitteln dem Getreide, den Ölsamen und Bohnen in Form von raffinierten Ölen entzogen. In jüngster Zeit wurden diese raffinierten Öle als gesunde Alternativen zu den gesättigten Fettsäuren propagiert, weil sie die Cholesterinwerte senken.

Weil raffinierte Öle bei Zimmertemperatur flüssig sind, können sie nicht als Brotaufstrich oder zum Backen verwendet werden. Um dieses Problem zu umgehen wurde ein industrieller Prozess entwickelt, die so genannte partielle Hydrierung, um vielfach ungesättigte Fette bei normalen Temperaturen fest oder halbfest zu machen. Dabei werden die ungesättigten Fettsäuren bei Temperaturen von ungefähr 200° Celsius mit Hilfe eines Katalysators mit Wasserstoff angereichert.

Durch die Hydrierung verändern sich die vielfach ungesättigten Öle grundlegend und werden zu Transfettsäuren. Obwohl die Hydrierung diese Fettmoleküle den Fettsäuren in Olivenöl, dem gesündesten Öl zum Kochen, ähnlich sehen lässt, haben die industriell hergestellten Transfettsäuren nicht die gleiche gesundheitsfördernde Wirkung. Dennoch ist die Produktion von partiell hydrierten Fetten im Laufe des 20. Jahrhunderts ständig gestiegen, weil es billig herzustellen und zum Gefrieren geeignet ist. Diese Öle oxidieren auch langsamer als flüssige Öle, deshalb sind sie länger haltbar.

Lange Zeit gab es Bedenken, die Transfettsäuren könnten Arteriosklerose und andere Erkrankungen wie Krebs erhöhen. 1985 wurde ein umfassender Bericht veröffentlicht, der keine eindeutigen Beweise für negative Auswirkungen fand; doch neuere epidemiologische Untersuchungen haben gezeigt, dass der Verzehr von partiell hydrierten Fetten und Ölen das Risiko koronarer Herzkrankheiten erhöht. Forscher haben festgestellt, dass Transfettsäuren in einigen Margarinen und gebratenen Snacks das Cholesterin ansteigen lässt, das die Arterien verstopft. Wenn nämlich das schädliche Cholesterin (low-density Lipoprotein, LDL, genannt) steigt, sinkt das HDL (high-density Lipoprotein), eine andere Art von Cholesterin, das vor arteriellen Erkrankungen zu schützen scheint. HDL nimmt die überschüssigen LDL-Moleküle auf und transportiert sie zur Leber zurück, die sie abbaut und ausscheidet. Gesättigte Fette erhöhen sowohl das LDL als auch das HDL; das bedeutet, dass gesättigte tierische Fette im Verhältnis weniger schädlich sind als die Transfettsäuren in Produkten, die vermeintlich eine gesündere Alternative darstellen.

Es stellte sich auch heraus, dass zwischen Transfettsäuren und Brustkrebs eine Verbindung bestehen könnte. Obwohl die Forschung in diesem Bereich noch in den Kinderschuhen steckt, ergab eine europaweite Untersuchung zu Ernährung und Brustkrebs, die 1997 im *American Journal of Clinical Nutrition* vorgestellt wurde, dass Frauen mit überdurchschnittlich hohen Transfettsäure-Werten im Körperfett das höchste Brustkrebsrisiko hatten. Es lässt sich nicht so leicht eine direkte Verbindung zwischen Krebs und einem bestimmten Bestandteil des Speiseplans herstellen, doch wenn Transfettsäuren das Risiko erhöhen, an Brustkrebs oder Herzkrankheiten zu erkranken, gibt es gute Gründe, nur nicht hydriertes Pflanzenöl zum Backen und Braten zu verwenden und auch die Fertigprodukte zu meiden, die in hydriertem Fett gebacken oder gebraten sind – das bedeutet Kartoffelchips, süße Teilchen, Kekse und Ähnliches zu reduzieren. Es bedeutet auch, weniger Produkte zu verzehren, die als Produkte mit „wenig gesättigten Fettsäuren" oder als „cholesterinarm" verkauft werden, die aber Transfettsäuren enthalten. Das ist nicht immer leicht, denn die Aufdrucke auf den Lebensmitteln sind nicht immer so informativ wie sie sein könnten.

Hautkrebs und Ernährung

Bereits 1939 wurde nachgewiesen, dass bösartige Tumore, die durch die ultraviolette Strahlung ausgelöst wurden, sich rascher in Tieren vermehrten, die fettreich ernährt wurden, als in Tieren, die wenig Fett zu fressen bekamen. Ein 1995 im *International Journal of Cancer* veröffentlichter Artikel belegt, dass fettarme Ernährung wesentlich zur Vorbeugung gegen und zur Behandlung von nicht melanomen Hautkrebsarten bei Menschen beitragen kann. Während einer zweijährigen Studie bekam eine Gruppe von Hautkrebspatienten eine fettarme Ernährung verordnet, um festzustellen, ob dies ihre Krankheit beeinflusste. Sie wurden angehalten, den Fettgehalt auf 20 % ihrer Gesamtkalorienzahl zu reduzieren. Andere Patienten, die an dem Versuch teilnahmen, ließ man unverändert durchschnittlich 38 % ihrer gesamten Kalorien als Fett essen. Am Ende des Experiments hatten die Patienten mit der fettarmen Ernährung signifikant weniger Krebs als die Patienten, die ihre Ernährung nicht geändert hatten. Die Untersuchung hat auch gezeigt, dass eine fettarme Diät das Auftreten von *Keratoma senile* reduzieren kann. Bei dieser Erkrankung verdickt der Teil der Oberhaut und die präkanzerösen Hautläsionen können zu Plattenepithelkarzinomen entarten.

Wenn ein von circa 40 % auf 20 % der gesamten verzehrten Kalorienmenge reduzierter Fettgehalt Basalzell- und Plattenepithelkarzinome beeinflussen kann, wie es den Anschein hat, dann erscheint Kimes Warnung gerechtfertigt, Menschen, die sich fettreich und nährstoffarm ernähren, sollten die Sonne meiden. In Anbetracht des Ausmaßes des Problems – 1995 wurden allein in den Vereinigten Staaten 1,2 Millionen Fälle von Basalzellkarzinom diagnostiziert und behandelt – muss die Bevölkerung stärker vor einer fettreichen Ernährung in Verbindung mit Sonnenexposition gewarnt werden.

Jedoch ist der Zusammenhang zwischen Hautkrebs und dem Verzehr von Transfettsäuren oder raffinierten vielfach ungesättigten Fetten bisher noch nicht gründlich untersucht worden. Sicher zeigt sich die Art von Fett, die man zu sich nimmt, anschließend in den Geweben und in der Haut. Wenn sich der Fettanteil in der Ernährung erhöht, steigt auch der in den Geweben. Ob Transfettsäuren oder raffinierte vielfach ungesättigte Fette bei der Entstehung von Hautkrebs eine Rolle spielen, bleibt offen. Doch heute scheint klar, dass eine fettarme Ernährung das Auftreten von nicht melanomen Hautkrebsformen verringern kann.

Ernährungstherapie ist für Krebspatienten schon lange eine (allerdings wenig bekannte) Alternative. Besonders nützlich ist Ernährungstherapie bei einer der gefährlichsten Hautkrebsarten, dem malignen Melanom. Beata Bishop beschreibt in ihrem Buch *A Time to Heal*, wie sie ein malignes Melanom überwand, indem sie eine strenge Diät einhielt. Ein Leberfleck auf ihrem Bein war entartet und sie ließ sich operieren. Obwohl der Krankheitsherd entfernt war und man ihr versicherte, ihr Problem sei gelöst, hatte sich innerhalb eines Jahres der Krebs in ihrem Lymphsystem ausgebreitet. Sie hatte die Aussicht, sich noch einmal einer großen Operation mit ungewissem Ausgang zu unterziehen oder innerhalb weniger Monate zu sterben, falls sie nichts unternahm. Frau Bishop entschied sich für eine alternative Behandlung, bei der eine optimale Ernährung und eine Entgiftung ihr geschädigtes Immunsystem bis zu dem Punkt unterstützen sollten, ab dem es selbst die bösartigen Zellen zerstören konnte. Ihre Therapie war ursprünglich von dem bekannten deutschen Arzt Dr. Max Gerson entwickelt worden. Er beschreibt sie in seinem Buch *A Cancer Therapy – Results of Fifty Cases*. Gersons Ernährungsplan umfasst frische Säfte von biologisch angebauten Früchten und Gemüsesorten, vegetarische Ernährung und häufige Entgiftung. Einige Bestandteile, die normalerweise in der westlichen Ernährung vorkommen, besonders Salz, schließt Gerson aus.

Wer sich an Gersons System hält, soll sich früh am Morgen oder am Abend in der Sonne aufhalten. Brillenträger sollen ihre Brille abnehmen, denn dann kann das gesamte Spektrum des Sonnenlichts die Zirbeldrüse stimulieren. Sonnenbäder spielen jedoch in dieser Therapie keine Rolle und scheinen, auch bei der Entstehung von Beata Bishops Melanom keine Rolle gespielt zu haben. Ja, man möchte fast spekulieren, dass ein Mangel an Sonnenlicht mit zu ihrer Erkrankung beigetragen hat. In ihrem Buch berichtet sie, dass der hervorragende Hautarzt, der als Erster ihr Melanom diagnostizierte, vermutete, Sonnenlicht könne die Ursache sein; sie aber stimmte dieser Annahme nicht zu, denn sie verabscheute Sonnenbäder.

Beata Bishops zweiter Krebs wurde 1980 entdeckt, doch trotz dieser düsteren Prognose damals lebt sie noch und es geht ihr gut. Ihre bemerkenswerte Genesung setzt sich über viele konventionelle Ansichten über Melanome, Ernährung, Krebs und vieles andere hinweg. Die Therapie, die sie so erfolgreich anwandte, ist eine von zahlreichen Alternativen zu Chemotherapie und Operationen. Viele dieser unorthodoxen Behandlungen stellt Jonathan Chamberlain in seinem Buch *Fighting Cancer* vor. Keiner dieser alternativen Ansätze nutzt Sonnenlicht in nennenswertem Umfang; deshalb sind Dr. Zane Kime, Dr. John Ott und Dr. Auguste Rollier anscheinend die einzigen Therapeuten, die positive Belege für das Sonnenlicht dokumentiert haben.

Kime forderte eine Patientin, die er wegen Brustkrebs behandelte, auf, die raffinierten vielfach ungesättigten Fettsäuren aus ihrer Ernährung zu streichen (siehe auch Kapitel 3). Vielfach ungesättigte Fettsäuren sind für den Körper lebensnotwendig, weil sie Prostaglandine produzieren. Das sind Moleküle, die die Nervensignale und die Muskelbewegung steuern. Doch in ihrer raffinierten Form fördern sie, genau wie gesättigte und ungesättigte Fette, die Bildung freier Radikale. Man kennt zahlreiche Vitamine, Mineralien und Verbindungen, die entweder das Entstehen freier Radikale verhindern oder die den Körper vor Schäden schützen können, die bereits vorhandene freie Radikale angerichtet haben. Diese Antioxidantien kommen in Vollwertkost vor, in industriell verarbeiteten Lebensmitteln allerdings nicht sehr häufig. Vielfach ungesättigten Fetten in ihrer raffinierten Form sind viele dieser Inhaltsstoffe entzogen; deshalb hat möglicherweise der Verzehr von raffinierten ungesättigten Fetten, die als gesunde Alternative zu den gesättigten Fetten propagiert wurden, zur Zunahme von Hautkrebs in den vergangenen Jahrzehnten beigetragen. Wie dem auch sei, eine fettarme Ernährung scheint das Wiederauftreten von Basalzellkarzinomen zu verhindern, der vermehrte Verzehr von Vitaminen scheint sich ähnlich auszuwirken.

Wie soll man sich beim gesunden Sonnenbaden ernähren?

Nachdem wir kurz betrachtet haben, wie sich die Ernährung auf die Haut und auf Krebs auswirkt, stehen wir jetzt vor dem recht entmutigenden Unterfangen, genau zu definieren, was eine für das

Sonnenbaden gesunde Ernährung ausmacht. Einige argumentieren, physiologisch gehören wir Menschen noch in die Steinzeit. Deshalb sollten wir uns so ernähren wie unsere Vorfahren, die Sammler und Jäger, wenn wir wirklich gesund bleiben wollen. Das bedeutet Wild und frischen Fisch sowie Wildobst und Gemüse (etwa Beeren, Knollen und Nüsse). Die Sammler und Jäger essen wenig oder kein Getreide und keine Milchprodukte – an Zucker, Salz und Fett kommen sie nur schwer heran. Viele Stadtbewohner ernähren sich so und handeln noch genau wie unsere Vorfahren (als ob Salz, Fett und Zucker Mangelware wären) – und eben das kann erklären, warum die westliche Ernährung für die Weltbevölkerung eine solche Bedrohung darstellt.

Von der Hand in den Mund zu leben, wie in der Steinzeit, ist gewissermaßen der Ausgangspunkt menschlicher Ernährung. Die heutige chinesische Ernährung verkörpert genau den entgegengesetzten Pol des Nahrungsspektrums, was die Vielfalt und Raffinesse anbelangt. Die Diätetik ist in China schon lange fester Bestandteil der Volksmedizin und die Chinesen haben viel Mühe darauf verwandt, die medizinischen Eigenschaften von Nahrungsmitteln zu definieren – so können sie mit der Nahrung Krankheiten vorbeugen und chronische Leiden preiswert und wirksam behandeln. Die chinesische Kultur hat die größte in der Geschichte bekannte Auswahl an Lebensmitteln und Zubereitungsarten: Man ist davon überzeugt, dass eine Vielzahl von Lebensmitteln notwendig ist, um gesund zu bleiben, und dass eine ausgewogene Ernährung einen harmonischen Zustand wieder herstellt oder aufrechterhält. Für die Chinesen ist Gesundheit etwas Umfassenderes als die Abwesenheit von Krankheit. Gesundheit ist ein Zustand innerer Harmonie, die den Menschen mit den ständigen Veränderungen in seiner unmittelbaren Umgebung in Einklang bringen. Sie teilen Lebensmittel nach ihrer ‚wärmenden‘ oder ‚kühlenden‘ Wirkung ein; diese Einteilung war übrigens auch Bestandteil der griechischen Medizin in der Antike.

Die Klassifizierung „heiß" oder „kalt" bezieht sich nicht auf die Temperatur der Nahrungsmittel selbst, sondern darauf, ob sie den Körper kühlen oder wärmen. Heiße Nahrungsmittel werden

so genannt, weil sie, im Übermaß genossen, heiße Symptome wie
Fieber, Schwitzen, Erröten, einen trockenen Hals, trockene Lippen
und Entzündungen hervorrufen. Kalte Nahrungsmittel helfen
heiße Krankheiten zu heilen, indem sie die Körpertemperatur senken; doch eine unangemessene Ernährung mit kühlen Lebensmitteln würde, neben anderen Symptomen, zu Frösteln und Erkältungen, Magenverstimmung, Kräfteverfall und allgemeiner Mattigkeit
führen. Die chinesische Ernährungslehre plädiert für eine Ausge-
wogenheit zwischen wärmenden und kühlenden Nahrungsmitteln,
betont allerdings, dass die Zusammensetzung von Person zu Person variiert, je nach Konstitution oder Wohlgefühl. Jeder Mensch
trägt eine unterschiedliche Menge an Hitze oder Kälte in sich und
dieses Verhältnis ändert sich im Laufe der verschiedenen Lebens-
abschnitte und bei unterschiedlichen Krankheiten. Allgemein gesagt, ist ein Mensch mit viel Hitze häufig voll Energie und kräftig
gebaut, er hat ein gerötetes Gesicht und friert nicht oft. Im Gegensatz dazu ist ein Mensch mit viel Kälte kälteempfindlich,
schwach oder mager in seiner Erscheinung; ihm fehlt Energie und
er neigt zu Erkältungskrankheiten. Die Einteilung der Nahrungsmittel und der Menschen selbst in Kategorien wie heiß und kalt
entspricht der alten chinesischen Dualität zwischen Yin und Yang,
auf der die chinesische Medizin beruht.

In der Praxis entspricht die chinesische Ernährungslehre den
gleichen Prinzipien, die auch der chinesischen Pflanzenheilkunde
zu Grunde liegen, und ist vollständig kompatibel mit den anderen
Therapieformen, die zur Traditionellen Chinesischen Medizin
(TCM) gehören, wie Akupunktur und medizinische Bewegungsübungen. Falls Sie krank werden und sich in eine TCM-Behand-
lung begeben, wird der Arzt oder die Ärztin Ihnen wahrscheinlich
eine Reihe Kräuter oder Akupunktur verschreiben und Ihnen raten, Ihre Ernährung zu ändern. Vielleicht fordert er oder sie Sie
auch auf, eine spezielle Körperübung mehrmals am Tag zu wieder-
holen, wenn Sie wieder gesund werden wollen. Die chinesische
Ernährungslehre ist insofern ungewöhnlich, weil sie einen festen
Bestandteil des medizinischen Systems darstellt, das auch Körperübungen mit einschließt. Das ist genau das Gegenteil des westli-

chen Modells, in dem die Ernährung auf der Prioritätenliste viel weiter unten angesiedelt ist.

Die chinesische Sichtweise über gesunde Ernährung widerspricht einigen Ansätzen der modernen westlichen Ansicht über Ernährung. In unserer Welt empfiehlt man, Obst und Gemüse roh zu verzehren, damit alle Vitamine und Mineralien erhalten bleiben und vollständig resorbiert werden können. Die Chinesen hingegen halten zwar eine geringe Menge an rohen Lebensmitteln für zuträglich, doch ein unangemessener Anteil dieser kalten Nahrungsmittel kann die Milz schwächen und ist schwer verdaulich; deshalb nehmen sie nur sehr zögerlich Salat, Obst, gekühlte Getränke und Eis zu sich. Für Chinesen zeichnet sich eine gesunde Lebensweise dadurch aus, dass die Ernährung und die Bewegungsübungen maßgeschneidert auf die Bedürfnisses des und der Einzelnen abgestimmt sind und sowohl die persönliche als auch die familiäre Krankheitsgeschichte berücksichtigen. Das ist ein krasser Gegensatz zum westlichen Einheitsdenken in punkto Ernährung und Sport. Im Westen werden mittlerweile allen, die sich gesünder ernähren wollen, zahlreiche höchst unterschiedliche Ernährungskonzepte angeboten. Als ob dies nicht schon verwirrend genug wäre, stellt sich auch noch die vertrackte Frage, ob die gewohnheitsmäßige Einnahme von Nahrungsergänzungsstoffen gut oder schlecht ist. Manche Experten befürworten eine solche Einnahme, andere hingegen bestehen darauf, dass eine auf die individuellen Bedürfnisse abgestimmte Ernährung aus Vollwertkost alle nötigen Vitamine in ausreichender Menge liefert. Doch wenn in der eigenen Familie Osteoporose vorkommt oder wenn man selbst gefährdet ist, daran zu erkranken, ist man gut beraten, Mineralien über die Ernährung zu ergänzen und während der Wintermonate etwas einzunehmen, wenn man nicht genug Sonnenstrahlen bekommt.

Alle, die sich als Gesundheitsmaßnahme sonnen wollen, müssen auf jeden Fall ihre Ernährungsgewohnheiten überprüfen. Neigt die Familie bereits zu irgendeiner „Krankheit der Überflussgesellschaft", kann auch ein Termin bei einem Ernährungsberater angezeigt sein. Es soll hier noch einmal betont werden, dass Vollwerternährung untrennbar zu Rolliers Heliotherapie gehörte. Seine

Patienten bekamen verschiedene frische Gemüsesorten und Getreide mit etwas Milchprodukten, wenig Fleisch und keinen Alkohol. Kime empfiehlt in seinem Buch über Sonnenlicht und Gesundheit so ziemlich das Gleiche, und zurzeit wird eine fettarme, ballaststoffreiche Ernährung mit viel Obst, Gemüse, ganzen Getreidekörnern, magerem Fleisch, Fisch und fettarmen Milchprodukten weithin befürwortet. Die britische Regierung rät heutzutage, täglich fünf Portionen Obst und Gemüse zu essen; das ist, so wie es aussieht, eine sehr vernünftige Empfehlung. Doch manche Stimmen argumentieren auch, dass angesichts der vielfältigen und massenhaft verwendeten Pflanzenschutzmitteln, die heute bei der Herstellung konventionell angebauter Produkte eingesetzt werden, diese Möglichkeit gar nicht so gesund ist, wie sie vielleicht scheint.

Trotz der Beteuerungen, dass die Rückstände in Obst und Gemüse sehr gering und deshalb kein Grund zur Besorgnis gegeben sei, weiß man bisher wenig darüber, wie es sich auswirkt, Lebensmittel mit verschiedenen Pestiziden in unterschiedlicher Menge zu verzehren. Unglücklicherweise lässt die jüngere Vergangenheit vermuten, dass die Bedürfnisse der Verbraucher im Ganzen gesehen weniger wichtig sind als die Interessen der Hersteller. Für welche Art von Ernährung Sie sich auch entscheiden, es spricht viel dafür, möglichst viele Vollwertprodukte aus ökologischem Anbau in Ihren Speiseplan aufzunehmen. Ihr Körper muss sich dann mit weniger Chemikalien auseinandersetzen und Sie verringern Ihr Risiko, gegen Medikamente resistente Bakterien zu sich zu nehmen.

Sonnenlampen und Solarien

In den Krankenhäusern, in denen Heliotherapie praktiziert wurde, war oft eine Abteilung oder ein Raum für ‚künstliches‘ Sonnenlicht reserviert. In Schlechtwetterperioden konnten die Patienten ihre Behandlung mit Hilfe von künstlichem UV-Licht weiterführen. Die ersten dieser Lampen entwickelte Niels Finsen. In den Jahren vor den Antibiotika waren sie bei Ärzten sehr beliebt. Für Heliotherapeuten waren solche Geräte nützlich, doch nur die zweitbeste Lösung nach dem Sonnenlicht, denn die Lampen gaben nicht genau das natürliche Spektrum der Sonnenstrahlen wider.

Moderne Sonnenbanken haben viel negative Schlagzeilen gemacht und sind kritisiert worden, oft zu Recht. Bestimmt hat der Wunsch nach einer schnellen oder ganzjährigen Bräune den Solariumbesuchern mehr geschadet als genutzt, denn Sonnenbaden zu kosmetischen Zwecken unterscheidet sich stark von dem zu therapeutischen Zwecken. Wenn man unter künstlichem Licht bräunen will, sollte es in seiner Zusammensetzung den Sonnenstrahlen so ähnlich wie möglich sein. In den vergangenen Jahren wurden Sonnenbänke angeboten, die sich von natürlichem Sonnenlicht durch einen höheren UVA-Anteil unterschieden. Man hielt UVA für sicherer als UVB, doch mittlerweile weiß man, dass es sehr viel durchdringender und für die lichtbedingte Hautalterung verantwortlich ist. Sich längere Zeit jeder Form von Strahlung auszusetzen, kann gefährlich sein; und die Gefahr ist umso wahrscheinlicher, je stärker sich die Strahlung vom natürlichen Sonnenlicht unterscheidet.

Finsen, der die Pionierarbeit leistete für die künstlichen Lichtbäder, bestand immer auf niedrigen Temperaturen bei seinen Tuberkulosepatienten. Wie auch die anderen Heliotherapeuten, die in seine Fußstapfen traten, stellte er fest, dass das die besten Ergebnisse erzielte. Wie wir bereits gesehen haben, kann die Lufttemperatur bei der Entstehung von Hautkrebs durchaus eine Rolle spielen. Sich also in ein warmes Solarium zu legen und rasch auf der Sonnenbank, die überwiegend UVA abstrahlt, zu bräunen, ist nicht sonderlich empfehlenswert. Als zuverlässige Quelle ultravioletter Strahlung hingegen sind Solarien und Sonnenbänke allerdings durchaus sinnvoll für Leute, die sich einem mäßigen Niveau an Strahlung aussetzen wollen und sich nicht in die Sonne legen können. Besonders in den Wintermonaten kann diese Art der ultravioletten Bestrahlung einem Vitamin D-Mangel und Krankheiten vorbeugen. Wie viel man davon braucht, hängt von zahlreichen Faktoren ab – die meisten wurden schon besprochen und es ist auch nicht nötig, braun zu werden, um von der Sonne zu profitieren.

Zwei- bis dreimal wöchentlich zehn Minuten vor einer Lampe
zu sitzen, die das gesamte Spektrum des Sonnenlichts abstrahlt,
kann bereits widerstandsfähiger gegen Infektionskrankheiten und
degenerative Erkrankungen machen. Ebenso können sich Sonnenbäder im Winter vorteilhaft auf die allgemeine Gesundheit auswirken. In Großbritannien ist zu dieser Jahreszeit das Sonnenlicht
vielleicht nicht intensiv genug, damit die Haut Vitamin D produzieren kann, doch die therapeutische Wirkung, sich im natürlichen
Spektrum der Sonnenstrahlen aufzuhalten, geht weit über die Bildung von Vitamin D hinaus. Auf jeden Fall kann Sonnenlicht im
Winter, das wissen Sie bereits, die Symptome der Winterdepression
etwas lindern und es scheint multipler Sklerose vorzubeugen.

Im Herbst und Winter sollte man an einem windgeschützten
Ort sonnenbaden. Eine der goldenen Regeln für das Sonnenbaden
empfiehlt, sicherzustellen, dass der Ort möglichst geschützt ist.
Die beste Möglichkeit dafür ist, zumindest während der Wintermonate, eine Art Drehsolarium zu bauen: eine sich mit der Sonnenstrahlung drehende Kabine. In den Vorkriegsjahren bekamen
Lichttherapiepatienten oft einen Schuppen für ihren Garten oder
ihren Schrebergarten zugewiesen, der sich nach der Sonne ausrich-
tete. Zwei berühmte Schriftsteller hatten so etwas. George Bernhard Shaw schrieb in einem kleinen Gartenhäuschen, das auf einer
Drehbühne befestigt war. Und der römische Schriftsteller Plinius
der Jüngere (62 – 113 n. Chr.) hatte einen Winterwohnsitz mit einer Sonnenterrasse. Sie war eine dauerhafte, nicht bewegliche Einrichtung; als Teil der Villa war sie so konstruiert, dass sie die
Strahlen der Wintersonne einfing.

6
Drinnen und Draußen:
Architektur und Sonne

Die Medizin und die Architektur sind wie so viele andere Bereiche den Launen der Mode unterworfen. Routineverfahren und lang gehegte Glaubenssätze können irgendwann aus der Mode kommen und im Licht neuen Denkens obsolet werden. Wenn ein neues Paradigma oder eine neue Philosophie auftauchen, wächst damit oft gleichzeitig der Wunsch, mit der Vergangenheit insgesamt zu brechen. So war es in der Architektur zu Beginn des 20. Jahrhunderts, als die Vorreiter der modernen Architektur versuchten, alle bisherige Architektur beiseite zu fegen. Neue Konstruktionsmethoden und Materialien gestatteten ihnen, sich radikal von den vorangegangenen Baustilen zu entfernen. Sie waren den Zwängen der Mauerwerkkonstruktionen nicht mehr unterworfen, denn zum ersten Mal ermöglichten Stahl- und Spannbeton, große Entfernungen zu überbrücken. Das bedeutete, dass Fenster in der Fassade größere Öffnungen erlaubten. Mit nur geringen Schwierigkeiten ließen sich Balkone bauen und man konnte auf Dachschrägen verzichten. Dank dieser und anderer Entwicklungen, die wir gleich betrachten werden, entstand eine neue Ästhetik, die wir heute als moderne Architektur kennen. In den 1950er-Jahren, als die Antibiotika verfügbar wurden, durchlief die westliche Medizin einen ähnlichen Wandel. Plötzlich hatten die Ärzte Medikamente zur Verfügung, die in Stunden oder Tagen Infektionen kurieren

konnten, die früher einen monatelangen Krankenhausaufenthalt erfordert hätten. Auf ihre Art erlebte die Medizin ebenso radikale
Veränderungen wie die Architektur.

Solche Erschütterungen haben viele Folgen, gute und schlechte
– eine davon ist, dass man oft wieder von der Vergangenheit lernen muss und dass das Rad quasi noch einmal erfunden werden
muss. Vor dem Hintergrund dieser Überlegungen habe ich die folgenden Seiten verfasst und versucht, ei-
nige vergessene Wahrheiten über Sonnenlicht, Gesundheit und Raumklima
zu beleuchten.

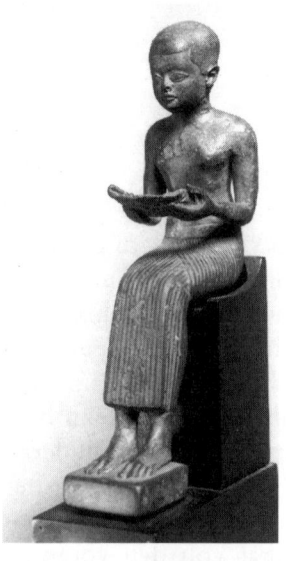

Der Gedanke, dass Gebäude, die
Sonnenlicht hereinlassen, irgendwie gesünder sind, als solche, die das Sonnenlicht ausschließen, ist schon sehr alt.
Ein altes italienisches Sprichwort
drückt es so aus: „Dove non va il sole,
va il medico", auf Deutsch etwa: „Wo
kein Sonnenlicht eindringt, dorthin
geht der Arzt." Diese Aussage kann
durchaus in der Frühzeit des Römischen Reiches geprägt worden sein, als
Solararchitektur, Verehrung der Sonne
und Sonnenlichttherapie Hand in Hand
gingen. Für die Römer hätte sich die
Solararchitektur gut ergänzt mit ihren
Vorstellungen von Medizin und religiö-
sem Glauben – was jeder weiß, der die
Schriften Vitruvs kennt.

Imhotep (er wirkte vor allem 2980 – 2950 v. Chr.),
der die Verbindung zwi-
schen Medizin, Architektur
und Sonnenverehrung ver-
körpert. Imhotep war der
erste in der Geschichte
bekannte Arzt und einer
der größten Architekten
der Welt. Er beaufsichtigte
den Bau der ersten Pyra-
mide in Ägypten und eines
Tempels für den ägypti-
schen Sonnengott Horus.

Während der Regierungszeit von
Kaiser Augustus im ersten nachchristli-
chen Jahrhundert schrieb Marcus Vitruvius Pollio, der römische Militäringeni-
eur und Architekt, seine berühmten
Zehn Bücher über die Architektur. Obwohl die spätere europäische Architek-

tur Vitruvs Prinzipien, die er in seinem höchst einflussreichen Text darlegte, viel verdankt, wurden seine Empfehlungen zur Ausbildung von Architekten, ihrer Verantwortung für die Gesundheit der Bewohner und die Solararchitektur nicht so begeistert aufgenommen wie andere Aspekte seines Werkes, zum Beispiel die klassischen Prinzipien der Harmonie, der Proportionen und der Symmetrie.

Vitruv vertrat die Meinung, der wahre Architekt sollte Grundwissen von zahlreichen Wissensgebieten wie Mathematik, Geometrie, Optik, Akustik, Astronomie, Philosophie, Geschichte, Recht und, bezeichnenderweise, Medizin in seine Arbeit mit einfließen lassen. Medizinische Kenntnisse waren unumgänglich, wenn der Architekt in der Lage sein sollte, zuträgliche Grundstücke und Gegenden sowohl für die Städte als auch für die Gebäude innerhalb der Städte auszuwählen. Vitruv war davon überzeugt, dass die umsichtige Planung öffentlicher Gebäude, wie Theater und Tempel, Krankheiten verhinderte und dass die Stadtplanung tatsächlich half, chronische Krankheiten wie Tuberkulose zu kurieren.

Nach Meinung Vitruvs mussten Architekten einen gesundheitsfördernden Standort für einen Tempel aussuchen können, um die Götter der Heilung gnädig zu stimmen. Anschließend mussten sie sicherstellen, dass der Tempel richtig ausgerichtet war, damit die Opfernden während ihrer Feiern der aufgehenden Sonne zugewandt waren. Auf einer ganz weltlichen Ebene beschrieb Vitruv, wie die Wohnungen nach den Gesetzen der Solararchitektur so gebaut werden sollten, dass sie den verschiedenen Klimata des römischen Reiches entsprachen:

Eine Art von Häusern scheint in Ägypten richtig, eine andere in Spanien (...) und wieder eine andere in Rom; ebenso verhält es sich mit Landstrichen und Ländern mit anderen Merkmalen. Das kommt daher, weil ein Teil der Erde direkt unter der Sonnenbahn liegt, ein anderer weit entfernt davon und wieder ein anderer zwischen diesen beiden (...), deshalb ist es ganz offensichtlich, dass die Architektur der Häuser ganz ähnlich der Art des Landes und den unterschiedlichen Klimata entsprechen soll. (Vitruv in: *Über die Architektur*)

Das erscheint vielleicht nahe liegend, doch mit dem Untergang des Römischen Reiches und dem Ende der Sonnenlichttherapie wurden die Prinzipien der Solararchitektur großenteils ignoriert oder vergessen. Die Ärzte erachteten Sonnenlicht für die Gesundheit als nicht mehr wesentlich, deshalb war es auch für Architekten nicht mehr wichtig. Als Folge davon wurden die Vorteile sonniger Häuser zur Verhinderung von Krankheiten und zum Energiesparen in den europäischen Städten über tausend Jahre nicht besonders wertgeschätzt. Die so genannte Architektur der einfachen Leute hielt sich weiterhin an die von Vitruv beschriebenen Prinzipien, doch den Stadtbewohnern wurde die Sonne überwiegend vorenthalten. Diese Situation wurde in England noch durch die Fenstersteuer verschlimmert und durch eine Glassteuer erschwert. Die Fenstersteuer wurde 1695 erlassen mit dem Ergebnis, dass Fenster zugemauert wurden und Häuser oft mit einem Minimum an Fenstern gebaut wurden, um Zahlungen zu vermeiden. Die Tradition, beim Hausbau in unzureichender Menge Fenster einzulassen, hielt sich lang über die Abschaffung dieser Steuer im Jahr 1851 hinaus.

Die Gesetzgeber wussten zu dieser Zeit zwar nicht um den Zusammenhang zwischen Sonnenlicht, Belüftung und dem Wohlbefinden der Bewohner, doch einige erleuchtete Personen, darunter Florence Nightingale (1820 – 1910), propagierten viel Tageslicht in Krankenhäusern. Frau Nightingale wurde hauptsächlich bekannt wegen ihres Einsatzes, mit dem sie sich während des Krimkrieges in den Lazaretten in Skutari um die Kranken und Verwundeten kümmerte. Weniger bekannt ist, dass sie eine international anerkannte Autorität bei der Planung von Krankenhäusern wurde. Florence Nightingale war ungewöhnlich in ihren Planungen, weil sie Sonnenlicht und frische Luft für äußerst wichtig erachtete, um den Kranken eine gesunde Umgebung zu schaffen. Auf sie gehen einige der ersten sonnendurchfluteten Krankenhausstationen zurück.

Glücklicherweise stieg Sonnenlicht allgemein wieder im Kurs, als seine therapeutische und hygienische Wirkung allmählich wissenschaftlich untersucht wurden. 1877 entdeckten Arthur Downes

und Thomas Blunt die bakterizide Wirkung des Sonnenlichts;
1890 wies Robert Koch nach, dass Sonnenlicht die Tuberkulose-
bakterien tötete. Diese Entdeckungen wirkten sich tiefgreifend auf
Architekten und Planer aus.

Gebäude und Bakterien

Als man verstanden hatte, dass die Tuberkulosebakterien im Sputum der Infizierten vorkamen und dass getrockneter Tuberkulo-
seauswurf und Tuberkulosestaub anfällige Menschen infizieren
konnten, gewannen Sauberkeit und Hygiene sowohl für die Ärzte
in den Sanatorien wie auch für die Architekten solcher Einrichtungen überragende Bedeutung. Man unternahm jede Anstrengung zu
verhindern, dass sich Staub auf Oberflächen oder in den Ecken an-
sammelte und man nutzte die keimtötenden Eigenschaften des
Sonnenlichts, um das genannte Risiko zu minimieren. Sauberkeit
wurde die erste Abwehrlinie gegen Tuberkulose; sonnige Häuser
wurden modern. Die dunkle Innenausstattung, mit der man in
England Räume voll stopfte, die in der Zeit Viktorias und Ed-
wards so beliebt gewesen war, wurde jetzt als unhygienisch angesehen. Stattdessen wurden sonnendurchflutete, luftige, schmuck-
lose Stationen der Tuberkulosesanatorien zum Ideal.

   Im modernen Heim waren von da an Mobiliar, Stoffe und Ein-
richtungsgegenstände so angeordnet, dass sie sich leicht abstauben
ließen. Teppiche wurden ausgemustert und durch Parkettböden
und Linoleum ersetzt. Bilderleisten, Blenden und geschmückte
Deckenfriese wurden abgenommen. Die Wände wurden mit ab-
waschbarer Farbe gestrichen und gefliest statt tapeziert, denn die
Tapeten stellten, wenn sie feucht waren, ein ideales Medium dar,
auf dem die Bakterien gedeihen konnten. Jalousien wurden als Alternative zu Vorhängen gewählt, weil sie abgestaubt und so einge-
stellt werden konnten, dass sie das Sonnenlicht hereinließen. Zusätzlich zur bakteriziden Wirkung schätzte man die Sonne, weil
sie indirekt die Sauberkeit förderte, denn bei Sonnenschein konnte
man Schmutz und Staub leichter erkennen. Die Architekten wurden aufgefordert, Häuser so zu planen, dass sie Sonnenlicht

hereinließen, es entstand eine neue Solararchitektur, die wir heute moderne Architektur nennen und die großen Wert auf Gesundheit und Hygiene legt. Viele führende Architekten dieser Richtung waren am Bau von Sanatorien beteiligt und es überrascht überhaupt nicht, dass die Ästhetik von Sanatorien auch in die Planung von Wohnhäusern und Büros einging.

Als der Lebensstandard nach und nach anstieg und Antibiotika zur Verfügung standen, gingen Tuberkulose, Scharlach, rheumatisches Fieber und andere Infektionskrankheiten zurück. Als Folge davon hatten Hygiene, Gesundheit und einfallendes Sonnenlicht für die Planer nicht mehr höchste Priorität. Die sonnigen, gut durchlüfteten Büros und öffentlichen Gebäude, die zu Beginn des 20. Jahrhunderts modern gewesen waren, gerieten außer Mode. Die Untergeschoss-Bauweise, die auf künstliches Licht angewiesen war und Sonnenlicht ausschloss, wurde bei den Planern beliebt, nicht hingegen bei den Bewohnern. Als die Solararchitektur in den 1970er-Jahren schließlich wieder entdeckt wurde, geschah dies aus Gründen des Energiesparens, nicht aus gesundheitlichen Erwägungen. Damals entwarfen die Architekten sonnige Gebäude hauptsächlich, um Energie zu sparen; Sonnenlicht galt nicht mehr als Heilmittel.

Obwohl die mit Solaranlagen beheizten Gebäude in Großbritannien sich bewährten, wurde Energie oft dadurch gespart, dass man das Raumklima streng kontrollierte und Außeneinflüsse so weit wie möglich ausschloss. Vitruv empfahl genau das Gegenteil. Es ist, was nicht weiter überrascht, bewiesen, dass Energie gespart wurde auf Kosten der Gesundheit derer, die in den Häusern lebten und arbeiteten.

Neuere Untersuchungen zum Thema Gebäude und Gesundheit befassen sich hauptsächlich mit den gesundheitlichen Problemen aufgrund eines schlechten Raumklimas („Sick Building Syndrome"), die bei Büroangestellten auftreten. Darunter zählen immer wiederkehrende Symptome wie Kopfschmerzen, Lethargie, trockener Hals, gereizte Augen, gereizte Nasenschleimhäute und Übelkeit. Die Gründe dafür waren ganz offensichtlich schwer festzustellen. Manche Stimmen behaupten, diese Symptome hätten

mehr mit der vorhandenen oder mangelnden Zufriedenheit am Arbeitsplatz zu tun als mit Ziegeln und Mörtel. Das Gleiche kann
man über die weit gefährlichere gesundheitliche Bedrohung für die
Bewohner nicht sagen, die von Bakterien ausgehen, die gegen Medikamente resistent sind. Wie wir bereits wissen, gibt es mittlerweile Tuberkulose-Stämme, die resistent gegen Antibiotika sind;
auch zahlreiche andere Bakterien geben Anlass zu großer Sorge.

Wenn einige pessimistische Warnungen vor der Resistenz Recht
behalten, müssen wir mehr Licht und Luft in unsere Häuser lassen, als wir das derzeit tun, und stark auf Sauberkeit achten. Unter
diesen Umständen stellen Großraumbüros mit Rauchglasfenstern,
künstlichem Licht und Klimaanlagen, in denen die Raumluft mit
Hilfe von Ventilatoren umgewälzt wird, keine besonders gesunde
Umgebung dar. Zum einen mangelt es in solchen Gebäuden sehr
stark an frischer Luft: Manchmal kommt nur weniger als ein Fünf-
tel der Luft von außen, der Rest wird immer wieder umgewälzt.
In der Zeit vor den Antibiotika, als schlimme Infektionskrankheiten an der Tagesordnung waren, wäre das gefährlich gewesen.

Ganz bestimmt kann Tuberkulose durch Ventilatoren von einem Menschen auf einen anderen übertragen werden. Ein bekann-
ter Krankheitsausbruch auf dem amerikanischen Kriegsschiff USS
Richard E Byrd verdeutlicht das. Die Luft innerhalb des Kriegs-
schiffes wurde komplett umgewälzt, das heißt, die ansteckenden
Keime in der Luft wurden nicht weniger oder schwächer. Einige
Monate lang hielt sich jemand mit nicht diagnostizierter Tuberkulose an Bord auf; in dieser Zeit steckte sich beinahe die Hälfte der
Besatzung an. Die Ermittler, die an Bord gingen, um diesen
Krankheitsausbruch zu untersuchen, kamen zu dem Ergebnis, dass
der direkte persönliche Kontakt bei der Übertragung keine Rolle
gespielt hatte, sondern dass sich die Erreger über die Luftumwälz-
anlage des Schiffes verbreitet hatten. Kürzlich verbreiteten sich die
Erreger unter den Passagieren eines Langstreckenflugzeuges, doch
es ist nicht eindeutig bewiesen, dass das über das Belüftungssystem
geschah.

Seit den 1950er-Jahren legte man mehr Wert darauf, ein „behag-
liches" Raumklima für die Bewohner zu schaffen, statt eines der

Gesundheit förderlichen. Doch zwischen einer gemütlichen und einer gesunden Atmosphäre besteht ein gewaltiger Unterschied. Bevor wir also darauf eingehen, wie wir ganz praktisch dafür sorgen können, dass wir das Sonnenlicht im Inneren unserer Häuser und im Außenbereich nutzen können, müssen wir vielleicht erst erörtern, was ein gesundes Raumklima überhaupt ist und wie wichtig es ist, in geschlossenen Räumen ein Klima wie draußen herzustellen. Zu diesem Zweck werden wir kurz die Arbeit eines Wissenschaftlers betrachten, der einer der großen Pioniere des Raumklimas war und der (was nicht weiter überraschen dürfte) auch eine führende Kapazität auf dem Gebiet war, wie sich Sonnenlicht und frische Luft auf den menschlichen Körper auswirken.

Sir Leonard Hill: Behaglichkeit oder Gesundheit?

Sir Leonard Erskine Hill (1866 – 1952) war einer der herausragendsten Physiologen seiner Zeit. Als Direktor der Abteilung für Angewandte Physiologie am *National Institute for Medical Research* untersuchte er von 1914 bis 1933 eingehend die Frischluftbehandlung und Sonnenlichttherapie. Dabei arbeitete er eng mit führenden Heliotherapeuten, darunter mit Sir Henry Gauvain, zusammen. Hill wies nach, dass Licht- und Luftverhältnisse im Freien den Stoffwechsel anregen. Er gehörte auch zu den ersten Wissenschaftlern, die ermittelten, was ein gesundes Raumklima ausmacht. Bezeichnenderweise widersprechen Professor Hills Empfehlungen für gesunde und hygienische Bedingungen in Räumen und Gebäuden den Gegebenheiten in den Häusern, Büros und Krankenhäusern von heute: in vielen herrscht ein monotones, übermäßig warmes, stehendes Klima. Gerade davon riet er stark ab.

Leonard Hill wurde am 2. Juni 1866 in Tottenham geboren. 1989 legte er am *University College London* sein Examen ab und erhielt im darauf folgenden Jahr von der Londoner Universität seinen Doktortitel. Er arbeitete einige Zeit als Arzt, kehrte dann aber wieder an das *University College* zurück und begann eine lange und herausragende Laufbahn im Fach Physiologie. Professor Hill war der Ansicht, dass unzureichende Belüftung und stehende Wärme zu Hause und am Arbeitsplatz in Verbindung mit zu warmer Kleidung, Überernährung und Bewegungsmangel ein beträchtliches Gesundheitsrisiko darstelle. Aus vielen Jahren gründlicher Untersuchungen zog er den Schluss, dass ein warmes, feuchtes Raumklima schädlich ist, weil es den Stoffwechsel des Körpers verlangsamt, und dass eine sitzende Lebensweise in einer beengten Atmosphäre Tuberkulose und andere Krankheiten begünstigt. Seine vorgeschlagenen Baumaßnahmen hatten zum Ziel, das Wohlbefinden der Bewohner zu erhöhen und ihre Anfälligkeit für Krankheiten zu reduzieren.

Vor allem war er davon überzeugt, dass ein kühles Raumklima den Körper stärkt und die geistige Aktivität anregt. Ein warmes, feuchtes Raumklima beeinträchtigt die Fähigkeit des Körpers, selbst Wärme zu erzeugen, was wiederum den Appetit, die Atemtiefe, den Muskeltonus und die Kreislauf-Funktion verringert und Entspannung und Schlaf fördert. Im Laufe seiner Untersuchungen stellte Hill fest, dass die Bewohner vieler schlecht belüfteter Räume zu warme Köpfe und zu kalte Füße hatten, weil die Temperatur am Fußboden viel niedriger war als in Kopfhöhe. Er gelangte zu der Überzeugung, dass das Raumklima dem idealen Außenklima möglichst ähnlich sein sollte, das er in seinem Buch *Sunshine and Open-Air* 1925 so beschrieb:

Die ideale Art, Räume zu erwärmen und zu belüften wäre, mit Strahlungswärme, einem warmen Fußboden und einer angenehmen Ventilation kühler Luft zu erreichen – kurz: das Raumklima sollte einem Frühlingstages im Freien angeglichen werden.

Er glaubte fest daran, dass die Strahlungswärme eines offenen Feuers und die Luftzufuhr durch den Kamin und bei Bedarf durch ein offenes Fenster die gesündeste Form des Heizens im feuchten englischen Klima sei. Dabei sei die Strahlungswärme des Feuers besonders wichtig, weil sie das fehlende Sonnenlicht ausgleicht. In einem anderen Buch (*Health and Environment*, 1925) nahm Hill

Gaszentralheizungen vorweg. Er erkannte zwar die Energieeffizienz dieser Heizungsform und ihre Sauberkeit an, aus gesundheitlicher Sicht stand er ihr jedoch sehr reserviert gegenüber:

Zweifellos wäre eine Zentralheizung sehr energiesparend und würde Rauch verhindern. Jedes Haus würde sein Warmwasser von einem zentralen Heizwerk beziehen, das auch die Heizkörper versorgt. Gas wäre der Brennstoff zum Kochen und Heizen. Dennoch erzeugen Zentralheizungen ein gleich bleibendes, übermäßig warmes, stehendes Klima, das nicht förderlich ist für die Gesundheit der Menschen, die keine Gelegenheit haben, sich an der Luft zu bewegen und es auch nicht für notwendig erachten.

Hill vertrat die Meinung, der menschliche Körper brauche den Reiz sich ändernder Außenbedingungen, um gesund zu bleiben. Ein gleich bleibendes Raumklima sei zu vermeiden. Es lohnt sich, zu erwähnen, dass Hill seine Empfehlungen selbst befolgte. Er war von dem Sprichwort „Morgenstund' hat Gold im Mund" zutiefst überzeugt und hielt sich jahrelang an seine Gewohnheit, bei jedem Wetter frühmorgens in einem nahen Teich zu schwimmen. Im Alter von 85 ging er jeden Tag noch sechs Kilometer spazieren. Einer seiner früheren Kollegen in seinem Nachruf im *British Medical Journal*:

Die Erscheinung und die Worte Sir Leonard Hills predigten das Evangelium von Sonnenschein und frischer Luft. In seiner Erscheinung verkörperte er höchstes körperliches Wohlbefinden.

Übrigens war Hill der Ansicht, dass die Frischluftbehandlung von Tuberkulose auf gesunden physiologischen Prinzipien beruhen sollte und nicht auf dem blinden Glauben an die Vorzüge von frischer Luft. Das heißt, die Patienten sollten nicht ins Frösteln kommen und sich durch die Behandlung schlechter fühlen – das sei lediglich ein Zeichen dafür, dass ihre Fähigkeit, sich selbst zu erwärmen, überschätzt worden sei. Seine umfassenden Untersuchungen zur Wirkung von Frischluftbehandlung und Sonnenlicht führte er durch, weil er genau wissen wollte, wie sie sich auf den menschlichen Körper auswirken. Vielleicht spielte auch die Tatsache mit hinein, dass er zweimal an Lungentuberkulose erkrankte und zweimal wieder gesund wurde. Einer seiner Söhne bekam als Soldat im Ersten Weltkrieg ebenfalls Lungentuberkulose und starb beinahe daran.

Bei seinen Untersuchungen beobachtete Hill, dass Menschen, die im Freien arbeiteten, sich keine Erkältung zuzogen, egal unter welch extremen Temperaturen sie arbeiteten; es waren zum Beispiel Matrosen, die lange Zeit auf See waren, Leuchtturmwärter und Forscher in der Arktis. Deshalb war seiner Meinung nach die alljährliche Zunahme der Atemwegserkrankungen im Winter nicht auf die niedrigen Außentemperaturen zurückzuführen, sondern darauf, dass das kalte Wetter die Menschen in stickige, überheizte Räume treibt. Er vertrat die Ansicht, dass in einer solchen Umgebung Infektionen häufiger auftreten und die Gesundheit durch die stagnierende Hitze, einen herabgesetzten Stoffwechsel und mangelndes Sonnenlicht beeinträchtigt wird.

Über hundert Jahre haben die Befürworter von Zentralheizungen argumentiert, dass sie gesünder und natürlicher seien als Warmluftheizungen, obwohl darüber noch immer diskutiert wird. Flächenheizungen wirken direkt auf den Körper und die Oberflächen ringsum und erzeugen bei niedrigeren Umgebungstemperaturen ein angenehmeres Raumklima als Warmluftheizungen. Letztere heizen und lassen die Luft zirkulieren, erwärmen die Umgebung also indirekt. Um mit diesem System ein vergleichbares Maß an Behaglichkeit zu erzeugen, muss die Umgebungstemperatur höher sein. Eine Folge davon, wie Hill in den 1920er-Jahren feststellte, ist, dass die Nasenschleimhäute austrocknen, was anfälliger für Infektionen macht. Weil die Warmluftheizungen die Luft zirkulieren lassen, damit die Wärme von der Heizquelle auf die Bewohner übertragen wird, wird auch der Staub aufgewirbelt, was wiederum das Infektions- und Allergierisiko erhöht.

Bemerkenswert an Hills Erkenntnissen zum Raumklima ist, wenn Sie noch etwas mehr geschichtliche Hintergründe verkraften können, dass sie sich fast mit denen decken, die Florence

Nightingale 1863 in ihren *Notes on Hospitals* den Krankenhausarchitekten vorlegte. Für Nightingale waren die Klinikgebäude wesentlich für den Heilungsprozess, denn hier genasen die Kranken unter der direkten Obhut ausgebildeter Schwestern so schnell und so wirksam wie möglich. Damit die Umgebung die Heilung unterstützte, mussten zahlreiche Bedingungen erfüllt sein. In den genannten Notizen merkte sie an, dass nur ein fähiger Klinikarchitekt in der Lage sei, eine solche Umgebung zu schaffen:

Keine Station ist in irgendeiner Hinsicht gut, die den Kranken nicht zu jeder Zeit frische Luft, Licht und eine angemessene Temperatur bietet. Diese Resultate muss die Krankenhausarchitektur liefern, nicht das äußere Design oder Erscheinungsbild. Allerdings braucht keines dieser Kriterien einem anderen geopfert zu werden. Alle, denen es schwer fällt, alle drei Kriterien zu erfüllen, können sich zufrieden zurücklehnen, denn Krankenhausarchitektur ist nicht ihre Berufung.

Kurz bevor sie diesen Text schrieb, hatte sie in Kliniken einige bittere Lektionen über Hygiene gelernt und sie war begierig, die Vorteile ihrer neuen und nützlichen Erfahrungen an nachfolgende Generationen weiterzugeben. Zur Zeit des Krimkrieges hatte Florence Nightingale, genau wie führende Ärzte dieser Zeit, der Belüftung und den Sanitäranlagen wenig Bedeutung beigemessen. Deshalb wurden kranke Männer im *Scutari Barracks Hospital* zusammengepfercht. Das war ein nicht belüftetes Gebäude über einer defekten Kanalisation. Erst gegen Ende des Krieges stellte Frau Nightingale zu ihrem Entsetzen fest, dass infolge der unhygienischen Bedingungen in den Abteilungen, die ihr unterstanden, 16.000 junge Männer an Krankheiten gestorben waren, während weniger als 2.600 in den Kämpfen gefallen und 1.800 an ihren Verletzungen gestorben waren. Dass sie dem Oberbefehlshaber, Lord Raglan, gegenüber darauf bestanden hatte, dass die Soldaten nach Skutari gebracht wurden, verschlimmerte die ganze Sache nur; sonst wären sie im Feldlazarett nahe der Front geblieben, wo ihre Überlebenschancen weit höher gewesen wären. Hugh Small enthüllt in seiner neuen Untersuchung der damaligen Katastrophe, dass Florence Nightingale keineswegs der legendäre Gnadenengel gewesen war, sondern, ohne es zu wissen, Todesengel, der den Verlust einer ganzen Armee zu verantworten hatte. Nach dieser Erkenntnis beteiligte sie sich nur widerwillig an der folgenden offiziellen Aufklärung. Sie brach völlig zusammen und war viele Jahre lang ans Bett gefesselt.

Den Rest ihres Lebens widmete Frau Nightingale den Reformen des staatlichen Gesundheitswesens. Sie befasste sich vor allem damit, die Kanalisation und die Architektur von Krankenhäusern zu verbessern. Einigen der damals verbreiteten Theorien widersprach sie vor allem deshalb, weil sie die revolutionäre Auffassung vertrat, dass man sich über kontaminierte Luft mit tödlichen Krankheiten anstecken konnte: die Theorie der so genannten ansteckenden Infektionen war entstanden. Das widersprach dem konventionellen Denken der damaligen Zeit. Man glaubte nämlich, tödliche Krankheiten könnten nur durch direkten Körperkontakt übertragen werden und würden durch Überarbeitung, Bewegungsmangel, Fehlernährung oder eine ,angegriffene Konstitution' verursacht. Mit ihrer Ansteckungstheorie konnte Frau Nightingale erklären, warum sich Krankheiten in überfüllten Räumen verbreiten konnten und wie der Krankenhausbau dies verhindern konnte.

Krankenhäuser nach den Empfehlungen von Florence Nightingale

Florence Nightingale plädierte für Krankenhäuser in Pavillon-Bauweise. Sie bestanden aus einstöckigen Gebäuden, die parallel zueinander angeordnet und durch einen Korridor miteinander verbunden waren. Jeder Pavillon war ungefähr 40 Meter lang und 10 Meter breit, in ihm hatten etwa 30 Betten Platz. Insgesamt waren die Pavillons von der Größe so konzipiert, dass eine Oberschwester sie beaufsichtigen konnte, doch wiederum auch nicht zu groß, um den natürlichen Luftaustausch zu gefährden. Teilweise entsprachen die Pavillon-Stationen Frau Nightingales Vorstellungen von Krankenpflege; ihr war wichtig, dass eine Person gleichzeitig alle Patienten und alle Schwestern genau überwachen konnte. Dafür waren die Abteilungen so entworfen, dass sich das Zimmer der Stationsschwester neben dem einzigen Eingang befand – durch ein Fenster konnte sie alles überblicken. Doch eines der bedeutendsten Merkmale, das die Pavillon-Stationen von anderen Planungen der damaligen Zeit unterschied, war die großflächige Verwendung von Glas auf beiden Seiten: zwei Betten teilten sich mindestens ein großes Fenster. Das bedeutete, dass Luft durch die Räume zirkulieren konnte und ausreichend frische Luft und Sonnenlicht eindrangen, um die Krankenhausinfektionen zu verhindern. Nightingales Überzeugung von der indirekten Ansteckung und ihre Ansichten über Krankenpflege bildeten die Grundlage für diese Maßnahmen. Die einstöckigen Pavillon-Abteilungen waren so angelegt, dass sich die so genannte kontaminierte Luft verflüchtigte, und die Bauweise verhinderte, dass sich Infektionen von einer Station zur nächsten ausbreiteten.

Offener Kamin und Rauchabzug

Um die ‚schädlichen Ausdünstungen‘ der Kranken abzuschwächen und zu beseitigen und um das Übertragen von Infektionen (auch auf andere Stationen) zu stoppen, brauchte man sehr viel frische Luft – die Luft in den Abteilungen sollte so frisch sein wie die im Freien. Das konnte man nicht auf mechanischem Weg erreichen, denn keine künstliche Belüftung konnte Nightingales Meinung nach für ausreichend frische Luft sorgen. Zum einen gab es keinerlei Garantie, dass sich die einströmende Luft nicht mit der verunreinigten mischte. Sie bestand nicht nur auf natürliche Belüftung, weil sie von der Ansteckungstheorie überzeugt war, sondern auch, weil sie frische Luft für gesundheitsfördernd hielt. Deshalb betrachtete Nightingale eine natürliche Belüftung und offene Kamine als die einzig geeigneten Möglichkeiten, die Luft in Kliniken zu erneuern und zu erwärmen.

Ein offener Kamin strahlte Wärme ab und sein Rauchabzug war als Luftschacht unverzichtbar. Strahlungswärme sei etwas Natürliches. Von metallischen Oberflächen erwärmte Luft solle man meiden, besonders wenn die Luft über Ventilatoren umgewälzt würde. In ihren *Notes on Hospitals* formulierte sie es so:

Die Patienten eng in künstliche Wärme einzuzwängen ist genauso, als würde man sie langsam in einem Ofen backen.

Nightingale war der Meinung, wenn ein Krankenhaus künstlich belüftet werden müsse, dann sei die ursprüngliche Planung irgendwie schief gegangen. Warmluftheizungen entsprächen nicht der Art, wie die Natur für frische Luft sorge, denn dann hielten sich die Patienten Tag und Nacht, während ihres gesamten Klinikaufenthalts in gleich bleibender Temperatur auf. Abwechslungsreiches Wetter, unterschiedliche Temperaturen und Jahreszeiten wären für Gesunde wichtig, um gesund zu bleiben, das Gleiche sollte deshalb auch für Kranke gelten: Die Patienten sollten die gleichen ständigen Schwankungen der Temperatur und Luftfeuchtigkeit erleben, die sich draußen abwechselten. Dazu sollten die Fenster jeder Abteilung offen sein, vorausgesetzt, das Wetter gestattete es. Das entsprach den Frischluftbedingungen, für die Dr. George Bodington in seinem Aufsatz über die Tuberkulosebehandlung aus dem Jahr 1840 plädiert hatte; Frau Nightingale war nur noch etwas konsequenter in ihren Ansichten als er:

Wenn man sich im Krankenbett erkältet, geschieht das nach den gleichen Gesetzmäßigkeiten als ob man sich erkältet, wenn man auf den Beinen ist. Ist die Luft stickig und können Haut und Lungen den Körper deshalb nicht entgiften, dann kann sich ein Patient bei einem Luftzug bereits erkälten. Doch das liegt an der stickigen Luft, nicht an der frischen. In den Holzhütten vor Sewastopol mit den durchlässigen Wänden, durch deren Ritzen es hereinzog, sagten die Patienten, sie würden immerhin weniger einschneien als draußen – und genau unter diesen Bedingungen waren Erkältungen unbekannt. Die Patienten waren gut zugedeckt und zwar umso besser, je kälter es war.

Weil Florence Nightingale die meisten Infektionskrankheiten für ansteckend hielt, wurden ihre Ansichten über Gesundheit und Gebäude als unwissenschaftlich und ungültig abgetan. Als Argument führten ihre Gegner an, weder die Entdeckung der Keime noch die Vorteile der Antisepsis und Asepsis, geschweige denn die Pavillon-Krankenhäuser brächten klinische Vorteile gegenüber anderen Bauweisen. Sobald die ersten Nightingale-Abteilungen gebaut waren, wurde behauptet, sie seien nicht gesünder als andere Bauten und sie seien teuer zu bauen, zu verwalten und zu unterhalten. Dabei sollte man sich daran erinnern, dass sich die Ärzteschaft damals, wie auch heute noch, eher für die Volksgesundheit engagierte, indem sie einzelne Krankheiten bekämpfte, statt gegen die zu Grunde liegenden Bedingungen vorzugehen, die die Krankheit verursachen. Nightingale war den umgekehrten Weg gegangen und versuchte, den Infektionskrankheiten so zu begegnen, dass sie bei Vitruv und anderen Architekten Anklang gefunden hätte. Mit ihrem ‚baulichen Ansatz‘ und ihrer Kampagne für Sanitärreformen und Sauberkeit in den Krankenhäusern stieß sie bei den etablierten Ärzten auf beträchtlichen Widerstand. Der Gerechtigkeit halber muss man sagen, dass sie sich stark an anderen Reformvorschlägen von Medizinern orientierte. Doch schließlich kam sie zu dem Schluss, dass Ärzte und Krankenhäuser der Gesundheit nicht zuträglich waren, und freute sich schon auf die Zeit, in der Krankenhäuser nicht mehr gebraucht würden. Wie dem auch sei, manche ihrer Bauprinzipien, die sie in ihren *Notes on Hospitals* beschreibt, wurden vom *Royal Institute of British Architects* in dem Bericht aus dem Jahr 1933, *The Orientation of Buildings*, immer noch empfohlen – also 70 Jahre, nachdem Nightingale sie als Erste formuliert hatte:

Es ist erfreulich festzustellen, dass sich einige Architekten endlich, wenn auch ein halbes Jahrhundert zu spät, den gesunden Menschenverstand Florence Nightingales zunutze machen.

Das Umfeld in den Nightingale-Stationen stimmte fast mit denen der Tuberkulose-Frischluft-Sanatorien überein, die in den 1920er- und 1930er-Jahren bekannt wurden. Wie ihre Abteilungen waren auch die Sanatoriumsgebäude an sich Maßnahmen zur Heilung und die Bauweise einiger besserer Sanatorien ähnelten in vielerlei

Hinsicht den Pavillons. Bei beiden erachtete man frische Luft als therapeutische Maßnahme und die Gebäude waren so konzipiert, dass sie jede Menge davon hereinließen.

Gesundes Raumklima heute

Es ist recht auffallend, wie stark moderne Krankenhäuser in ihrem Inneren von Nightingales und Hills Prinzipien abweichen. Nightingale-Abteilungen werden auch heute noch genutzt, doch sie werden ganz anders beheizt und belüftet, als Nightingale es empfohlen hatte. Freilich gibt es dafür auch gute Gründe. Die medizinische Praxis ist nicht wieder zu erkennen. Kalte, frische Luft gilt für Krankenhauspatienten (ja schließlich auch für niemand anderen mehr) als gesundheitsfördernd. Die Krankheiten, die heute behandelt werden, sind ganz andere als die vor 50 oder 100 Jahren. In Abteilungen, in denen heute Patienten mit Krebs, Herzerkrankungen, Schlaganfällen, Asthma und gebrochenen Hüften liegen, hätten damals Menschen gelegen, die an rheumatischem Fieber, Scharlach, Typhus, Lungenentzündung, Blutvergiftung oder zahlreichen anderen Infektionskrankheiten litten. Patienten und Pflegepersonal heute haben sich an viel mehr Komfort gewöhnt als ihre Vorfahren und fordern ihn auch ein.

Wenn sie die Wahl haben, entscheiden sich Menschen oft für das kurzfristige Wohlbefinden und verschließen vor den langfristigen Folgen für ihre Gesundheit die Augen. Das trifft sowohl für das Raumklima zu, für das wir uns entscheiden, wie für unsere Ernährung, Partydrogen und die sitzende Lebensweise. Doch diejenigen von uns, die diesen Versuchungen widerstehen können oder die ein kaum bezwingbares Bedürfnis haben, in überhitzten Krankenhauszimmern die Fenster zu öffnen, wenn sie sich dort aufhalten, werden die Erkenntnisse von Florence Nightingale und Sir Leonard Hill nicht nur flüchtig interessieren.

Wenn wir langfristig in geschlossenen Räumen gesund bleiben wollen und bereit sind, einige dieser Erkenntnisse zu beherzigen, werden wir „die Außenbedingungen an einem sonnigen Frühlingstag" so genau wie möglich nachahmen. Im nordeuropäischen

Klima kommen mit Solaranlagen beheizte Häuser, die bereits Vitruv vor 2000 Jahren beschrieb, diesem Ideal näher als alle anderen Bauweisen. Denn sie speichern die direkte Sonnenwärme und strahlen sie an die Bewohner später am Tag ab, wenn die Wärme gebraucht wird. Das Raumklima kann den äußeren Bedingungen folgen und sie abschwächen, statt innerhalb enger Grenzen zu bleiben. Bei bewölktem Wetter kann die aufgenommene Sonnenenergie durch eine Fußbodenheizung ergänzt werden. Die Römer entwickelten übrigens „Hypokausten" für ihre Villen, die warme Luft unter ihren Böden und an den Wänden entlang transportierten, um im Inneren der Räume Strahlungswärme zu erzeugen.

Damit Solarhäuser richtig funktionieren, muss genügend richtiges Material richtig platziert sein, um das einfallende Sonnenlicht zu absorbieren. Die inneren Oberflächen müssen die Wärme wirksam speichern; dafür sind Betonböden, Keramikfliesen und Mauerwerk besonders geeignete Materialien. Auch die Auswahl der Innenausstattung und der verwendeten Materialien wirkt sich direkt auf die Effektivität der Solarheizung aus. Schließlich ergibt es nur wenig Sinn, Materialien zu verwenden, die die Sonnenwärme speichern, um sie dann mit Teppichböden abzudecken, die verhindern, dass Sonnenlicht eindringt. Es mag nicht nur Zufall sein, dass eine Innenausstattung, die Staub und Belastung in Gebäuden begrenzt, der sehr ähnelt, die die Sonnenwärme am besten nutzt.

Sonnenlicht im Freien nutzen

In punkto körperliche Sicherheit spricht vieles dafür, den Eingang eines Hauses im Südosten zu haben oder zumindest mit Blickrichtung dahin, wo in den Wintermonaten die Sonne aufgeht. Wenn die Gebäude und Bäume ringsum nicht ihren Schatten auf den Eingangsbereich werfen, lässt die Sonne Schnee und Eis auf den Fußwegen am Vormittag schmelzen. So verringert sich das Risiko von Stürzen und anderen Unfällen auf glatten Flächen. Besonders ältere Menschen werden deshalb im Winter häufig in die Unfallstationen und Notaufnahmen eingeliefert.

Auch das Sonnenlicht auf der Hausaußenseite kann die Gesundheit der Bewohner günstig beeinflussen. Mauern aus Ziegel und Beton nehmen bei Regen einen großen Teil der Feuchtigkeit auf. Diese Feuchte trocknet rasch wieder an den Wänden, wenn die Sonne sie bescheint und der Wind weht, ansonsten bleiben die Mauern längere Zeit feucht. Feuchte Wände, an die kein Sonnenlicht kommt, begünstigen das Wachstum von Schimmel und Pilzen. Sie können sehr ungesund sein, weil die Sporen ins Hausinnere dringen können und von den Bewohnern eingeatmet werden. Um das zu verhindern, sollte man dafür sorgen, dass die Hauswände während des ganzen Jahres so viel wie möglich von der Sonne beschienen werden. Deshalb muss man bei der Planung auf die Ausrichtung des Hauses achten, denn sie bestimmt, wie viel Sonnenlicht auf die Außenseiten fällt. Wird ein Haus genau nach den Himmelsrichtungen ausgerichtet und zeigt eine Seite genau nach Süden, bekommt die Rückseite praktisch ein halbes Jahr lang nur sehr wenig Sonne. Liegt der Eingang jedoch nach Südosten oder Südwesten, werden die Wände zu allen Jahreszeiten von der Sonne beschienen.

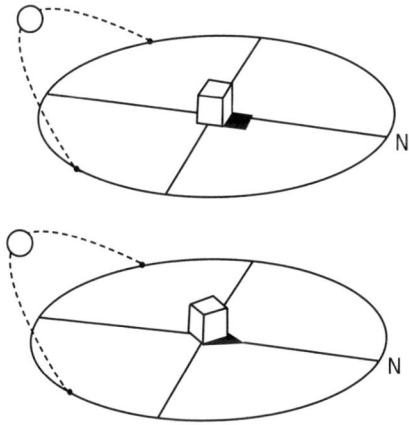

Ausrichtung und Sonnenlicht: In den nördlichen Breitengraden hat ein Haus, das genau nach Süden ausgerichtet ist, mehrere Monate im Jahr eine ‚dunkle Seite'.

Bei 51,5° nördlicher Breite, dem Breitengrad Londons, bekommt die Nordwand sechs Monate des Jahres keine Sonne, doch im Juni bescheint die Sonne diese Wand eine halbe Stunde länger als eine Wand, die nach Nordosten oder nach Nordwesten liegt. Merkwürdig ist auch, dass eine Südwand zur Tagundnachtgleiche ungefähr 2 Stunden 40 Minuten mehr Sonnenschein abbekommt als im Hochsommer. Zur Sommersonnenwende bescheint die Sonne eine Südwest- oder Südostwand über eine halbe Stunde länger als eine Wand, die nach Süden zeigt. Diese Zahlen basieren auf der Grundlage, dass die Sonne ohne Unterbrechung von Sonnenauf- bis -untergang vom wolkenlosen Himmel scheint. In Großbritannien jedoch kommt durchschnittlich eine Stunde Sonnenschein auf zwei Stunden Bewölkung.

Ein nach Südosten ausgerichtetes Gebäude wird den größten Teil des Jahres von der frühen Morgensonne beschienen. Schulen wurden früher so gebaut, dass die Klassenzimmer nach Südosten ausgerichtet waren, damit das Sonnenlicht die Räume am Morgen wärmte, desinfizierte und freundlich erscheinen ließ. Die Dachvorsprünge ragten leicht über die Fenster hinaus, so dass die Sonne im Sommer hoch genug über dem Himmel stand, bis die Kinder in die Schule kamen, sie dann nur noch kurze Zeit direkt ins Zimmer schien und später am Tag von den Fenstern ganz weg war. Hoch angebrachte Fenster im Nordwesten ließen manchmal die Sonnenstrahlen erst gegen Ende des Schultages ins Klassenzimmer scheinen. Auch die Heliotherapie-Kliniken waren nach Südosten ausgerichtet, damit die Patienten die frühe Morgensonne nutzen konnten. Schulen und Krankenhäuser sind keine üblichen Gebäude, weil sie oft auf dem flachen Land stehen – so können die Planer sie sorgfältig ausrichten, um frische Luft und die Wintersonne hereinzulassen.

Stadtplanung

Oft hängt es von der Stadtplanung ab, wie viel Sonnenlicht in ein Gebäude eindringen kann. Wenn die Straßen und die großen Verkehrsachsen mit den Himmelsrichtungen übereinstimmen, ist wahrscheinlich auch alles andere, darunter auch die Häuser, nach den Himmelsrichtungen ausgerichtet. Der berühmte amerikanische Architekt Frank Lloyd Wright schrieb darüber in seinem 1954 erschienenen Buch *The Natural House*:

Die Städte sind gewöhnlich nach Norden, Süden, Osten und Westen ausgerichtet. Ich vermute, man machte das, um der Landvermessung die Arbeit zu erleichtern. Jedenfalls hat man dabei nicht sonderlich an die Menschen gedacht, die dadurch gezwungen sind, ihre Häuser auch so zu bauen. Diese Ausrichtung führt zwangsläufig dazu, dass jedes Haus eine „dunkle Seite" hat.

Die Menschen in der Antike haben zweifellos die Stadtplanung als wichtigen Gesundheitsfaktor gewürdigt. Der griechische Philosoph Aristoteles vertrat die Ansicht, dass Städte am besten nach Osten ausgerichtet werden sollten. Hippokrates war sogar noch genauer und behauptete, dass in Städten, die der aufgehenden Sonne zugewandt sind, die Bewohner am gesündesten sind. Dummerweise lässt sich an der Ausrichtung nur wenig ändern, wenn die Stadt erst einmal gebaut ist. Das Gleiche gilt für die Häuser, obwohl man zum Beispiel noch Fenster ins Dach einbauen kann, um das Tages- und Sonnenlicht besser zu nutzen.

Licht in Räumen

Sonnenstrahlen sind üblicherweise in Gebäuden willkommen, solange ausreichend dafür gesorgt ist, dass sie nicht blenden oder die Räume zu sehr aufheizen. Im Allgemeinen mögen Leute zu viel Sonne nicht über einen längeren Zeitraum: Wie willkommen das Sonnenlicht ist, hängt stark davon ab, ob die Bewohner in den Räumen selbst regulieren können, wie viel Sonnenlicht eindringt und ob sie sich umsetzen können, wenn die Sonne hereinscheint. Je mehr Möglichkeiten Menschen haben, diese Faktoren zu verändern, desto weniger Unbehagen verspüren sie. In Räumen, die nach Westen gehen, lässt sich bekanntlich schwer arbeiten. Wenn man nicht sorgfältig auf Sonnenschutz und Belüftung achtet, werden grelles Licht und übermäßige Wärme in den Sommermonaten fast zwangsläufig Probleme bereiten, wie wohl alle wissen, die während der warmen Monate in einem nach Westen gehenden Büro, einer solchen Küche oder einem Arbeitszimmer eingesperrt waren. Künstler wiederum bevorzugten lange Zeit nach Norden gelegene Räume, weil sie gleichmäßig hell sind, jedoch die Sonne nicht direkt hereinscheint. Aus diesem Grund sind sie auch bei Computerarbeitern beliebt, die unter ungünstigeren Bedingungen Schwierigkeiten haben dürften, auf ihrem Computerbildschirm etwas zu erkennen. In den letzten Jahren hat man die Nordfenster in Häusern relativ klein gebaut, um so den Wärmeverlust gering zu halten. Dabei spart man an der falschen Stelle, denn die Bewohner müssen dann das elektrische Licht viel häufiger und länger einschalten, als es bei größeren Fenstern der Fall wäre.

Manchmal werden Häuser umgebaut und danach dringt weniger Sonnen- und Tageslicht ein. Das kann sich tiefgreifend auf die Bewohner auswirken. Während des Zweiten Weltkriegs beispielsweise wurden an vielen britischen Krankenhäusern die Fenster im Erdgeschoss mit einer Backsteinmauer vor Detonationen geschützt und hatten deshalb nur sehr kleine Öffnungen. In einer solchen Station im Erdgeschoss brach eines Tages eine Atemweginfektion aus, aber nicht in der Abteilung, in der die Fenster ungeschützt waren. Der Unterschied war so auffallend, dass Dr. Lawrence Garrod, der damalige Professor für Bakteriologie an der Londoner Universität und Bakteriologe am St. Bartholomäus-Krankenhaus, eine Untersuchung durchführte.

Er stellte fest, dass die Bakterien, die die Infektion auslösten (haemolysierende Streptokokken) in den Staubproben aus den dunklen Abteilungen wesentlich zahlreicher waren als in vergleichbaren Proben aus Stationen mit normalem Tageslicht; dort war in der Nähe der unverbauten Fenster sogar dicker Staub frei von Bakterien. Garrod führte eine Reihe von Untersuchungen durch, die belegen, wie wichtig Sonnen- und Tageslicht sind, damit sich Infektionen nicht ausbreiten. Wie Dr. Arthur Downes und Thomas Blunt vor ihm, erkannte er, dass direktes Sonnenlicht am stärksten bakterizid wirkte. Er hatte auch entdeckt, dass das Streu-

licht durch ein Nordfenster Bakterien töten konnte, obwohl es
von zwei Glasscheiben gefiltert wurde; hingegen überlebten Streptokokken, die im Staub im Dunkeln gehalten wurden, über sechs
Monate. Über die Ergebnisse von Garrods Untersuchungen berichtete das *British Medical Journal* 1944:

[Sie wurden] aufgezeichnet, um die Aufmerksamkeit auf
die mögliche Bedeutung einer guten, natürlichen Beleuchtung als hygienische Schutzmaßnahme zu lenken und in
der Hoffnung, dass das Thema weiter untersucht wird. Obwohl eine gute Beleuchtung allgemein als wünschenswert
betrachtet wird, wurde sie, so weit ich weiß, niemals in
Abteilungen für möglicherweise infektiöse chirurgische
Eingriffe als oberste Notwendigkeit erachtet. Diese Studie
plädiert dafür, dass gute Lichtverhältnisse auf einer solchen
Station eine wichtige Rolle spielen müssen, besonders wenn
sonst keine speziellen Maßnahmen getroffen werden, um
Staub in der Luft zu verhindern.

Bereits Florence Nightingale bestand in ihren *Notes on Hospitals*
fast 100 Jahre früher auf solchen Maßnahmen. Es lohnt sich, aus
ihrer Schrift zum Thema der sonnigen Stationen ausführlich zu zitieren, selbst wenn man damit nur verdeutlichen kann, wie leicht
man einige der fundamentalen Grundsätze des Heilens und Bauens
für die Gesundheit vergisst:

Direktes Sonnenlicht, nicht nur Tageslicht, ist für eine
schnelle Genesung notwendig, außer vielleicht bei bestimmten Augenoperationen und in einigen wenigen anderen Fällen. Es lassen sich beinahe endlos viele Bespiele dafür anführen, dass die Kranken sich in dunklen oder nach
Norden gelegenen Abteilungen keineswegs rasch erholten,
selbst wenn sie gründlich beheizt waren, auch nicht in Stationen mit künstlichem Licht, selbst wenn sie ausreichend
gelüftet wurden. (...) Alle Krankenhäuser in unserer Klima-
zone sollten so gebaut sein, dass direktes Sonnenlicht auf
einer möglichst großen Fläche eindringen kann – diese Regeln wurden in verschiedenen unserer besten Krankenhäuser beherzigt, aber leider in einigen der kürzlich erbauten
nicht eingehalten. Jalousien vor den Fenstern können im-

mer das Licht einer hellen Station dämpfen, doch eine
dunkle Abteilung ist nicht wieder gutzumachen. (...) Man
kann vielleicht durch Platten- oder Doppelglas verhindern,
dass Wärme entweicht. Wir können zwar Wärme erzeugen,
aber kein Tageslicht und auch nicht die reinigenden und
heilenden Strahlen der Sonne.

Um wieder in die heutige Zeit zurückzukommen, will ich ein be-
merkenswertes Beispiel anführen, das den Punkt verdeutlicht: Um-
baumaßnahmen einer Entbindungsstation in einem Krankenhaus
in Papua Neuguinea in den 1980er-Jahren verringerten das natürliche Licht. Daraufhin kam es zu einer Gelbsuchtepidemie bei den
Neugeborenen. Durch die baulichen Maßnahmen, die die Gelbsucht begünstigten, nämlich Vordächer über den Fenstern, gelangte
nur noch so wenig indirektes Sonnen- und Tageslicht in die Station, die vorher hell und sonnig war, dass es jetzt tagsüber ganz
dämmerig in den Räumen war. Bei diesen Lichtverhältnissen
schnellte die Gelbsuchtrate von nur 0,5 % auf alarmierende 17 %
in die Höhe.

Einige Fachleute vertreten die Auffassung, dass Neugeborenen-
gelbsucht in Wirklichkeit von einem Mangel an Sonnenlicht her-
rührt und dass die Bauweise der Entbindungs- und der Babysta-
tionen Gelbsucht bei Neugeborenen geradezu unvermeidlich
macht. Messungen zufolge bekommen Babys in sonnigen Zimmern über 27.000 Lux ab, in vergleichbaren anderen Räumen kann
es nur 110 Lux hell sein. Anscheinend kann man also mit gewis-
senhafter architektonischer Planung eine Krankheit verhindern, die
für Ärzte und Pflegepersonal zeitintensiv ist und die das Gehirn
des Neugeborenen schädigen kann, wenn sie nicht rechtzeitig behandelt wird.

Es gibt Fälle, in denen eine helle Beleuchtung schädlich sein
kann. In Kliniken für Neugeborene kann helles Sonnenlicht oder
künstliches Licht beispielsweise den Augen der Kinder schaden,
deren zentraler Teil der Netzhaut bei der Geburt noch nicht ganz
ausgebildet ist; deshalb sollte man für Schatten sorgen.

Sollten Sie einmal ins Krankenhaus müssen, versuchen Sie, in
ein sonniges Zimmer zu kommen. Falls die bisherigen Beispiele

Sie noch nicht von den möglichen Vorteilen überzeugt haben, betrachten Sie die Ergebnisse einer Untersuchung, die 1998 im *Journal of the Royal Society of Medicine* veröffentlicht wurden: Untersucht wurden die Unterlagen von über 600 Patienten, die nach
ihrem ersten Herzinfarkt auf die kardiologische Intensivstation
verlegt wurden. Patienten, die in nach Norden gelegenen Räumen
ohne Sonnenschein untergebracht waren, starben häufiger als Patienten in sonnigen Zimmern. Auch wurden Frauen, denen es
nach einem Herzinfarkt im Allgemeinen schlechter geht als Männern, aus sonnigen Zimmern früher entlassen als Frauen aus dunklen Räumen.

Das Team, das diese Studie durchführte, untersuchte auch die
depressiven Patienten in Kliniken, von denen in Kapitel 1 die
Rede war. Nachdem es festgestellt hatte, dass sonnendurchflutete
Räume klinisch Depressiven gut tun, überlegte es, was nicht weiter
überrascht, ob sich eine sonnige Umgebung nicht auch auf andere
lebensbedrohliche Krankheiten positiv auswirken könnte. Die
Wissenschaftler fanden, wenn auch zufällig, heraus, dass Herzinfarktpatienten von einer Sonnenlichttherapie profitieren. Es ist interessant zu verfolgen, wie sich die Forschung auf diesem Gebiet
weiter entwickelt und, was noch wichtiger ist, ob diese Erkenntnisse Krankenhausarchitekten überzeugen, mehr sonnige Krankenund Kinderstationen zu bauen als zurzeit.

Architekten könnten auch das Leiden älterer Menschen verringern und die Kosten für degenerative Knochenerkrankungen senken, indem sie sonnige Balkone und Terrassen bauen. 1984 nahmen die Bewohner eines Altenheimes in Auckland, Neuseeland,
an einem Experiment teil, mit dem festgestellt werden sollte, wie
viel Zeit sie sich täglich in der Sonne aufhalten müssten, um sich
mit dem so aufgebauten Vitamin D-Vorrat vor Knochenerweichung zu schützen. Sie waren durchschnittlich 80 Jahre alt und
rüstig, brauchten aber Hilfe beim Anziehen und Waschen. Bevor
sie an dieser Studie teilnahmen, verbrachten sie nur wenig Zeit im
Freien. Für das gewünschte Ergebnis genügte es bereits, wenn sie
auf der offenen Veranda saßen und ihren Kopf und Hals, die Unterarme und die Unterschenkel nur 30 Minuten am Tag in die

Sonne hielten; das ließ sich gut in den gewohnten Tagesablauf der Heimbewohner und des Pflegepersonals integrieren. Die Forscher, die diese Untersuchung durchführten und die Ergebnisse in der Zeitschrift *Age and Ageing* veröffentlichten, zogen den Schluss, dass Sonnenbäder für gebrechliche ältere Menschen eine kostengünstige und effektive Möglichkeit sind, Knochenerweichung zu verhindern, ohne das Risiko toxischer Nebenwirkungen, die oral verabreichte Mittel mit sich bringen. Sie hatten den Eindruck, dass alle Altenpfleger und -pflegerinnen und alle älteren Menschen diese Vorteile stärker wertschätzen sollten und dass beim Entwurf von Altenheimen sonnige Bereiche mit eingeplant werden sollten.

Allen führenden Heliotherapeuten der Vergangenheit war gemeinsam, dass sie sich aktiv mit der Planung von Krankenhäusern beschäftigten. Das mussten sie auch, denn seit dem Untergang von Rom hatte niemals jemand Gebäude für Sonnenlichttherapie gebaut. Sir Henry Gauvain wurde Spezialist für die Planung von Zimmern für chronisch Kranke, besonders für Jugendliche und junge Erwachsene, die sich von einer extrapulmonalen Tuberkulose erholten oder auf dem Weg der Besserung waren. Seine Erfahrung, langfristig Kranke in Zimmern mit Balkonen zu behandeln, überzeugte ihn davon, dass jedes Krankenhaus einige solche Räume braucht – und zwar nicht nur wegen der bereits genannten Vorteile:

Wenn ich meine Überzeugung zum Ausdruck bringen darf: Die modernen Krankenhäuser brauchen am dringendsten vernünftig geplante und geschützte Balkone. Denn das Bedürfnis nach Licht und Sonne ist ein menschliches Grundbedürfnis. Diese Notwendigkeit kann man nur als Patient oder als Arzt erkennen. Den Vorteil, an die frische Luft zu kommen und heraus aus dem Anblick und den Gerüchen des Krankenzimmers, muss man erlebt haben, um ihn zu verstehen. Meiner Meinung nach wird dieser Faktor zu wenig anerkannt.

Gauvain schrieb diese Zeilen 1938, als Patienten durchaus noch mehrere Monate am Stück im Krankenhaus bleiben mussten. Heute werden die Patienten wesentlich früher entlassen, doch es

besteht immer noch die Gefahr, dass sie, unabhängig von ihrem
Alter, einen kompensierten oder nicht kompensierten Vitamin D-
Mangel entwickeln, wenn sie ans Bett gefesselt sind. Krankenhäuser und Altenheime sollten den Patienten und Bewohnern, die
kräftig genug dafür sind, von Sonnenlicht und frischer Luft zu
profitieren, die Möglichkeit dazu bieten.

7
Sonnenlicht und Gesundheit im 21. Jahrhundert

Unser Verhältnis zur Sonne hat viele Facetten und es hat sich im Laufe der Geschichte enorm gewandelt. 1903 erhielt ein Heliotherapeut den Nobelpreis für Medizin und in den folgenden Jahren wurden Krankenhäuser so gebaut, dass Ärzte das Sonnenlicht als therapeutische Maßnahme verordnen konnten. In der zweiten Hälfte des 20. Jahrhunderts sanken die Sonnenstrahlen so in der Gunst, dass von Sonnenbädern vehement abgeraten wurde. Nur in wenigen Punkten schlug das medizinische Denken derart vehement in sein Gegenteil um. Sonnenlicht kann schaden, doch es gibt eine Fülle von Beweisen in der Medizingeschichte, dass es auch chronische Krankheiten heilen und ihnen vorbeugen kann. Die Ärzte, die in der ersten Hälfte des 20. Jahrhunderts das Sonnenlicht therapeutisch nutzten, wussten zwar, dass Heliotherapie wirkt, konnten aber nicht erklären, warum. Sie arbeiteten sozusagen im Dunkeln, denn nur wenige wissenschaftliche Theorien konnten angemessen erklären, wie das Sonnenlicht Wunden schneller heilen ließ und Tuberkuloseschäden beheben konnte.

Allerdings gibt es nur wenige wissenschaftliche oder historische Beweise, die die heute öffentlich propagierten Gesundheitsmaßnahmen bestätigen, nämlich die Sonne zu meiden. Es ist nicht bewiesen, dass Sonnenlicht Melanome verursacht oder dass Sonnenschutzmittel sie verhindern. Menschen, die in geschlossenen

Räumen arbeiten, sind dafür stärker anfällig als Personen, die im Freien arbeiten; außerdem treten Melanome häufig an Stellen auf, die dem Sonnenlicht eher selten ausgesetzt werden, nämlich am Rumpf und an der Rückseite der Beine. In Europa treten maligne Melanome häufiger in Gegenden auf höheren Breitengraden auf, in denen die Sonne weniger scheint. Wer sein Leben im Freien in der Sonne verbringt, verringert das Erkrankungsrisiko. An mangelndem Sonnenlicht sterben in Großbritannien alljährlich viele Tausend Menschen mehr als an Hautkrebs. Doch wir müssen mehr darüber wissen, wie das Sonnenlicht auf den menschlichen Körper wirkt und welche Rolle es bei der Krankheitsprävention spielt, bevor wir uns sicher sein können. Wir müssen mehr Geld investieren, um festzustellen, wie das Sonnenlicht wirkt, und eher weniger dafür, uns von ihm fern zu halten.

Die heutige Forschung weist immer stärker darauf hin, welch wichtige Rolle Vitamin D für gesunde Körperfunktionen spielt. Vitamin D ist wichtig für das Wachstum und die Reifung von Zellen und scheint Krebs entgegenzuwirken. In Laborversuchen wurde nachgewiesen, dass das physiologische Vitamin D das Wachsen maligner Melanome und anderer Krebszellen hemmt. Ein nicht kompensierter Vitamin D-Mangel wird mit einer Reihe von Krebserkrankungen und anderen ernsten Krankheiten in Verbindung gebracht. Durch Sonnenlicht bildet der Körper natürliches Vitamin D. Deshalb ist es völlig nachvollziehbar, dass sich die Anzahl der Menschen, die jährlich an Brust-, Darm- und Prostatakrebs, koronaren Herzerkrankungen, Schlaganfällen und Hüftfrakturen sterben, durch maßvolles Sonnenbaden reduzieren ließe.

Zweifellos wird man in den nächsten Jahren viel genauer erforschen, wie Vitamin D das Immunsystem beeinflusst, doch wie steht es mit dem Sonnenlicht? Warum verringert sich das Risiko, später im Leben multiple Sklerose zu bekommen, wenn man sich als Kind in der Sonne aufhält? Wie wirkt sich unsere Ernährung darauf aus, wie unsere Haut auf Sonnenlicht reagiert? Wie wirken sich Sonnenschutzmittel langfristig auf unsere Gesundheit aus und welche Rolle spielt mangelndes Sonnenlicht bei der Entstehung von Osteoporose? Könnte man die Sonnenstrahlen nutzen, um das Fortschreiten dieser und anderer Krankheiten aufgrund von mangelndem Sonnenlicht zu stoppen und rückgängig zu machen? Warum ist die frühe Morgensonne so wohltuend? Wir brauchen Antworten auf diese und andere Fragen, doch wenn die Gesundheitspolitiker ihre Einstellung zur Sonne nicht radikal verändern, werden wir sie wahrscheinlich nicht bekommen.

Es wäre sicher sehr nützlich zu wissen, wie niedrig der Vitamin D-Spiegel allgemein in der Bevölkerung ist und wie hoch eine gesunde Vitamin D-Konzentration tatsächlich ist. Untersuchungen in Europa und Nordamerika weisen darauf hin, dass ein kompensierter Mangel, wenn nicht sogar ein nicht kompensierter Mangel, viel weiter verbreitet ist, als man heutzutage annimmt. Bis der Vitamin D-Spiegel gemessen ist, bleiben die Empfehlungen für Sonnenbäder oder für Nahrungsergänzungen als ausreichende Reserve fraglich. Man kann nur hoffen, dass all das in nicht zu ferner Zukunft etwas klarer wird. Zwischenzeitlich scheint es nur wenig Zweifel darüber zu geben, dass unter der älteren Bevölkerung eine wahre Epidemie des nicht kompensierten Vitamin D-Mangels herrscht. Diejenigen, die ältere, hospitalisierte oder ans Haus gefesselte Menschen betreuen, sollten ermuntert werden, Schritte zu unternehmen, dass ihre Schützlinge genug Sonnenlicht oder genügend Nahrungsergänzungen bekommen, damit sie keinen Vitamin D-Mangel entwickeln.

Sonnenlicht und eine alternde Bevölkerung

Zurzeit findet ein demographischer Wandel statt, der die Gesundheitsfürsorge für die älteren Menschen in den kommenden Jahren massiv prägen wird. Immer mehr Menschen leben länger; das bedeutet, dass die Zahl der Personen mit degenerativen Erkrankungen im 21. Jahrhundert wahrscheinlich merklich steigen wird. Nach Zahlen, die die Weltgesundheitsorganisation veröffentlicht hat, stieg die Zahl der über 65-Jährigen in den Jahren von 1990 – 1995 weltweit um 14 % und bis 2020 sagen sie in den Industrienationen einen Anstieg um 40 % voraus. Vor diesem Hintergrund sollten die Gesundheitspolitiker alles in Erwägung ziehen, was älteren Menschen hilft, aktiv, gesund und rüstig zu bleiben. Mäßiges aber regelmäßiges Sonnenbaden beugt der Knochenerweichung bei älteren Personen vor. Schon allein aus diesem Grund sollten die Senioren ermuntert werden, sich in die Sonne zu begeben, und nicht davor gewarnt werden.

Um die Rolle des Sonnenlichts für die Prävention und Heilung von Alterskrankheiten von einer anderen Warte aus zu sehen, kann man sich beispielsweise mit anderen Heiltraditionen gründlicher befassen. Die Ärzte im antiken Griechenland und Rom nutzten das Sonnenlicht für ihre Behandlungen, doch die Medizin des Hippokrates ist schon lange ausgestorben. Denjenigen, die bereit sind, sowohl geographisch als auch philosophisch etwas weiter über den Tellerrand hinauszublicken, tun andere Traditionen auf, die einige recht nützliche Erkenntnisse bieten. Die Chinesen praktizierten bereits in der Antike Sonnenlichttherapie und tun es heute noch. Ihre Erfahrungen diesbezüglich und die Art, wie sie Sonnenbäder mit Bewegungsübungen kombinieren, verdienen eine gründliche Betrachtung, besonders im Hinblick auf den Alterungsprozess.

Das Buch mit dem Titel *Knocking at the Gate of Life and other Healing Exercises from China: The Official Exercise Book of the People's Republic of China*, das 1985 veröffentlicht wurde, empfiehlt Sonnenlichttherapie bei ganz verschiedenen Erkrankungen, zum Beispiel bei Lungentuberkulose, Depressionen, Herzerkrankungen, Arthritis, Rachitis und chronischer Enteritis (Dünndarmentzündung). Diese Empfehlungen entsprechen der Anwendung der Heliotherapie im Westen völlig. Doch die Chinesen nutzen das Sonnenlicht noch etwas subtiler; genau dies scheint sich auf die Gesundheit im Alter auszuwirken. Um diese Art und Weise zu verstehen, lohnt es sich, ein klein wenig über die Philosophie zu wissen, die der Traditionellen Chinesischen Medizin und ihren Bewegungsübungen zu Grunde liegt.

In traditionellen Kulturen werden die älteren Menschen würdevoll behandelt, denn hohes Alter ist ein Zeichen von Weisheit. Die chinesische Gesellschaft basiert zum großen Teil auf dem Respekt vor dem Alter und vor Langlebigkeit. Dieses Interesse an einem

langen Leben hat seine Wurzeln bereits im Taoismus, einer Philosophie, die die chinesische Kultur entscheidend prägt. Die frühen
Taoisten waren Alchemisten, die den Alterungsprozess gründlich
und neugierig untersuchten. Aus ihren Forschungen entstand das
klassische chinesische Medizinsystem und zahlreiche andere Diszi-
plinen, die die Gesundheit beeinflussen, wie Bewegungs- und Ernährungstherapie. Die Taoisten achteten alle, die in hohem Alter
noch fit und gesund waren. So bestärkten sie die Ansicht, dass das
Alter ein erstrebenswertes Ziel ist. Im Gegensatz dazu bevorzugt
die westliche Kultur die Jugend auf Kosten alter Menschen, und
positive Rollenvorbilder für alle über 60-Jährigen glänzen in der
Öffentlichkeit vor allem durch Abwesenheit. Die Medien im Westen stellen ältere Menschen gern als abhängig, altersschwach oder
senil dar. Die Vorstellung, ein Rentner könnte ausdauernder oder
in den Kampfkünsten besser sein als ein junger Mensch, ist unserer Kultur fremd, nicht aber anderen Kulturen.

Neben diesem Respekt für die Senioren hat bei den Chinesen
die Vorsorgemedizin und die Beobachtung, wie sich die Naturkreisläufe auf die Gesundheit auswirken, eine lange und ungebrochene Tradition. Sie scheinen die zuträgliche Wirkung, in der frühen Morgensonne Körperübungen durchzuführen, schon seit
Jahrhunderten, wenn nicht Jahrtausenden, zu schätzen. Die Chinesen erachten es als wichtig, bei Sonnenaufgang im Freien zu sein
und so die gesunde Wirkung der Atmosphäre am frühen Morgen
ganz für sich zu nutzen. Tausende von Jahren hindurch haben sie
Übungsformen entwickelt und verfeinert, die ihrer Meinung nach
die Übenden in die Lage versetzen, ,Lebensenergie' aus der Atmosphäre aufzunehmen. Die bekanntesten Übungssysteme, wie Taiji
quan (auch Tai Chi) und Qigong werden zu diesem Zweck in
Krankenhäusern angewandt und auch von der breiten Bevölkerung
praktiziert. In den Parks von Peking, Schanghai und Hongkong
üben jeden Morgen bei Sonnenaufgang zahllose ältere Menschen.
Bewegungsübungen wie Taiji quan werden üblicherweise mit Blick
nach Osten praktiziert, der aufgehenden Sonne zugewandt. In Indien und anderswo beginnen die Praktizierenden des Hatha-Yoga
ihre Morgenübungen mit dem Sonnengruß. Auch Hippokrates

schrieb von der zuträglichen Wirkung von Spaziergängen am Morgen während der Wintermonate. Die Erkenntnisse westlicher Heliotherapeuten, dass das Sonnenlicht der frühen Morgensonne für ihre Patienten am besten ist, werden also von den Erfahrungen anderer traditioneller Heilsysteme untermauert.

Taiji- und Qigong-Praktizierende behaupten, der Sonnenaufgang sei die Tageszeit mit dem größten Potenzial. Die Luft ist frisch, rein und gut. Das Qi der Luft ist zuträglicher als zu allen anderen Zeiten, weil die Yang-Energie zu- und die Yin-Energie abnimmt. Auch haben die Ausscheidungsorgane (Lunge und Dickdarm) vor Sonnenaufgang ihre Hauptzeit. Deshalb bietet sich diese Tageszeit an, um den Körper von verbrauchter Energie zu reinigen und mit dem Qi des frühen Morgens aufzufüllen. Zu diesem Zweck haben die Chinesen eine riesige Sammlung von Übungen an der frischen Luft, wie man sie nennen könnte, entwickelt; sie bilden einen wesentlichen Bestandteil ihres Medizinsystems. In seinem Buch *21st Century Medicine* bringt Dr. Julian Kenyon den Unterschied zwischen westlicher und östlicher Medizin so auf den Punkt:

Die Vorstellung einer Lebenskraft taucht in mehr oder weniger verschiedenen Therapieformen auf, am differenziertesten jedoch ist diese Vorstellung wahrscheinlich in der Traditionellen Chinesischen Medizin; hier wird diese Energie als Qi bezeichnet. (...) Ein wenig überraschend ist, dass für die konventionelle westliche Medizin als einziges jemals bekanntes Medizinsystem diese Lebensenergie kein Begriff ist.

Einer der auffallendsten Unterschiede zwischen Osten und Westen in Bezug auf Körperübungen hängt direkt mit dem Altern zusammen. In den traditionellen chinesischen Übungssystemen können die Übenden ihre Fitness und ihre Fertigkeiten mit zunehmendem Alter steigern und ihr Qi kultivieren. Die westlichen Systeme zerstreuen das Qi zum größten Teil und Geschicklichkeit, Fitness und Durchhaltevermögen von Sportlern und Sportlerinnen im Westen nimmt mit zunehmendem Alter rapide ab. An dieser Stelle dürfte es sinnvoll sein, einige Wirkungen, die man den chinesischen

Übungsreihen zuschreibt, zu untersuchen und herauszufinden, warum sie sich von westlichen Übungen unterscheiden und welchen Vorteil regelmäßiges Üben bietet.

Zunächst ein paar Worte zur Geschichte der bekanntesten Übungsform. Nach der Überlieferung wurde Tai Chi Chuan oder Taiji quan, wie es in der chinesischen Umschrift geschrieben wird, im 13. Jahrhundert von dem taoistischen Adepten und Kampfkunstmeister Zhang San Feng begründet. In der Sage heißt es, Zhang San Feng beobachtete einen Kampf zwischen Kranich und Schlange. Dabei überlistete die Schlange den viel größeren und kräftigeren Vogel, indem sie geschickt jedem Angriff auswich und sich dann ganz schnell und beweglich rächte. Die Beweglichkeit und Anmut in den Bewegungen der Schlange beeindruckten ihn so sehr, dass er beschloss, sie in eine Kampfkunstform zu integrieren, die verschiedene Atemtechniken, Visualisierungen und eine Steigerung des Qi umfasste. In den folgenden Jahrhunderten entwickelte sich Taiji zu einem beeindruckenden Kampfsystem und einer Methode, die die körperlichen und psychischen Prozesse gemäß den Prinzipien der taoistischen Philosophie immer weiter verfeinerte. Um Taiji quan richtig auszuführen, muss man sich sehr konzentrieren und innerlich still sein; dieser Anspruch verbindet Körper und Geist in einer Weise, wie es bei keinem westlichen Übungssystem der Fall ist. Der Westen betrachtete den Verstand lange Zeit als etwas vom Körper völlig Getrenntes. In anderen Kulturen gibt es diese Trennung nicht. In der Praxis tritt diese Dichotomie in der Medizin und im Sport am stärksten zutage.

Während der letzten Jahrzehnte ist Taiji quan wegen seiner gesundheitsfördernden Wirkung sehr bekannt geworden; heute praktiziert eine Unmasse von Menschen überall auf der Welt. Immer wieder wird bewiesen, dass regelmäßiges Üben den Gesundheitszustand allgemein verbessert und dass dadurch das Herz-Kreislauf-System, die Atmung und die Muskeln besser arbeiten. Einer der zahlreichen Vorteile von Taiji ist auch, dass es das Gleichgewicht verbessert.

Nachlassender Gleichgewichtssinn in Verbindung mit schlechter allgemeiner Fitness und eingeschränkter Beweglichkeit kann ebenso zu Hüftfrakturen beitragen wie eine verringerte Knochendichte. Ältere Menschen stürzen häufig und sterben oft an den Folgen oder ihre Gesundheit und Mobilität insgesamt leiden darunter. Eine Übersicht über den Nutzen von Taiji-Übungen, die 1997 in den *Archives of Physical Medicine and Rehabilitation* veröffentlicht wurde, belegt, dass Senioren, die Taiji üben, wesentlich seltener fielen und Stürze weniger fürchteten. Jeder, der ein Medikament entwickelte, das das Gleichgewicht so verbessert, und nachweisen könnte, dass dies die Kosten für die Behandlung von Hüftbrüchen und anderen Verletzungen bei älteren Menschen senkt, hätte sehr gut ausgesorgt.

Taiji nützt erwiesenermaßen auch bei der Parkinson-Krankheit. Hierbei handelt es sich um eine fortschreitende neurologische Erkrankung; zu den Symptomen gehören unsichere Körperhaltung, Zittern, langsame Bewegungen, Steifheit, Depression und verlangsamtes Denken. Allgemein kommen Hüftfrakturen bei Parkinson-Patienten häufig vor, oft haben sie auch einen Vitamin D-Mangel und eine geringere Knochendichte als die durchschnittliche Bevölkerung. Menschen, die an dieser Krankheit leiden, berichten, dass sie durch das Üben von Taiji quan ihre motorischen Fähigkeiten und ihr Denkvermögen, die bei der Erkrankung typischerweise nachlassen, länger erhalten konnten. Wenn Taiji auch das Gleichgewicht verbessert, könnte regelmäßiges Üben für alle Parkinson-Erkrankten sehr nützlich sein. Auch Multiple-Sklerose-Kranke neigen zu einem niedrigen Vitamin D-Spiegel und sind anfälliger für Hüftfrakturen als der Durchschnitt. Wie auch bei der Parkinson-Erkrankung schränkt ihre Immobilität und eine Vitamin D-arme Ernährung ihre Vitamin D-Vorräte ein.

Zumindest als vorbeugende Maßnahme haben die chinesischen Übungssysteme für die wachsende Zahl der älteren und schwachen Menschen im Westen einiges zu bieten. Leider ist außer für Patienten mit Saisonal Abhängiger Depression (SAD) die wohltuende therapeutische Wirkung von Übungen bei Tagesanbruch nicht wissenschaftlich bewiesen. Langfristig dürften Untersuchungen zeigen, dass es gute Gründe gibt, am frühen Morgen in Parks und an öffentlichen Plätzen zusammenzukommen, um von der feinen Energie zu profitieren, der die Chinesen eine solche Bedeutung beimessen. Schließlich verhilft ihre lange und ungebrochene Tradition der Volksmedizin den Chinesen zu einem viel gründlicheren Wissen, wie Sonnenlicht und frische Luft auf den Körper wirken, als wir im Westen es vermögen.

Bemerkenswert ist vielleicht, dass Sir Henry Gauvain unter den führenden Heliotherapeuten seiner Zeit einzigartig war, weil er versuchte, die Wirkung der frühen Morgensonne wissenschaftlich zu erklären. Wie andere Sonnenlichttherapeuten hatte er viele Jahre lang beobachtet, dass das Licht am frühen Morgen therapeutisch am wertvollsten war. Seiner Meinung nach kam das daher, weil der ‚Lichtschock' der frühen Morgensonne die Patienten stärker reagieren ließ als das Sonnenlicht später am Tag. Gauvain entwickelte diesen Gedanken in seiner „Theorie über die unterschiedlichen Reize und die unterschiedlichen Reaktionen", die er 1927 der *Royal Society of Medicine* vortrug. Er plädierte dafür, dass Patienten, die Heliotherapie erhalten, nackt der frischen Luft ausgesetzt werden sollten – unter Bedingungen, die sich mit den Jahreszeiten und sogar täglich und stündlich ändern. Gerade diese dauernde Veränderung und die ständige Anpassung des Körpers an diese Veränderung war für ihn der Schlüssel für erfolgreiche Heliotherapie (in gemäßigten Klimazonen ist dieser Wechsel natürlich offensichtlicher als bei relativ gleich bleibenden klimatischen Bedingungen, wie sie zum Beispiel in den Tropen herrschen).

Obwohl Gauvains Theorie die beschriebene Wirkung des morgendlichen Sonnenlichts, ja der Heliotherapie generell, nicht zufrieden stellend erklären, stimmen sie doch zu einem gewissen Grad mit unserem Wissen über die SAD überein. Es mag durchaus noch mehr überzeugende Theorien geben, die die gesundheitlichen Vorzüge des frühen Morgenlichts belegen, als die von Gauvain aufgestellten. Ob sich diese positive Wirkung jemals zufrieden stellend wissenschaftlich erklären lässt oder nicht, in den frühen Morgenstunden scheint noch etwas viel Tieferes stattzufinden – eindeutig etwas Anderes als die Vitamin D-Synthese. Die alte

Redensart „Morgenstund' hat Gold im Mund" hat vielleicht eine tiefere Bedeutung, als man auf den ersten Blick erkennt.

Abnahme der Ozonschicht und Sonnenschutzmittel

Durch in die Atmosphäre frei gesetzte Chemikalien nimmt zwar die Ozonschicht eindeutig ab, doch bisher gibt es keinerlei Hinweis, dass die UVB-Strahlung in den am dichtesten besiedelten Gegenden der Erde langfristig zunimmt. Das Loch über der Antarktis mag für Menschen ein Problem sein, die in der Antarktis arbeiten, aber nicht für diejenigen von uns, die etwas näher am Äquator leben. Die Erkrankungen der Augen und des Immunsystems sowie die Umweltschäden, die prognostiziert wurden, weil die ultraviolette Strahlung zunimmt, müssen erst noch eintreten. Ganz eindeutig belegen alle vorhandenen Untersuchungsergebnisse, dass die Hautkrebsrate in Großbritannien und anderswo nicht aufgrund der dünner werdenden Ozonschicht stieg.

Wie also kommt es dazu? Im Laufe des 20. Jahrhunderts nahmen die nicht melanozytären Hauttumoren drastisch zu. In den Industrienationen ging dieser Anstieg damit einher, dass die Bevölkerung vom Land in die Städte zog und in Büros und Fabriken arbeitete. Heute verbringen wir einen Großteil der Zeit in geschlossenen Räumen, verbrauchen immer weniger Kalorien und ernähren uns immer fettreicher als je zuvor. Zweifellos wirkt sich die Ernährung maßgeblich auf Krebs aus und es kann gut sein, dass die Nahrung, und nicht das Sonnenlicht, den Kern der Hautkrebsproblematik bildet.

Wenn wir dann in die Sonne kommen, ist das oft im Urlaub, weg von Zuhause, nachdem wir uns viele Monate lang vollständig bekleidet in geschlossenen Räumen aufhielten. Die langsame und allmähliche Pigmentierung, die die Haut natürlicherweise vor der intensiven Sonne am Mittelmeer oder in der Karibik schützen würde, bleibt üblicherweise aus. Unter solchen Umständen sind die plötzlichen Sonnenbäder in intensivem Sonnenlicht nicht nur unnatürlich, sondern auch gefährlich. Sonnenschutzmittel helfen der unpigmentierten Haut zwar, nicht zu verbrennen, doch sie sollten nur als allerletztes Mittel eingesetzt werden. Dann hat die Haut nämlich keine Zeit gehabt, langsam ihren eigenen Schutz gegen das intensive Sonnenlicht aufzubauen. Einen Körper, der sich nicht akklimatisiert hat, schützt man am besten durch Kleidung, einen Sonnenhut und eine lange Siesta.

Auch die Umgebungstemperatur kann bei der Entstehung von Hautkrebs eine Rolle spielen. Eine 1941 veröffentlichte Studie ergab, dass Sonnenlicht, Umgebungstemperatur und Hautkrebs durchaus zusammenhängen können und dass das Sonnenlicht an Orten, an denen die Durchschnittstemperatur weniger als 5,5° C beträgt, gegen Hautkrebs immunisiert (siehe auch Kapitel 3). Aus der Arbeit von Dr. Auguste Rollier und anderen Heliotherapeuten wissen wir, dass der menschliche Körper auf Sonnenlicht anscheinend ganz anders reagiert, wenn er versucht, Wärme zu erzeugen, als wenn er versucht, Hitze abzugeben. Sonnenbaden bei kühlen Temperaturen scheint das Immunsystem des Körpers zu stärken und die Selbstheilungskräfte anzuregen. Die Gründe dafür sind noch nicht völlig geklärt, doch das wäre auf jeden Fall das sicherste Vorgehen, wenn man mit dem Sonnenbaden beginnt – es sei denn, man ist sehr kälteempfindlich. Auch hier muss dringend weiter geforscht werden.

Der Zusammenhang zwischen der Verwendung von Sonnenschutzmitteln und malignen Melanomen muss ebenfalls gründlicher untersucht werden, als es bis heute geschehen ist. Die Befürworter von Sonnenschutzmitteln werden sich zwar massiv wehren, doch angesehene Wissenschaftler bezweifeln, dass die Verwendung von chemischen Sonnenschutzmitteln so ratsam ist. Ihre Bedenken sollten wir ernst nehmen.

Gebäude, Bakterien und Sonnenlicht

An Hautkrebs sterben in Großbritannien nur ein Zehntel der Menschen, die an Krankenhausinfektionen sterben. Hier fordern Krankenhausinfektionen mehr Todesopfer als Menschen im Straßenverkehr umkommen oder Suizid begehen. Die Entstehung resistenter Bakterien ist besonders beunruhigend, denn es scheint, als könnten Blutvergiftung, Wundinfektionen und Lungenentzündung mit den herkömmlichen Antibiotika bald nicht mehr behandelt werden. Die Aussicht, zu einer Medizin in der Zeit vor den Antibiotika zurückzukehren, ist entmutigend, doch das werden wir müssen, wenn die Medikamente nicht mehr wirken und wir zu einer radikal anderen medizinischen Praxis gezwungen werden. Es bleibt zu hoffen, dass wir nie in diese Situation kommen und wir uns nicht so auf das Sonnenlicht zur Wunddesinfektion und zur Heilung von Körperschäden durch Infektionskrankheiten verlassen müssen, wie unsere Vorfahren.

Falls sich das Problem nicht kurzfristig lösen lässt, ist es wichtig, Mittel und Wege zu finden, wie wir Krankenhäuser planen und bauen können, um die Verbreitung von Infektionen zu verhindern. Sonnendurchflutete Krankenhausstationen haben weniger Bakterien als dunkle Räume und die moderne Wissenschaft zeigt heute, dass sie für die Behandlung klinisch Depressiver und für Herzinfarktpatienten die bessere Umgebung darstellen. Über diese Wirkung äußerte sich Florence Nightingale bereits in den 1860er-Jahren; wenn wir zu den Hygienestandards zurückkehrten, auf denen sie bestand, hätten wir wahrscheinlich schon viel getan, um die Verbreitung von Krankenhausinfektionen einzudämmen.

Zu Zeiten, als die Menschen die Sonne entweder ganz offen verehrten oder das Sonnenlicht therapeutisch nutzten, war es anscheinend besonders beliebt, durch die Bauweise Sonnenlicht in die Häuser dringen zu lassen, um ein gesundes Raumklima zu schaffen. Zurzeit verehrt die westliche Kultur weder die Sonne noch nutzt sie die Heliotherapie; das mag erklären, warum wir so viel Zeit in Häusern verbringen, die wenig Sonnenlicht hereinlassen. Die Chinesen haben eine lang bestehende Tradition, im Winter Sonnenlicht in ihre Räume zu holen; das könnte ihren Wunsch nach Krankheitsprävention zum Ausdruck bringen.

Ähnlich schrieb der berühmteste Architekt des Römischen Reiches vor, Schlafzimmer der Häuser und Villen sollten nach Osten liegen, um die frühe Morgensonne einzufangen. Wie auch den Architekten des Ostens war ihm daran gelegen, die Häuser so zu bauen, dass die Gesundheit der Bewohner berücksichtigt wurde. Vitruv war der Ansicht, Architekten müssten medizinische Grundkenntnisse haben. Angesichts der Gesundheitsprobleme heute, die mit dem Leben und der Arbeit in den Häusern zusammenhängen, sollten vielleicht Architekten eine Art medizinische Grundausbildung absolvieren. Vielleicht brauchen wir auch einen ganz neuen Beruf, der beide Wissensgebiete umfasst. Zumindest hatten damals Vitruvs Klienten genug Tageslicht in ihren Anwesen, so dass ihr Körperrhythmus und ihre Psyche stabil blieben. Das ist schon mehr, als man für viele von uns heute sagen kann.

Weil sich die Menschheit unter freiem Himmel entwickelte und nicht in geschlossenen Räumen unter Neonröhren, überrascht es nicht weiter, dass eine künstlich beleuchtete Umgebung die normalen Körperfunktionen stören kann. Schwaches Licht stört die natürliche Melatonin-Produktion; dadurch schüttet die Zirbeldrüse tagsüber, wenn wir wach sein müssen, zu viel von dem Hormon ins Blut aus; nachts dagegen, wenn wir schlafen müssen, zu viel. Halten wir uns zu lang in sehr hellem künstlichem Licht auf, setzen wir unseren Körper unter Stress. Es gibt auch einige beunruhigende Untersuchungen, wonach maligne Melanome mit fluoreszierendem Licht in Verbindung stehen könnten. Diejenigen, die eine typische westliche Lebensweise leben und die meiste Zeit hinter Glas verbringen, sollte beunruhigen, dass sie so nur selten von den biologisch aktiven Substanzen des Sonnenlichts profitieren können. Aufenthalt im Sonnenlicht birgt zwar zweifellos schwere Risiken für die Gesundheit, doch viele von uns schaden ihrer Gesundheit, weil sie sich das Sonnenlicht vorenthalten.

Dieses Buch will einige positive Aspekte der Sonne betonen und einige Richtlinien geben, wie sich die Risiken minimieren und die Vorteile von Sonnenbädern maximieren lassen.

Wie die Sonne auf den menschlichen Körper wirkt, ist noch vielfach ungeklärt. Genauso wenig sind die Ursachen der hauptsächlichen degenerativen Erkrankungen, die die Menschen im Westen plagen, klar. Sonnenlicht oder vielmehr der Mangel an Sonnenlicht spielen bei der Entstehung dieser Krankheiten eine weit größere Rolle, als allgemein anerkannt ist. Zahlreiche Beweise aus Vergangenheit und Gegenwart belegen, dass maßvolles Sonnenbaden der Gesundheit zuträglicher sein könnte, als man uns heute glauben machen will. Wenn Sie davon überzeugt sind, gehen Sie vorsichtig vor und denken Sie an die schicksalsträchtigen Worte, die am Tempel des Apoll zu lesen sind: „Nichts im Übermaß" und „Erkenne dich selbst".

Anmerkungen

Kapitel 1

Allen, R.M. und Cureton, T.K.: Effect of Ultraviolet Radiation in Physical Fitness, in: *Arch Phys Med* Nr. 26., 1945, S. 641 – 644

Beauchemin, K.M. und Hays, P.: Sunny Rooms Expedite Recovery From Severe and Refractory Depressions, in: *J Affective Disorders* Nr. 40, 1996, S. 49 – 51

Black, D.: Does Sunlight Heal or Harm?, in: *The Health Consumer's Health and Wellness Report* Nr. 3, 6. Tapestry Communications Inc., 1993

Bock, J.S. und Boyette, M.: *Stay Young the Melatonin Way.* London: Vermillion, 1995; dt. *Wunderhormon Melatonin: Die Quelle von Jugend und Gesundheit.* München: Droemer Knaur, 1996

Celsus: *De Medicina.* London: Heineman, MCMXXXV

Chel, V.G.M., Ooms, M.E., Popp Snuders, C., Pavel, S., Shothorst, A.A., Meulemans, C.C.E. u.a.: Ultraviolet Irradiation Corrects Vitamin D Deficiency and Suppresses Secondary Hyperparathyroidism in the Elderly, in: *J Bone Miner Res* Nr. 13, 8/1998, S. 1238 – 1242

Darlington, J.: Ultraviolet – the True Story, in: *Positive Health*, Okt./Nov. 1995

Davey Smith, G., Neaton, J.D., Wentworth, D. u.a.: Mortality Differences Between Black and White Men in the USA: „Contribution of Income and other Risk Factors among Men screened for the MRFIT Research Group. Multiple Risk Factor Intervention Trial", in: *Lancet* Nr. 10, 1, S. 1051 – 1056

Dobbs, R.H. und Cremer, R.J.: Phototherapy, in: *Arch Dis Child* Nr. 50, 1975, S. 833 – 836

Donawho, C. und Wolf, P.: Sunburn, Sunscreen and Melanoma, in: *Current Opinion in Oncology* Nr. 8, 1996, S. 159 – 166

Downing, D.: *Day Light Robbery.* London: Arrow Books, 1988

Dyer, A.R., Stamler, J., Berkson, D.M. u.a.: High Blood-Pressure: a Risk Factor for Cancer Mortality?, in: *J Natl Cancer Inst* Nr. 77, 1. Juli 1986, S. 63 – 70

Eastwood, J. und Gorman, J.: *Understanding Seasonal Affective Disorder.* Mind Publications, 1994

Eberlein Konig B., Placzek, M. und Przybilla, B.: Protective Effect Against Sunburn of Combined Systemic Ascorbic Acid (Vitamin C) and d-alpha-tocopherol (Vitamin E), in: *J Am Acad Dermatol* Nr. 38, 1/1998, S. 45 – 48

Epstein, J.H.: Effects of Beta-Carotene on UV-induced Cancer Formation in the Hairless Mouse, in: *Photochem Photobiol* Nr. 25, 1977, S. 211

Gouldbourt, U., Holtzman, E., Yaari, S. u.a.: Elevated Systolic Blood Pressure as a Predictor of Long-Term Cancer Mortality: Analysis by Site and Histological Subtype in 10000 Middle-Aged and Elderly Men, in: *J Nat Cancer Inst* Nr. 771, Juli 1986, S. 63 – 70

Guthrie, D.: *A History of Medicine.* London, 1958

Hawkes, J.: *Man and the Sun.* London: The Cresset Press, 1962

Holick, M.F., Matsuoka, L.Y. und Wortsman, J.: Regular Use of Sunscreen on Vitamin D Levels, in: *Arch Dermatol* Nr. 131, 11/1995, S. 1337 – 1339

Holick, M.F.: The Photobiology of Vitamin D and its Consequences for Humans, in: *Ann New York Acad Sci* Nr. 453, 1985, S. 1 – 13

Holick, M.F.: Vitamin D and Bone Health, in: *J Nutr* Nr. 126, 4/1996 (Suppl.), S. 1159 S – 1164 S

Holick, M.F.: Vitamin D – New Horizons for the 21st Century, in: *Am J Clin Nutrition* Nr. 60, 1994, S. 619 – 630

Kime, Z.R.: *Sunlight Could Save Your Life.* Penryn, CA: World Health Publications, 1980; dt. *Sonnenlicht und Gesundheit.* Ritterhude: Waldthausen, 1989

Krause, R., Buhring, M., Hopfenmuller, W., Holick M.F. und Sharma, A.M.: Ultraviolet B and Blood Pressure, in: *Lancet* Nr. 352, 29. August 1998, S. 709 – 710

Lansdowne, A.T. und Provost, S.C.: Vitamin D_3 Enhances Mood in Healthy Subjects During Winter, in: *Psychopharmacology* Nr. 135, 4, 1998, S. 319 – 323

Laurens, H.: The Physiological Effects of Ultraviolet Radiation, in: *J Am Med Assn* Nr. 111, 1939, S. 2385 – 2392

Liberman, J.I.: *Light: Medicine of the Future.* Santa Fe: Bear & Co., 1991; dt. *Die heilende Kraft des Lichts: der Einfluss des Lichts auf Psyche und Körper.* München, Zürich: Piper, 1996

Lohmeier, L.: Let the Sun Shine In, in: *East West*, Juli 1986, S. 36 – 43

Mawer, E.B.: *The Sunshine Vitamin: A Guide to Understanding the Prevention and Treatment of Vitamin D Deficiency.* Hampshire: Shire Osteoporosis Society, 1992

Partonen, T.: Vitamin D and Serotonin in Winter, in: *Med Hypothesis* Nr. 51, 3/1998, S. 267 – 268

Reid, I.R., Gallagher, D.J. und Bogsworth, J.: Prophylaxis Against Vitamin D Deficiency in the Elderly by Regular Sunlight Exposure, in: *Age and Ageing* Nr. 15, 1986, S. 35 – 40

Rosen, L.N., Targum, S.D., Terman, M. u.a.: Prevalence of Seasonal Affective Disorder at Four Latitudes, in: *Psychiatry Res* Nr. 31, 2, S. 131 – 144

Rostand, R.G.: Ultraviolet Light May Contribute to Geographic and Racial Blood Pressure Differences, in: *Hypertension* 30. August 1997 (2/1), S. 150 – 156

Rowe, D.: *Breaking The Bonds*. London: Fontana, 1991; dt. *Genetik und Sozialisation: die Grenzen der Erziehung*. Weinheim: Beltz/PVU, 1997

Smyth, A.: *Seasonal Affective Disorder*. London: Thorsons, 1997

Sobel, D.: *Longitude*. London: Fourth Estate, 1996; dt. *Längengrad: die wahre Geschichte eines einsamen Genies, welches das größte wissenschaftliche Problem seiner Zeit löste*. Berlin: Berlin-Verlag, 1999

Weber, G.W., Prossinger, H. und Seidler, H.: Height Depends on Month of Birth, in: *Nature* Nr. 391, 1998, S. 754 – 755

Wirz-Justice u.a.: Natural Light Treatment of Seasonal Affective Disorder, in: *J Affective Disorders* Nr. 37, 1996, S. 109 – 120

Wurtman, R.J.: The Effects of Light on Man and other Mammals, in: *Ann Rev Physiol* Nr. 37, 1975, S. 467 – 483

Wurtman, R.J.: The Pineal and Endocrine Function, in: *Hospital Practice*, Januar 1969, S. 32 – 37

(Verfasser unbekannt:) Committee on the Medical Aspects of Food and Policy Department of Health Report on Nutrition and Bone Health: with Particular Reference to Calcium and Vitamin D, in: *Department of Health Report on Health and Social Subjects* Nr. 49, HMSO, 1991

(Verfasser unbekannt:) Sunshine & Skin Cancer, in: *Consensus Statement*. UK Skin Cancer Prevention Working Party, 1997

Kapitel 2

Abramov, I.: Health Effects of Indoor Lighting: Discussion, in: *Ann New York Acad Sci* Nr. 453, 1985, S. 365 – 370

Addison Jayne, W.: *The Healing Gods of Ancient Civilizations*. New York: University Books, 1962

Ashwood-Smith, M.J.: Possible Cancer Hazard associated with 5-methoxypsoralen in Suntan Preparations, in: *British Medical Journal*, 3. November 1979, S. 1144

Autier, P., Dore, J.F., Cattaruzza, M.S. u.a.: Sunscreen Use, Wearing Clothes, and Number of Nevi in 6- to 7-Year-Old Children, in: *J Nat Cancer Inst* Nr. 90, 1998, S. 1873 – 1880

Bailey, A.: *The Caves of the Sun*. London: Jonathan Cape, 1997

Berwick, M. und Halpern, A.: Melanoma Epidemiology, in: *Current Opinion in Oncology*, 1998, 9, S. 178 – 182; 1989, S. 517 – 521

Bloom, B.R. und Murray, C.J.L.: Tuberculosis: Commentary on a Re-emergent Killer, in: *Science* Nr. 257, 21. August 1992, S. 1054 – 1064

Coleman, V.: *Bodypower*. Devon: European Medical Journals, Barnstaple, 1994

Dewan, E.: Possibility of a Perfect Rhythm Method of Birth Control by Periodic Light Stimulation, in: *Am J Obst & Gynaec* Nr. 99, 7/1967, S. 1016 – 1019

Diffey, B.L.: Sun Protection: Have We Gone Too Far?, in: *Brit J Dermatol* Nr. 138, 1998, S. 562 – 563

Durie, B.: Why Bother with a Suntan?, in: *New Scientist*, 14. August 1990, S. 516 – 517

Eberlein Konig B., Placzek, M. und Przybilla, B.: Protective Effect Against Sunburn of Combined Systemic Ascorbic Acid (Vitamin C) and d-alpha-tocopherol (Vitamin E), in: *J Am Acad Dermatol* Nr. 38, 1/1998, S. 45 – 48

Garland, C.F., Garland, F.C. und Gorham, E.D.: Lack of Efficacy of Common Sunscreens in Melanoma Prevention, in: *Epidemiology, Causes and Prevention of Skin Diseases* (Hrsg.: Grob, J.J., Stern, R.S., MacKie, R.M. und Weinstock, W.A.), Blackwell Science, Kapitel 11, S. 152 – 159

Garland, C.F., Garland, F.C. und Gorham, E.D.: Could Sunscreens Increase Melanoma Risk?, in: *Am J Public Health* Nr. 82, 4/1992, S. 614 – 615

Griggs, B.: A Veritable feast for the Eyes, in: *The Independent*, 9. Oktober 1990, S. 17

Harding, J.J.: Testing Time for the Sunlight Hypothesis of Cataract, in: *Current Opinion in Ophthalmology* Nr. 7, 1/1996, S. 159 – 162

Harding, J.J.: The Untenability of the Sunlight Hypothesis of Cataractogenesis, in: *Documenta Ophthalmologica* Nr. 88, 1995, S. 345 – 349

Hawk, J.L.M.: Ultraviolet A Radiation: Staying Within the Pale, in: *British Medical Journal* Nr. 302, 4. Mai 1991, S. 1036 – 1037

Hinds, M.W.: Nonsolar Factors in the Etiology of Malignant Melanoma, in: *Nat Cancer Inst Monogr* Nr. 62, 1992, S. 173 – 178

Huxley, A.: *The Art of Seeing*. London: Flamingo, 1994; dt. *Die Kunst des Sehens: was wir für unsere Augen tun können*. München, Zürich: Piper, 1996.

Larsen, H.R.: Do Sunscreens Cause Cancer?, in: *J Alternative and Complementary Medicine* Nr. 12, 1994, S. 17 – 19

Le Fanu, J.: Sunbathing, „skin cancer" and Sore Confusion, in: *The Sunday Telegraph*, 18. Juli 1999, S. 4

Lieberman, B.: *Doomsday Deja Vu: Ozone Depletion's Lessons For Global Warming* (Arbeitsunterlagen). Cambridge: The European Science and Environment Forum (dt. etwa „Europäisches Forum für Wissenschaft und Umwelt"), November 1998

McGregor, J.M. und Young A.R.: Suncreens, Suntans, and Skin Cancer, in: *British Medical Journal* Nr. 312, 29. Juni 1996, S. 1612 – 1613

Moan, J. und Dahlback A.: The Relationship Between Skin Cancers, Solar Radiation and Ozone Depletion, in: *Brit J Cancer* Nr. 65, 1992, S. 916 – 921

Neer, R.M.: Environmental Light: Effects on Vitamin D Synthesis and Calcium Metabolism in Humans, in: *Ann New York Acad Sci* Nr. 453, 1985, S. 15 – 21

Nicholas, A., Phelps Brown, A., Harding, J.J. und Dewar, H.: Nutrition Supplements and the Eye, in: *Eye* Nr. 12, 1998, S. 127 – 133

Norman, A.W.: Sunlight, Season, Skin Pigmentation, Vitamin D and 25-hydroxy-vitamin D: Integral Components of the Vitamin D Endocrine System, in: *Am J Clinical Nutrition* Nr. 67, 6. Juni 1998, S. 1108 – 1110

Olcott, W.T.: *Sun Lore of All Ages.* London: G.P. Putnam's Sons, 1914

Osler, W.: *The Evolution of Modern Medicine.* Oxford: Oxford University Press, 1922

Pearce, F.: Ozone Hole Innocent of Chile's Ills, in: *New Scientist*, 21. August 1993, S. 7

Prentice, A.M. und Jebb, S.A.: Obesity in Britain: Gluttony or Sloth?, in: *British Medical Journal* Nr. 311, 1995, S. 437 – 439

Rees, J.L.: The Melanoma Epidemic: Reality and Artefact, in: *British Medical Journal* Nr. 312, 20. Januar 1996, S. 137

Ridley, M.: Taking the Sting out of the Sunshine Myth, in: *The Sunday Telegraph*, 3. April 1994

Roberts, L.K. und Beasley, D.G.: Sunscreen Lotions Prevent Ultraviolet Radiation-Induced Suppression of Antitumor Immune Responses, in: *Int J Cancer* Nr. 71, 1/1997, S. 94 – 102

Schauder, S. und Ippen, H.: Contact and Photocontact Sensitivity to Sunscreens. Review of a 15-Year Experience and of the Literature, in: *Contact Dermatitis* Nr. 37, 5/1997, S. 221 – 223

Schein, O.D., Vicencio, C., Müoz, B. u.a.: Ocular and Dermatologic Health Effects of Ultraviolet Radiation Exposure from the Ozone Hole in Southern Chile, in: *Am J Public Health* Nr. 85, 4. April 1995, S. 546 – 550

Singh, M.: *The Sun in Myth and Art.* London: Thames and Hudson, 1993

Walter, S.D., Marrett, L.D., Shannon, H.S. u.a.: The Association of Cutaneous Malignant Melanoma and Fluorescent Light Exposure, in: *Am J Epidemiol* Nr. 135, 1992, S. 749 – 762

Wei, Q.: Vitamin Supplementation and Reduced Risk of Basal Cell Carcinoma, in: *J Clin Epidemiol* Nr. 47, 1994, S. 829 – 836

Westerdahl, J., Olsson, H., Masback, A. u.a.: Is the Use of Sunscreens a Risk Factor for Malignant Melanoma?, in: *Melanoma Research* Nr. 5, 1995, S. 59 – 65

Winstock u.a.: Controversies in the Role of Sunlight in the Pathogenesis of Malignant Melanoma, in: *Photochemistry and Photobiology* Nr. 63, 4/1996, S. 406 – 410

Zlotkin, S.: Vitamin D Concentrations of Asian Children Living in England. Limited Vitamin D Intake and Use of Sunscreens, in: *British Medical Journal* Nr. 318, 1999, S. 1417

(Verfasser unbekannt:) Sunscreen Protection Controversy Heats Up, in: *J Am Med Assn* Nr. 265, 24, 1991, S. 3218 – 3220

(Verfasser unbekannt:) Do Sunscreens Prevent Skin Cancer?, in: *Johns Hopkins Med Lett Health* Nr. 4, 10. Juni 1998

(Verfasser unbekannt:) Are Sunscreens a Cancer Smokescreen?, in: *East West*, Januar 1989, S. 40 – 43

Kapitel 3

Acheson, E.D., Bachrach, C.A. und Wright, F.M.: Some Comments on the Relationship of the Distribution of Multiple Sclerosis to Latitude, Solar Radiation and other Variables, in: *Acta Psychiatr Scand* Nr. 35, Suppl. 147, 1960, S. 132 – 147

Aiken, J.M. und Anderson, J.B.: Seasonal Variations in Bone Mineral Content After the Menopause, in: *Nature* Nr. 241, 5. Januar 1973, S. 59 – 60

Ainsleigh, H.G.: Beneficial Effects of Sun Exposure on Cancer Mortality, in: *Preventive Medicine* Nr. 22, 1993, S. 132 – 140

Apperley, F.L.: The Relation of Solar Radiation to Cancer Mortality in North America, in: *Cancer Res* Nr. 1, 1941, S. 191 – 195

Baron, Y.M., Brincat, M., Galea, R. und Baron, A.M.: The Epidemiology of Osteoporosis in a Mediterranean Country, in: *Calif Tissue Int* Nr. 54, 4. Mai 1994, S. 365 – 369

Bentham, G.: Associations Between Incidence of Non-Hodgkin's Lymphoma and Solar Ultraviolet Radiation in England and Wales, in: *British Medical Journal* Nr. 312, 4. Mai 1996, S. 1128 – 1131

Bikle, D.D.: Role of Vitamin D, its Metabolites, and Analoges in the Management of Osteoporosis, in: *Rheum Dis Clin North Am* Nr. 20, 3/1994, S. 759 – 775

Binet, A. und Kooh, S.W.: Persistence of Vitamin D-Deficiency Rickets in Toronto in the 1990s, in: *Can J Public Health* Nr. 87, 4, S. 227 – 230

Brook, O.G., Brown, I.R.F. und Cleeve, H.J.W.: Vitamin D Deficiency in Asian Immigrants, in: *British Medical Journal*, 21. Juli 1979, S. 206

Chamberlain, J.: *Fighting Cancer*. London: Headline, 1997

Chapuy, M.C. u.a.: Prevalence of Vitamin D Insufficiency in Adult Normal Population, in: *Osteoporosis Int* Nr. 7, 5/1997, S. 439 – 443

Chel, V.G.M., Ooms, M.E., Popp Snuders, C., Pavel, S., Shothorst, A.A., Meulemans, C.C.E. u.a.: Ultraviolet Irradiation Corrects Vitamin D Deficiency and Suppresses Secondary Hyperparathyroidism in the Elderly, in: *J Bone Miner Res* Nr. 13, 8/1998, S. 1238 –1242

Composton, J.E.: Vitamin D Deficiency: Time For Action, in: *British Medical Journal* Nr. 317, 28. November 1998, S. 1466 – 1467

Cummings, S.R., Kelsey, J.L., Nevitt, M.C. und O'Dowd, K.J.: Epidemiology of Osteoporosis and Osteoporotic Fractures, in: *Epidemiol Rev* Nr. 7, 1985, S. 178 – 207

Davies, D.M.: Calcium Metabolism in Healthy Men Deprived of Sunlight, in: *Ann New York Acad Sci* Nr. 453, 1985, S. 21 – 27

Downing, D.: *Day Light Robbery*. London: Arrow Books, 1988

East, B.R.: Mean Annual Hours of Sunshine and the Incidence of Dental Caries, in: *Am J Public Health* Nr. 29, 1939, S. 777 – 780

Elwood, M.J. und Jopson, J.: Melanoma and Sun Exposure: An Overview of Published Papers, in: *Int J Cancer* Nr. 73, 1997, S. 198 – 203

Even-Paz, Z. und Shani, J.: The Dead Sea and Psoriasis: Historical and Geographic Background, in: *Int J Dermatology* Nr. 28, 1/1989, S. 1 – 9

Freedman, D.M., Zahm, S.H. und Dosemeci, M.: Residential and Occupational Exposure to Sunlight and Mortality from Non-Hodgkins Lymphoma: Composite (Threefold) Case Control Study, in: *British Medical Journal* Nr. 314, 17. Mai 1997, S. 1451 – 1455

Garland, F.C., Garland C.F., Gorham E.D. und Young, J.F.: Geographic Variation in Breast Cancer Mortality in the United States: a Hypothesis Involving Exposure to Solar Radiation, in: *Prev Med* Nr. 19, 1990, S. 614 – 622

Garland, C.F. und Garland, F.C.: Does Sunlight and Vitamin D Reduce the Likelihood of Colon Cancer?, in: *Int J Epidemiol* Nr. 9, 3/1980, S. 227 – 231

Garland, C.F. und Garland, F.C.: Occupational Sunlight Exposure and Melanoma in the U.S. Navy, in: *Archives of Environmental Health* Nr. 45, 5/1990, S. 261 – 267

Garland C.F., Garland, F.C. und Gorham, E.D.: Epidemiology of Cancer Risk and Vitamin D, in: *Vitamin D: Molecular Biology, Physiology, and Clinical Applications* (Hrsg. Holick, M.F.), New Jersey: Humana Press, 1999, Kapitel 22, S. 375 – 391

Garland C.F., Garland, F.C. und Gorham, E.D.: Colon Cancer Parallels Rickets, in *Calcium, Vitamin D, and Prevention of Colon Cancer* (Hrsg. Lipkin, M., Newmark, H.L. und Kelloff, G.), Boston: CRC Press, 1991, S. 81 – 111

Gibbs, D.: Rickets and the Crippled Child: an Historical Perspective, in: *J Roy Soc Med* Nr. 87, Dezember 1994, S. 729 – 732

Gorham, E.D., Garland, C.F. und Garland F.C.: Acid Haze Air Pollution and Breast and Colon Cancer Mortality in 20 Canadian Cities, in: *Can J Public Health* Nr. 80, 1989, S. 96 – 100

Grimes, D.S., Hindle, E. und Dyer, T.: Sunlight, Cholesterol and Coronary Heart Disease, in: *Quarterly Journal of Medicine* Nr. 89, 1996, S. 579 – 589

Gross, C., Stamey, T., Hancock. S. und Feldman, D.: Treatment of Early Recurrent Prostate Cancer with 1,25-dihydroxyvitamin D_3, in: *J Urol* Nr. 159, 6, S. 2035 – 2039

Hanchette, C.L. und Schwartz, G.G.: Geographic Patterns of Prostate Cancer Mortality, in: *Cancer* Nr. 70, 1992, S. 2861 – 2869

Harris, S.S. und Dawson-Hughes, B.: Seasonal Changes in 25-hydroxyvitamin D Concentrations of Young American Black and White Women, in: *Am J Clin Nutr* Nr. 67, 1998, S. 1232 – 1236

Hawk, J.L.M.: Ultraviolet Radiation: Staying Within the Pale, in: *British Medical Journal* Nr. 302, 4. Mai 1991, S. 1036 – 1037

Hays, C.E., Cantorna, M.T. und DeLuca, H.F.: Vitamin D and Multiple Sclerosis, in: *Proc Soc Exp Biol Med*, Oktober 1997, 216/1, S. 21 – 27

Herodot: *The Histories.* London: Penguin Books, 1972; dt. *Herodoti Historiae.* Stuttgart: Teubner

Horio, T.: Skin Disorders that Improve by Exposure to Sunlight, in: *Clin Dermatology* Nr. 16, 1/1998, S. 59 – 65

Hutter, C.D. und Laing, P.: Multiple Sclerosis, Sunlight, Diet, Immunology and Aetiology, in: *Med Hypothesis* Nr. 46, 2. Februar 1996, S. 67 – 74

Illman, J.: Cold Comfort, in: *The Guardian*, 23. Juli 1996, S. 15

Jacobson, S.J., Goldberg, J., Miles, T.P., Brody, J.A., Stiers, W. und Rimm, A.A.: Seasonal Variation in the Incidence of Hip Fracture among White Persons Aged 65 Years and Older in the United States, in: *Am J Epidemiol* Nr. 133, 1991, S. 996 – 1004

Jacobson, B., Smith, A. und Whitehead, M. (Hrsgg.): *The Nations Health: A Strategy for the 1990s*, London: The King's Fund Centre, 1991

Johnson, J.R. u.a.: The Effect of Carbon-Arc Radiation on Blood Pressure and Cardiac Output, in: *Am J Physiol* Nr. 114, 1935, S. 594 – 602

Khaw, T.K., Sneyd, M.J. und Compston, J.: Bone Density Parathyroid Hormone and 25-hydroxyvitamin D Concentrations in Middle Age Women, in: *British Medical Journal* Nr. 305, 1992, S. 273 – 277

Kime, Z.R.: *Sunlight Could Save Your Life.* Penry, CA: World Health Publications, 1980

Kodicek, E.: The Story of Vitamin D: From Vitamin to Hormone, in: *Lancet*, I/1974, S. 325 – 329

Kushelevsky, A.P. u.a.: Safety of Solar Phototherapy at the Dead Sea, in: *J Am Acad Dermatol* Bd. 38, Nr. 3, 1998, S. 447 – 452

Lawson, D.E.M., Paul, A.P., Black, A.E. u.a.: Relative Contributions of Diet and Sunlight to Vitamin D State in the Elderly, in: *British Medical Journal*, 4. August 1979, S. 303 – 305

Loomis, W.F.: Rickets, in: *Scientific American* Nr. 223, 1970, S. 77 – 91

Malabanan, A., Veronikis, I.E. und Holick, M.F.: Redefining Vitamin D Insufficiency, in: *Lancet* Nr. 351, 14. März 1998, S. 805 – 806

Mays, K.: *Osteoporosis.* London: Thorsons, 1991

McBeath, E.C. und Zuker, T.F.: The Role of Vitamin D in the Control of Dental Caries in Children, in: *Journal of Nutrition* Nr. 15, 1938, S. 547

McIlwain, H.M., Bruce, D.F., Silverfield, J.C. u.a.: *Winning with Osteoporosis.* New York: John Wiley and Sons, 1993

McMichael, A.J. und Hall, A.J.: Does Immunosuppressive Ultraviolet Radiation Explain the Latitute Gradient for Multiple Sclerosis?, in: *Epidemiology* Nr. 8, 6. November 1997, S. 642 – 645

Mozolowski, W.: Jedrzej Sniadecki (1768 – 1883) on the Cure of Rickets, in: *Nature* Nr. 143, 1939, S. 121

Ness, A.R., Frankel, S.J. u.a.: Are We Really Dying for a Tan?, in: *British Medical Journal* Nr. 319, 1999, S. 114 – 116

Nordin, B.E.: Calcium and Osteoporosis, in: *Nutrition* Nr. 13, 7 – 8/1997, S. 664 – 686

Ott, J.N.: *Health and Light.* New York: Pocket Books, 1973; dt. *Risikofaktor Kunstlicht: Stress durch falsche Beleuchtung.* München: Droemer Knaur, 1989

Peller, S.: Skin Irradiation and Cancer in the US Navy, in: *American Journal of Medical Science* Nr. 194, 1937, S. 326 – 333

Riggs, B.L.: The Worldwide Problem of Osteoporosis: Insights afforded by Epidemiology, in: *Bone* Nr. 17 (5 Suppl.), November 1995, S. 505 S – 511 S

Rosen, L.N., Livingstone, I.R. und Rosenthal, N.E.: Multiple Sclerosis and Latitude: A New Perspective on an Old Association, in: *Medical Hypothesis* Nr. 36, 4/1991, S. 376 – 378

Schneider Lefkowitz, E. und Garland, C.F.: Sunlight, Vitamin D, and Ovarian Cancer Mortality Rates in US women, in: *Int J Epidemiol* Nr. 23, 6/1994, S. 1133 –1136

Schreus, H.T.: Karl Linser's Discovery of Heliotherapy for Mycosis Fungoides, in: *Dermatol Wochenschr* Nr. 151, 37, 1965, S. 1069 – 1074

Schwartz, G.G. und Hulka, B.S.: Is Vitamin D Deficiency a Risk Factor for Prostate Cancer? (Hypothesis), in: *Anticancer Research* Nr. 10, 1990, S. 1307 – 1312

Stockton, D.: *Report of Cancer Incidence and Prevalence Projections.* London: Macmillan Cancer Relief, Juni 1997

Studzinski, G.P. und Moore, D.C.: Sunlight – Can it Prevent als well as Cause Cancer?, in: *Cancer Research* Nr. 55, 15. September 1995, S. 4014 – 4022

Thomas, M.K, Lloyd-Jones, D.M. u.a.: Hypovitaminosis D in Medical Inpatients, in: *New Eng J Med* Nr. 338, 1998, S. 777 – 783

Tipple, H. und Engst, R.: Mycosis Fungoides: Results of Helioclimate Therapy in the High Alps, in: *Hautarzt* Nr. 37, August 1986, S. 450 – 453

Utiger, R.D.: The Need for More Vitamin D, in: *N Eng J Med* Nr. 338, 1998, S. 828 – 829

Van der Wielen, R.P.J., Lowick, M.R.H., Van den Berg, H. u.a.: Serum Vitamin D Concentrations Among Elderly People in Europe, in: *Lancet* 346, 22. Juli 1995, S. 207 – 210

Veith, R.: Vitamin D Supplementation, 25-hydroxyvitamin D and Safety, in: *Am J Clin Nutr* Nr. 69, 1999, S. 842 – 856

Wharton, B.A.: Low Plasma Vitamin D in Asian Toddlers in Britain, in: *British Medical Journal* Nr. 18, 1999, S. 2 – 3

Wingo, P. u.a.: Cancer Incidence and Mortality 1973 – 1995, in: *Cancer*, 15. März 1998, S. 1197 – 1207

(Verfasser unbekannt:) Vitamin D Supplement in Early Childhood and Risk for Type 1 (insulin dependent) Diabetes Mellitus. The EURODIAB Substudy 2 Study Group, in: *Diabetologica* Nr. 42, 1/1999, S. 51 – 54

(Verfasser unbekannt:) Vitamin D Deficiency Deemed Widespread, in: *Tufts University Health and Nutrition Letter* Nr. 16, 3. Mai 1998, S. 1 und 6

(Verfasser unbekannt:) *Cancer Research Campaign Factsheet*, 1.1, CRC, London, 1994

(Verfasser unbekannt:) *Cancer Research Campaign Factsheet*, 3.1, CRC, London, 1995

(Verfasser unbekannt:) *Cancers to Rise by Nearly 70 %* (News Release), London: Macmillan Cancer Relief, 25. Juni 1997

(Verfasser unbekannt:) *The World Health Report.* Genf: Weltgesundheitsorganisation, 1997

Kapitel 4

Balsdon, J.P.: *Life and Leasure in Ancient Rome.* London: The Bodley Head, 1969

Barker, A.E.: An Address on a Useful Technique in Removing Tubercular Disease from the Hip Joint, in: *British Medical Journal*, 19. Januar 1889, S. 121 – 123

Bernhard, O.: *Light Treatment in Surgery.* London: Edward Arnold & Co., 1926

Bernhard, O.: The Need for Climatic Sanatoria for Indigent Patients Suffering from Surgical Tuberculosis, in: *Journal of State Medicine* Nr. 39, 6. Juli 1931, S. 333 – 345

Bodington, G.: An Essay on the Treatment of Pulmonary Consumption, On Priciples Natural, Rational and Successful, Longmans, 1840. Nachdruck in: *Selected Essays and Monographs.* London: The New Sydenham Society, MDCCCCI

Bryder, L.: *Below the Magic Mountain – A Social History of Tuberculosis in Twentieth Century Britain.* Oxford: Clarendon Press, 1988

Carter, A.J.: Hugh Owen Thomas: the Cripples' Champion, in: *British Medical Journal* Bd. 303 (21 – 28), Dezember 1991, S. 1578 – 1581

Cohen, M.L.: Epidemiology of Drug Resistance: Implications for a Post-Antimicrobial Era, in: *Science* Nr. 257, 21. August 1992, S. 1050 – 1054

Daniels, A.: Why the Superbug isn't the End of the World, in: *The Sunday Telegraph*, 26. April 1998, S. 37

De Kruif, P.: *Men Against Death.* London: Jonathan Cape, 1933; dt. *Kämpfer für das Leben: Ruhmestaten großer Naturforscher und Ärzte.* Berlin: Bruckhaus Tempelhorst, 1946

Dickinson, C.R.: Niels R. Finsen – His Life and Work, in: *Transactions of the Canadian Institute*, V111, 1904 – 1905, S. 99 – 135

Downes, A. und Blunt, T.P.: Researches on the Effect of Light Upon Bacteria and Other Organisms, in: *Proc Roy Soc* Nr. 26, 1877, S. 488 – 500

Dzielski, B.: From Two Weeks to Twenty Two: One Patient's Experience of Minor Surgery, in: *J Tissue Viability* Nr. 9, 1/1999, S. 17 – 19

Finsen, N.R.: *Phototherapy.* London: Edward Arnold, 1901

Flachsmann, K.: *Der Engadiner Arzt Oskar Bernhard (1861 – 1939) und die Begründung der Heliotherapie bei der chirurgischen Tuberkulose.* Basel: Schwabe & Company, 1966

Gauvain, H.J.: Light Treatment in Surgical Tuberculosis, in: *Lancet*, 19. April 1927, S. 754 – 758

Harvard, C.W.H. (Hrsg.): *Black's Medical Dictionary.* London: A. & C. Black, 1990

Hill, L.E.: The Penetration of Rays through the Skin and Radiant Energy for the Treatment of Wounds, in: *Journal of the Royal Army Medical Corps*, LXXIV, 1, 1940, S. 1 – 9

Hippocrates: *Works of Hippocrates.* Massachusetts: Harvard University Press, 1923 – 1931; dt. *Hippokrates.* Innsbruck: Golf-Verlag, 1996

Holubar, K. und Schmidt C.: Historical, Anthropological and Biological Aspects of Sun and the Skin, in: *Clinical Dermatology* Nr. 16, 1/1998, S. 19 – 22

Houston, R.A.: *Light and Colour.* London: Longmans, Green and Co., 1923

Jajic, I.: Balneotherapy and Heliomarinotherapy in the Treatment and Rehabilitation of Patients with Psoriatic Arthritis, in: *Reumatizam*, 31, 1 – 2/1984, S. 13 – 16 (auf Serbokroatisch)

Karimova, N.Kh.: Concentrated Sunlight in the Therapy of Patients with Rheumatoid Arthritis, in: *Vopr Kurortol Fizioter Lech Fiz Kult*, September/Oktober, 5/1988, S. 34 – 37 (auf Russisch)

Kobritsova, L.N.: Climatotherapy, in: *Med Sestra*, 43, 5/1984, S. 11 – 13 (auf Russisch)

Kocher, T.: *Text Book of Operative Surgery.* London: A. & C. Black, 1895

Krasik, I.D., Perelimuter, D.L., Liustin, V.N. und Kurganov, G.V.: Changes in Hemodynamic Indices during Heliofangotherapy Procedures, in: *Vopr Kurortol Fizioter Lech Fiz Kult*, Januar/Februar, 1/1984, S. 53 – 54 (auf Russisch)

Laurens, H.: Sunlight and Health, in: *Scientific Monthly* Nr. 42, 1936, S. 312 – 324

Lilija, S.: Sun-Bathing in Antiquity, in: *Arctos* Nr. 21, 1987, S. 53 – 60

Lockhart Mummery, J.P.: *Nothing New Under the Sun.* London: Andrew Melrose, 1947

Lomholt, S.: Niels Ryberg Finsen 1860 – 1904, in: *Prominent Danish Scientist through the Ages* (Hrsg. Meisen, V.), Kopenhagen: Levin and Munks Gaard Publishers, MCMXXXII

Lomholt, S.: Die Forste Sollysbade for Tuberkulose – en Halvt Forglemt Episode, in: *Ugeskrift for Leager* Bd. 92, 25. September 1930, S. 915 – 916

Malikov, V.G.: Method of traction treatment of pain syndromes, in: *Vrach Delo*, 9. September 1983, S. 100 – 101 (auf Russisch)

Mayer, E.: *Sunlight and Artificial Radiation*. London: Ballière, Tindall and Cox, 1926

Moffett, C.: Dr Finsen and the Story of his Achievement, in: *McClure's Magazine*, Februar 1903, S. 361 – 368

Moynihan, B.: An Address on the Treatment of Gunshot Wounds, in: *British Medical Journal*, 4. März 1916, S. 333 – 339

Moynihan, G.S.E.: *Lord Mayor Treloar Hospital and College*. Southampton: Paul Cave Publications, 1988

(Nachruf:) Auguste Rollier, M.D., in: *British Medical Journal*, 13. November 1954, S. 1169 – 1170

(Nachruf:) Auguste Rollier, M.D., in: *British Medical Journal*, 20. November 1954, S. 1233

(Nachruf:) Auguste Rollier, in: *Lancet*, 13. November 1954, S. 1025

Pliny the Elder: *Natural History: A Selection*. London: Penguin Books, 1991; dt. Plinius Secundus, Gaius: *Naturkunde*. Darmstadt: Wissenschaftliche Buchgesellschaft

Plowman, R.M., Graves, N. und Roberts, J.A.: *Hospital Acquired Infection*. London: Office of Health Economics, 1997

Power, D.: Sir Henry Gauvain (1878 – 1945), in: *Lives of the Fellows of the Royal College of Surgeons of England*, London, 1953, S. 317 – 319

Rollier, A.: *Le Pansement Solaire*. Lausanne/Paris: Payot & Co., 1916

Rollier, A.: Tuberculosis Finds Cure in the Leysin Heliotherapy Clinics, in: *The Modern Hospital*, XXI, 3. September 1923, S. 255 – 260

Rollier, A.: The Share of the Sun in the Prevention and Treatment of Tuberculosis, in: *British Medical Journal*, 21. Oktober 1922, S. 741 – 745

Rollier, A.: *Heliotherapy*. London: Oxford Medical Publications, 1927; dt. *Die Heliotherapie: 45-jährige Erfahrungen mit der Sonnenkur insbesondere bei der chirurgischen Tuberkulose*. München, Berlin: Urban und Schwarzenberg, 1951

Rollier, A.: *Quarante Ans diHEliothErapie*. Lausanne: Universität Lausanne, 1944

Rowbottom, R. und Susskind, C.: *Electricity and Medicine: History of their Interaction*. Kalifornien: San Francisco Press Inc., 1984

Sadykova, G.A.: The Late Results of Helioaerotherapy in the Combined Treatment of Patients with Chronic Bronchitis, in: *Vopr Kurortol Fizioter Lech Fiz Kult*, September/Oktober, 5/1989, S. 57 – 58 (auf Russisch)

Saleeby, C.W.: Sunlight and Disease, in: *Nature*, 28. April 1923, S. 574 – 576

Savorovskii, E.G., Danilova, M.I. und Kromer, V.V.: A Solar Radiation Dosimeter for Heliotherapy, in: *Vopr Kurortol Fizioter Lech Fiz Kult*, Juli/August, 4/1989, S. 65 (auf Russisch)

Scarborough, J.: *Roman Medicine*. London: Thames and Hudson, 1969

Schrumpf-Pierron, B.: Le Mal de Pott en Egypte 4000 Ans avant Notre Ere, in: *Aesculape* Nr. 23, 1933, S. 295 – 299

Schuh, A.: Climatotherapy, in: *Experienta* Nr. 49, 1993, S. 947 – 956

Scott, B.O.: Clinical Uses of Ultraviolet Radiation, in Therapeutic Electricity and Ultraviolet Radiation, in: *Physical Medicine Library, Vol 4* (Hrsg. Licht, S.). New Haven: Elizabeth Licht, 1967

Sigerist, H.E.: *A History of Medicine, Vol. I: Primitive and Archaic Medicine.* Oxford University Press, 1951; dt. *Anfänge der Medizin: Von der primitiven und archaischen Medizin bis zum goldenen Zeitalter in Griechenland.* Zürich: Europa Verlag, 1963

Sigerist, H.E.: *Great Doctors.* London: Allen and Unwin, 1933; dt. *Große Ärzte: Eine Geschichte der Heilkunde in Lebensbildern.* München: Lehmann, 1970

Smith, F.B.: *The Retreat of Tuberculosis 1850 – 1950.* London: Croom Helm, 1988

Snellman, E., Maljanen, T. u.a.: Effect of Heliotherapy on the Cost of Psoriasis, in: *British Journal of Dermatology,* 138, 2/1998, S. 288 – 292

Stiles, H.J.: Discussion on the After-Results of Major Operations for Tuberculosis Disease of the Joints, in: *British Medical Journal,* 28. November 1912, S. 1356 – 1364

Waldram, P.J., Beckett, H.E. u.a.: *The Orientation of Buildings* (Report of the RIBA Joint Committee on the Orientation of Buildings). London: Royal Institute of British Architects, 1933

(Verfasser unbekannt:) Annotations – Natural and Artificial Sun Cure in Tuberculosis of the Lungs, in: *Lancet,* 4. August 1923, S. 237 – 238

(Verfasser unbekannt:) A Smoking Gun? Drug Resistance in Hospitals has been traced to the Farmyard, in: *New Scientist,* 21. März 1998, S. 13

(Verfasser unbekannt:) Theodore Kocher (1841 – 1917) Bernese Burgher, in: *J Am Med Assn,* 17. April 1967, 200/3, S. 246 – 247

(Verfasser unbekannt:) Obituary, Niels Ryberg Finsen, M.D., in: *British Medical Journal,* 1. Oktober 1904, S. 865 – 866

(Verfasser unbekannt:) House of Commons Environment Committee 7th Report, *Indoor Air Pollution,* London: HMSO, 1991

(Verfasser unbekannt:) House of Lords, Science and Technology Committee 7th Report: „Resistance to Antibiotics and other Antimicrobial Agents", London: The Stationery Office, 1998

Kapitel 5

Bishop, B.: *A Time to Heal.* London: Penguin Arkana, 1996; dt. *Ich sollte sterben: Diagnose: schwarzer Krebs.* München: Heyne, 1995

Black, H.S., Thornby, J.I., Wolf, J.E. u.a.: Evidence that a Low-Fat Diet Reduces the Occurence of Non-Melanoma Skin Cancer, in: *Int J Cancer* Nr. 62, 1995, S. 165 – 169

Chamberlain, J.: *Fighting Cancer.* London: Headline, 1997

Diffey, B.L.: Solar Radiation Effects on Biologic Systems, in: *Phys Med Biol* Nr. 36, 1991, S. 299 – 328

Downing, D.: *Day Light Robbery*. London: Arrow Books, 1988

Erazmus, U.: *Fats that Heal, Fats that Kill*. Burnaby: Alive Books, 1993

Gerber, M.: Olive Oil, Monounsaturated Fatty Acids and Cancer, in: *Cancer Letters*, März 1997, 114, S. 1 – 2, 91 –92

Gerson, M.: *A Cancer Treatment – Results of Fifty Cases*. Gerson Institute, 1990; dt. *Eine Krebstherapie: Berichte über fünfzig geheilte Fälle; eine Zusammenfassung von Erfahrungen*. Ritterhude: Waldthausen, 1996

Goldberg, L.H.: Basal Cell Carcinoma, in: *Lancet*, 9. März 1996, S. 663 – 667

Hall, C.: West is now Messenger of Death to Third World, in: *The Daily Telegraph*, 5. Mai 1997, S. 6

Harris, A.: *The Safe Tan Hand Book*. Sphere, 1989

Heaney, R.P.: Lessons for Nutritional Science from Vitamin D, in: *Am J Clin Nutr* Nr. 79, S. 825 – 826

Hildebrand, G.L. u.a.: Five Year Survival Rates of Melanoma Patients Treated by Diet Therapy after the Manner of Gerson, in: *Altern Ther Health Med* Nr. 1 (14), 1995, S. 29 –37

Holick, M.F.: The Photobiology of Vitamin D and its Consequences for Humans, in: *Ann New York Acad Sci* Nr. 453, 1985, S. 1 – 13

Holick, M.F.: Vitamin D and Bone Health, in: *J Nutr* Nr. 126, 4/1996, Suppl., S. 1159 S – 1164 S

Holick, M.F.: Vitamin D – New Horizons for the 21st Century, in: *Am J Clin Nutrition* Nr. 60, 1994, S. 619 – 630

Holick, M.F.: Photosynthesis of Vitamin D in the Skin: Effect of Environment and Life-style Variables, in: *Fed Proc* Nr. 46, 1987, S. 1876 – 1882

Kemp, T., Pearce, N., Fitzharris P. u.a.: Is Immunization a Risk Factor for Childhood Asthma or Allergy?, in: *Epidemiology* Nr. 8, 6. November 1997, S. 678 – 680

Kime, Z.R.: *Sunlight Could Save Your Life*. Penryn, CA: World Health Publications, 1980

Kohlmeier, L.: Biomarkers of Fatty Acid and Breast Cancer Risk, in: *Am J Clin Nutr* Nr. 66, 6/1997, Suppl., S. 1548 S – 1556 S

Kohlmeier, L. u.a.: Adipose Tissue Trans Fatty Acids and Breast Cancer, in: *Cancer Epidemiol Biomarkers Prevention* Nr. 6, 9/1997, S. 705 – 710

Kuller, L.H.: Dietary Fat and Chronic Diseases: Epidemiologic Overview, in: *J Am Diet Assoc* Nr. 97, 7/1997 (Suppl.), S. 9 – 15

Leggett, D.: *Helping Ourselves: A Guide to Traditional Chinese Food Energetics*. Totnes, Devon: Meridian Press, 1994

Liberman, J.I.: *Light: Medicine of the Future*. Santa Fe: Bear & Co., 1991

Lyttleton, J.: Dietary Principles In Asian Folklore, in: *J Oriental Medicine*

MacLaughlin, J.A., Anderson, R.R. und Holick, M.F.: Spectral Character of Sunlight Modulates Photosynthesis of Previtamin D_3 and its Photoisomers in Human Skin, in: *Science* Nr. 216, 28. Mai 1982, 4549, S. 1001 – 1003

Matsuoka, L.Y., Wortsman, J. u.a.: Clothing prevents Ultraviolet-B Radiation-dependent Photosynthesis of Vitamin D_3, in: *J. Clin Endocrine and Metab* Nr. 75, 4/1992, S. 1099 ff.

Mo, T. und Green, A.E.S.: A Climatology of Solar Erythema Dose, in: *Photochemistry and Photobiology* Bd. 20, 1974, S. 483 – 496

Shuttleworth, D.: Sunbeds and the Pursuit of the Year Round Tan, in: *British Medical Journal* Nr. 307, 11. Dezember 1993, S. 1508 – 1509; 1997, S. 1273 – 1278

Vieth, R.: Vitamin D Supplementation, 25-Hydroxyvitamin D Concentrations, and Safety, in: *Am J Clin Nutr* Nr. 69, S. 842 – 856

Weisburger, J.H.: Dietary Fats and Risk of Chronic Disease: Mechanistic Insights from Experimental Studies, in: *J Am Diet Assoc* Nr. 97, 1997 (Suppl.), S. S 16 – S 23

Weitz, M.: *Health Shock.* Middlesex: Hamlyn, 1982

Wellburn, A.: *Air Pollution and Climate Changes: The Biological Impact.* London: Longman, 1994; dt. *Luftverschmutzung und Klimaänderung: Auswirkungen auf Flora, Fauna und Mensch.* Berlin, Heidelberg: Springer, 1997

(Verfasser unbekannt:) *The World Health Report.* Genf: Weltgesundheitsorganisation, 1997

Kapitel 6

Acra, A., Jurdi, M., MuiAllem, H., Karahagopian, Y. und Raffoul, Z.: Sunlight as Disinfectant, in: *Lancet*, 4. Februar 1989, S. 280

Atkinson, W.: *The Orientation of Buildings or Planning for Sunlight.* London: Chapman and Hall, 1912

Barss, P. und Comfort K.: Ward Design and Jaundice in the Tropics: Report of an Epidemic, in: *British Medical Journal* Nr. 291, 1985, S. 400 – 401

Beauchemin, K.M. und Hays, P.: Dying in the Dark: Sunshine, Gender, and Outcomes in Myocardial Infarction, in: *J Roy Soc Medicine* Nr. 91, Juli 1998, S. 352 – 354

Boubekri, M.: Impact of Window Size and Sunlight Penetration on Office Workers' Mood and Satisfaction: a Novel Way of Assessing Sunlight, in: *Environment and Behaviour* Nr. 4, 23. Juli 1991, S. 474 – 493

Bristowe, J.S. und Holmes, T.: *Report on Hospitals of the United Kingdom* (Sixth Report of the Medical Officer of the Privy Council, Anhang 15, HMSO). London, 1864, S. 463 – 762

Brundage, J.F. u.a.: Energy Efficient Buildings Pose Higher Risk of Respiratory Infection: Study, in: *J Am Med Assn* Nr. 259, 14, 8. April 1988, S. 2108 – 2112

Buchbinder, L.: The Bactericidal Effects of Daylight and Sunlight on Chained Gram Positive Cocci in Simulated Room Environment: Theoretical and Practical Considerations, in: *Aerobiology* (Hrsg. Moulton, F.R.). Washington: American Ass. Advancement of Science, Smithsonian Institute, 1942, S. 267 – 270

Buchbinder, L.: The Transmission of Certain Infections of Respiratory Origin, in: *J Am Med Assn*, 28. Februar 1942, S. 718 – 730

Burberry, P.: *Environment and Services.* London: Batsford, 1977

Burnett, J.: *A Social History of Housing.* Cambridge University Press, 1980

Butti, K. und Perlin, J.: *A Golden Thread – 2500 Years of Solar Architecture and Technology.* London: Marion Boyars, 1980

Cowie, L.W.: *A Dictionary of British Social History,* London: G. Bell and Sons Ltd., 1973

Dixon, R.E.: Economic Costs of Respiratory Tract Infections in the United States, in: *Am J Med,* Bd. 78 (Suppl. 6B), 1985, S. 45 – 51

Douglas, C.G.: Leonard Erskine Hill 1866 – 1952, in: *Obituary Notices of the Fellows of the Royal Society,* 22. November 1953

Edmonds, R.L. (Hrsg.): *Aerobiology: The Ecological Systems Approach.* Pennsylvania: Dowden Hutchinson & Ross

Forty, A.: *The Modern Hospital in England and France: the Social and Medical uses of Architecture in Buildings and Society,* (Hrsg.: King, A.D.). London: Routledge and Keegan Paul, 1980, S. 61 – 93

Galton, D.: *Healthy Hospitals.* Oxford: Clarendon Press, 1893

Garrod, L.P.: Some Observations on Hospital Dust with Special Reference to Light as a Hygienic Safeguard, in: *British Medical Journal,* 19. Februar 1944, S. 245 – 257

Gauvain, H.J.: Planning a Hospital (The Annual Oration), in: *Transactions of the Medical Society of London,* 61, Mai 1938, S. 246 –261

Gordon, R.: *The Alarming History of Medicine.* London: Sinclair Stevenson, 1993

Hill, L.E.: *Sunshine and Open-Air: Their Influence on Health with Special Reference to Alpine Climates.* London: Edward Arnold and Co., 1925

Hill, L.E. und Argyll Campell, J.: Metabolism of Children Undergoing Open-Air Treatment, in: *British Medical Journal,* 25. Februar 1922, S. 301 – 303

Hill, L.E. und Campell, A.: *Health and Environment.* London: Edward Arnold and Co., 1925

Hollwich, F.: *The Influence of Ocular Light Perception on Metabolism on Man and in Animal.* New York: Springer Verlag, 1979

Houk, V.N., Kent, D.C. u.a.: The Epidemiology of Tuberculosis Infection in a Closed Environment, in: *Arch Environ Health* Nr. 16, 1968, S. 26 – 35

Hudson, B. und Hill, L.: Some Clinical Observations on Heliotherapy in Pulmonary Tuberculosis, in: *Lancet*, 7. Juni 1924, S. 1147

Jewess, B.W.: Some Medical Uses of Radiation from Lamps, in: *Lighting Research and Technology* Nr. 10, 4/1978, S. 184 – 188

Johnson, B.G., Kronvall, J., Lindvall u.a.: *Buildings and Health – Indoor Climate and Effective Energy Use*, Swedish Council for Building Research, Stockholm, Schweden, 1991

Kenyon, T.A., Valway, S.E., Ihle, W.W., Onorato, I.M. und Castro, K.G.: Transmission of Multi-Drug Resistant Mycobacterium Tuberculosis during a Long Plane Flight, in: *N Eng J Med* Nr. 334, 15/1996, S. 933 – 938

King, A.: Hospital Planning: Revised Thoughts on the Origin of the Pavillon Principle in England, in: *Medical History* Nr. 10, 1966, S. 360 – 373

Levy, S.B.: The Challenge of Antibiotic Resistance, in: *Scientific American*, März 1998, S. 32 – 39

Liberman, J.I.: *Light: Medicine of the Future*. Santa Fe: Bear & Co, 1991

Lloyd Wright, F.: *The Natural House*. Horizon Press, 1954 (Nachdruck London: Pitman, 1971)

Milton, R.: *Forbidden Science*. London: Fourth Estate, 1994; dt. *Verbotene Wissenschaften*. Frankfurt/M.: Zweitausendeins, 1996

Murray, I.: Hospital Infections Kill More Than Road Crashes, in: *The Times*, 16. September 1997, S. 6

Neieman, E., Light, W. und Hopkinson, R.G.: Recommendations for the Admission and Control of Sunlight in Buildings, in: *Building and Environment* Nr. 11, 1976, S. 91 – 101

Nightingale, F.: *Notes on Hospitals*. London: Longman, Roberts and Green, 1863

Page, J.K. (Hrsg.): *Indoor Environment: Health Aspects of Air Quality, Thermal Environment, Light and Noise* (WHO/EHE/RUD/90.2). Genf: Weltgesundheitsorganisation, 1990

Pearson, D.: *The Natural House Book*. New York: Simon and Schuster, 1989; dt. *Naturarchitektur: auf der Suche nach einer natürlichen Architektur*. Basel: Wiese-Verlag, 1995

Ransome, A. und Delephine S.: On the Influence of Natural Agents on the Virulence of the Tubercle Bacillus, in: *Proc Roy Soc of London*, 1894, Bd. 56, S. 51 – 56

Ransome, A.: *The Principles of ‚Open-Air‘ Treatment of Phthisis and of Sanatorium Construction*. London: Smith Elder & Co., 1903

Redlich, C.A. und Cullen, M.R.: Sick Building Syndrome, in: *Lancet* Nr. 349, 5. April 1997, S. 1013 – 1016

Reid, I.R., Gallagher, D.J. und Bogsworth, J.: Prophylaxis Against Vitamin D Deficiency in the Elderly by Regular Sunlight Exposure, in: *Age and Ageing*, Nr. 15, 1986, S. 35 – 40

Simon, J.: *Hospital Statistics and Hospital Hygiene* (Sixth Report of the Medical Officer of the Privy Council, Part II, 4 HMSO), London, 1864, S. 37 – 74

Small, H.: *Florence Nightingale Avenging Angel.* London: Constable, 1998

Taylor, J.R.B.: *Hospital and Asylum Architecture in England 1840 – 1914.* Mansell, 1990

Thorington, L.: Spectral, Irradiance and Temporal Aspects of Natural Light, in: *Ann New York Acad Sci,* Nr. 453, 1985, S. 5421 – 5427

Venolia, C.: Health, Buildings and the Sun, in: *SunWorld,* Nr. 12, 2/1988, S. 48 – 51

Vitruvius: *The Ten Books on Architecture.* Dover, New York, 1960; dt. *Zehn Bücher über Architektur.* Baden-Baden: Koerner, 1983

Waldram, P.J. und Beckett, H.E.: *The Orientation of Buildings* (Being the Report of the RIBA Joint Committee on the Orientation of Buildings). London: Royal Institute of British Architects, 1933

Wilson, R.: *Something in the Air.* London: Scottish Television Enterprises for Dispatches, Channel 4 Television, Januar 1998

Woodham-Smith, C.: *Florence Nightingale 1820 – 1910.* London: Fontana, 1977; dt. *Florence Nightingale.* München: Kösel, 1952

Yannas, S.: *Solar Energy and Housing Design, Volume 1.* London: Architectural Association, 1994

(Verfasser unbekannt:) Leonard Erskine Hill (Nachruf), in: *Lancet* 12. April 1952, S. 771 – 772

(Verfasser unbekannt:) Sir Leonard Hill (Nachruf), in: *British Medical Journal,* 5. April 1952, S. 767 – 768

(Verfasser unbekannt:) Leaving the Comfort Zone, in: *M&E Design,* September 1997, S. 15 – 16

(Verfasser unbekannt:) *Sick Building Syndrome: Causes, Effects and Controls.* London: London Hazards Centre, 1990

Kapitel 7

Brecher, P.: *Principles of Tai Chi.* London: Thorsons, 1997

Chang, S.T. und Miller, C.: *Burn Disease Out of Your Body.* Northampton: Thorsons Publishers, 1984

Cho, T.H.: *Knocking at the Gate of Life and other Healing Exercises from China: The Official Exercise Book of the People's Republic of China.* Emaus, PA: Rodale Press, 1985

Garland, F.C. und Garland C.F.: Occupational Sunlight Exposure and Melanoma in the U.S. Navy, in: *Archives of Environmental Health* Nr. 45, 5/1990, S. 261 – 267

Gauvain, H.J.: Reflections on Sun Treatment: The Theory of Varying Stimuli and Varying Response, in: *The Practitioner* Nr. CXXXII, Februar 1934, S. 156 – 165

Kaptchuck, T.J.: *Chinese Medicine: The Web That Has No Weaver.* London: Rider & Co., 1989

Kenyon, J.: *21st Century Medicine.* Northampton: Thorsons, 1986; dt. *Die Medizin des 21. Jahrhunderts: ein Orientierungs-Buch für die Medizin der Zukunft.* München: Sonntag, 1990

Kevan, S.M.: Quest for Cures: a History of Tourism for Climate and Health, in: *Int J Biometeriol* Nr. 37, 1993, S. 113 – 124

Kit, W.K.: *The Art of Chi Kung.* London: Element Books, 1993; dt. *Die Kunst des Qi-Gong: unsere Vitalenergie optimal aktivieren.* München: Droemer Knauer, 1999

Kit, W.K.: *The Complete Book of Tai Chi Chuan.* London: Element Books, 1997

Kutner, N.G., Barnhart, H. und Wolf, S.L.: Self-Report Benefits of Tai Chi Practice by Older Adults, in: *J Gerontol,* Serie B, 52, 5. September 1996, S. 242

Maciocia, G.: *The Foundations of Chinese Medicine.* London: Churchill Livingstone, 1989; dt. *Die Grundlagen der chinesischen Medizin: ein Lehrbuch für Akupunkteure und Arzneimitteltherapeuten.* Kötzingen/Bayerischer Wald: Verlag für traditionelle chinesische Medizin Wühr, 1994

Needham, J.: Science and Civilisation in China, Bd. 2, in: *History of Scientific Thought,* Cambridge University Press, 1956; dt. *Wissenschaft und Zivilisation in China.* Frankfurt/M.: Suhrkamp, 1977

Nieves, J., Cosman, F., Herbert, J. u.a.: High Prevalence of Vitamin D Deficiency and Reduced Bone Mass in MS, in: *Neurology* Nr. 44, 9, S. 1687 – 1692

Randle, H.W.: Suntanning: Differences in Perceptions Throughout History, in: *Mayo Clin Proc,* Nr. 72, 5/1997, S. 461 – 466

Sato, Y., Kikuyama, M. und Oizumi, K.: High Prevalence of Vitamin D Deficiency and Reduced Bone Mass In Parkinson's Disease, in: *Neurology,* Nr. 49, S. 5

Schwatzman, L.: Tai Chi is Helpful to Parkinson's Patients, in: *Tai Chi,* Nr. 22, 1. Februar 1998, S. 32 – 33

Tse, M.: *Qigong for Health and Vitality.* Piatkus 1997

Wolf, S.L., Coogler, C. und Xu, T.: Exploring the Basis for Tai Chi Chuan as a Therapeutic Exercise Approach, in: *Arch Phys Med Rehab,* Nr. 78, August 1997, S. 886 – 892

(Verfasser unbekannt:) *The World Health Report.* Genf: Weltgesundheitsorganisation, 1997

Weiterführende Literatur

Arnold, A.: *Winners*. London: Paladin, 1989
Butti, K. und Perlin, J.: *A Golden Thread*. London: Marion Boyars, 1980
Bishop, B.: *A Time To Heal*. London: Penguin Arkana, 1996
Chaitow, L.: *Vaccination and Immunisation: Dangers, Delusions and Alternatives*. Saffron Walden: C.W. Daniel Company Ltd., 1994
Chamberlain, J.: *Fighting Cancer*. London: Headline, 1997
Coleman, V.: Bodypower, in: *European Medical Journals*, Devon: Barnstaple 1994
Downing, D.: *Day Light Robbery*. London: Arrow Books, 1988
Erazmus, U.: *Fats that Heal, Fats that Kill*. Burnaby: Alive Books, 1993
Gordon, R.: *The Alarming History of Medicine*. London: Sinclair-Stevenson, 1993
Gerson, M.: *A Cancer Treatment – Results of Fifty Cases*. Gerson Institut, 1990
Illich, I.: *Medical Nemesis – the Limits to Medicine*. London: Penguin, 1975; dt. *Die Nimesis der Medizin: von den Grenzen des Gesundheitswesens*. Reinbeck bei Hamburg: Rowohlt, 1984
Kime, Z. R.: *Sunlight Could Save Your Life*. Penryn, CA: World Health Publications, 1980
Liberman, J.I.: *Light: Medicine of the Future*. Santa Fe: Bear & Co., 1991
Marsh, E.: *Black Patent Shoes: Dancing with MS*. Ontario: Sideroad Press, 1996
McTaggart, L.: *What Doctors Don't tell You*. London: Thorsons, 1996
Milton, R.: *Forbidden Science*. London: Fourth Estate, 1994
Ott, J.N.: *Health and Light*, New York: Pocket Books, 1973
Rosenthal, N.: *Winter Blues*. London: Fontana, 1991; dt. *Licht-Therapie: das Programm gegen Winterdepressionen; so entkommen Sie der tristen Simmung in der dunklen Jahreszeit*. München: Heyne, 1997
Rowe, D.: *Breaking the Bonds*. London: Fontana, 1991
Shaw, B.: *The Doctor's Dilemma*. London: Penguin, 1979
Smyth, A.: *Seasonal Affective Disorder*. London: Thorsons, 1995
Small, H.: *Florence Nightingale Avenging Angel*. London: Constable, 1998
Weitz, M.: *Health Shock*. Middlesex: Hamlyn, 1982

Über den Autor

Richard Hobday ist Energieberater und verfügt über jahrelange Erfahrungen mit Niedrigenergiebauweisen und Solartechnologie in Gebäuden. Außerdem praktiziert er als Naturheilkundiger und ist eine Autorität im Bereich Geschichte der Heliotherapie. Während seiner Arbeit als Bauingenieur wurde er auf die vergessene Tradition aufmerksam, sonnige Gebäude zur Vorbeugung gegen Krankheiten zu planen. Seit dieser Zeit interessiert er sich für die Heilkraft der Sonne. Er beschäftigte sich mit der Geschichte der Sonnentherapie und stellte dabei fest, dass die Ärzte, die diese uralte Heilkunst praktizierten – und die Architekten und Ingenieure, die sie bei ihrer Arbeit unterstützten – das Sonnenlicht ganz anders nutzten als wir heute.

Dr. Hobday ist Chartered Engineer (entspricht in etwa einem Diplomingenieur) mit einem Magister der Naturwissenschaften und einem Doktortitel von der *School of Mechanical Engineering* der *Cranfield University*. Er gehört dem *Institute of Energy* an und ist Mitglied der *Chinese Medicine Division of British Register of Complementary Practitioners* als Qigong- und Taiji-Quan-Lehrer. Im *Science Museum* in London, am *Wellcome Centre for Medical Science* und an der *University of Birmingham Medical School* hielt er Vorträge zum Thema Sonnenlicht und Gesundheit.

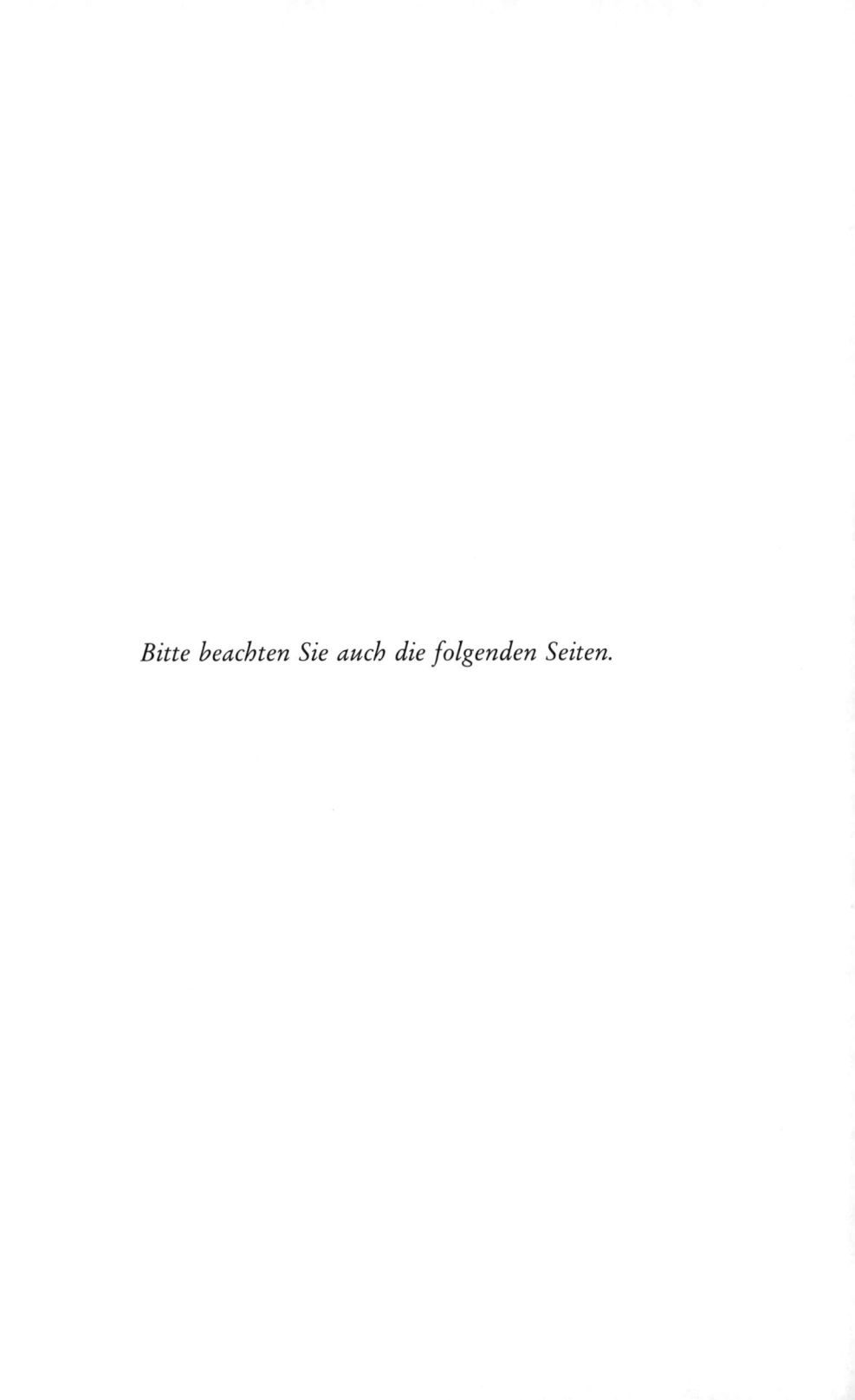

Bitte beachten Sie auch die folgenden Seiten.

F. Batmanghelidj:
Wasser – die gesunde Lösung
Ein Umlernbuch

182 Seiten. ISBN 3-924077-83-5

Wasser besitzt Heilkräfte, die wir gewöhnlich unterschätzen. Ausführlich erläutert der Autor die medizinische Wirkung von Wassertrinken auf den Körper, zum Beispiel bei Verdauungsbeschwerden, Rheuma, Herzbeschwerden, Kopfweh, hohem Blutdruck, erhöhten Cholesterinwerten, Asthma, Übergewicht, Allergien ...
Wasser – die gesunde Lösung ist ein überzeugendes Buch, das umlernen hilft: Durst ist nicht ein Gefühl, sondern ein Symptom. Und oft reicht einfach Wassertrinken zum Gesundsein.

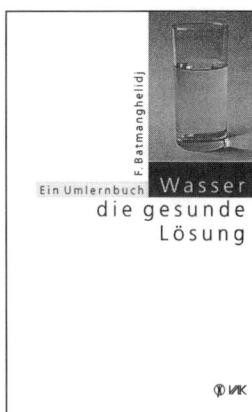

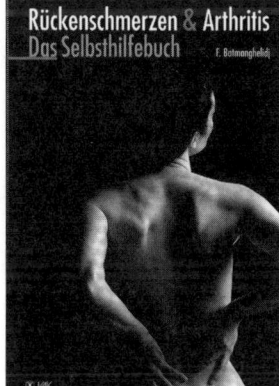

F. Batmanghelidj:
Rückenschmerzen und Arthritis
Das Selbsthilfebuch

157 Seiten. ISBN 3-932098-23-4

Wasser trinken und Muskeln stärken – das ist die zentrale Botschaft, die der Bestseller-Autor eindringlich und gut verständlich in seinem Buch vermittelt. Richtig gelesen: Wasser trinken: Denn die Bandscheiben enthalten viel Wasser und damit eine gute Elastizität, wenn sie gesund sind. Ohne die richtige Bewegung und ohne genügend Wasser drücken sie zusammen, verlieren ihre Pufferfunktion und es kommt zu Symptomen, an deren Ende häufig noch die Bandscheibenoperation steht. Ein völlig neuer Ansatz mit einer einfachen medizinischen Lösung.

F. Batmanghelidj:
Wasser hilft
Allergien – Asthma – Lupus
Ein Erfahrungsbuch

184 Seiten. ISBN 3-932098-81-1

Der Autor dokumentiert seine Erfahrungen mit der Heilkraft reinen Wassers und zeigt auf: Unbeabsichtigte Austrocknung des Körpers verursacht zahlreiche schmerzhafte, degenerative Krankheiten. Er erklärt den Zusammenhang zwischen Wassermangel im Körper und Allergien, Asthma oder Lupus. F. Batmanghelidj gibt Antworten auf die häufigsten Fragen zu Asthma und Allergien und zitiert eindrucksvolle Berichte über die natürliche Linderung von Asthma.

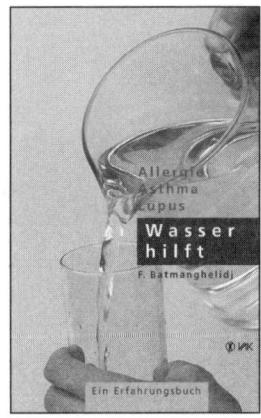

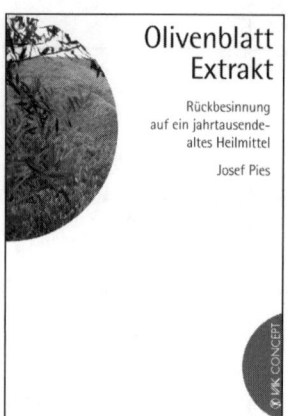

Olivenblatt
Extrakt

Rückbesinnung
auf ein jahrtausende-
altes Heilmittel

Josef Pies

Josef Pies:

Olivenblatt-Extrakt

Rückbesinnung auf ein jahrtausendealtes Heilmittel

68 Seiten. ISBN 3-932098-76-5

Seinen Namen als Lebensbaum trägt der Olivenbaum schon lange. Dass aber auch der Extrakt der Blätter viele Heilwirkungen hat, ist den meisten unbekannt. Dieses Büchlein gibt eine Vorstellung über Anwendung und Wirkung.
Für alle, die ihre Gesundheit selbst in die Hand nehmen wollen.

Joseph O'Connor:

Heute ist mein Tag!

Außergewöhnliche Lösungen für alltägliche Probleme

107 Seiten. ISBN 3-932098-71-4

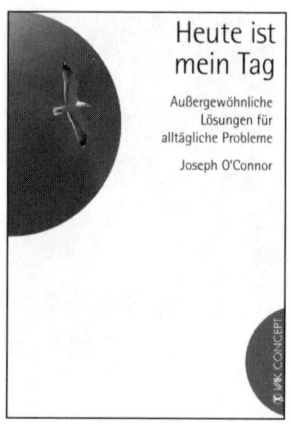

Heute ist
mein Tag

Außergewöhnliche
Lösungen für
alltägliche Probleme

Joseph O'Connor

Wer kennt ihn nicht, diesen lästigen kleinen Begleiter, genannt Alltag? Sich einfach nur vorzunehmen, „Ab morgen wird alles anders!", ist jedoch leichter gesagt als getan ... *Heute ist mein Tag! Außerordentliche Lösungen für alltägliche Probleme* setzt bei Ihrer Alltagserfahrung an und betrachtet nicht, was geschehen sollte, sondern was tatsächlich passiert. Es bietet einfache und praktische Wege, wie aus Alltagsfrust Alltagslust werden kann.

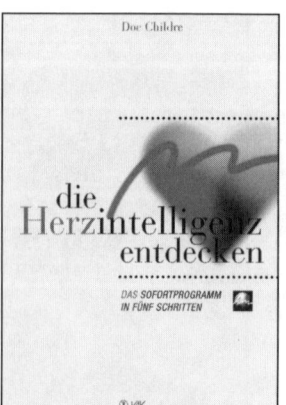

Doc Childre

die
Herzintelligenz
entdecken

DAS SOFORTPROGRAMM
IN FÜNF SCHRITTEN

VAK

Doc Childre:

Die Herzintelligenz entdecken

Das Sofortprogramm in fünf Schritten

194 Seiten. ISBN 3-932098-49-8

Stress – auch der so genannte negative Stress – gehört zum modernen Alltag. Die Auswirkungen für Herz und Gemüt sind enorm. Der Autor Childre hat eine Intelligenz entdeckt, die Soforthilfe ermöglicht: die Herzintelligenz.
Möglicherweise gehören auch Sie zu den Menschen, denen nach der Lektüre von *Die Herzintelligenz entdecken. Das Sofortprogramm in fünf Schritten* ein Stein vom Herzen fällt.